不孕不育名方精选

BUYUN BUYU MINGFANG JINGXUAN

第 2 版

编　著　庞保珍　庞清洋

河南科学技术出版社

·郑州·

内容提要

本书在第 1 版的基础上修订而成,共分三篇:上篇方剂总论,概要介绍了方剂的定义及分类,方剂的组成、组方思路,不孕不育的中医治法与辨证特点;中篇按西医病名分类选方,精选治疗各种疾病引起的不孕不育的古今名方,每个方剂除方名和来源、药物组成、用法用量、功效主治之外,还有按语或典型医案,并较详细地介绍了专家或编者对方剂的分析、应用体会;下篇按中医治法分类选方,将不同功效的方剂归纳,分为"内治方""外治方"两章进行介绍。本版增补了 13 首疗效显著的方剂,使内容更丰富,实用性更强。本书可供各级医院妇科、男科医师及基层医务工作者临床参考,也可供中医爱好者、不孕不育患者及其家属阅读查询。

图书在版编目(CIP)数据

不孕不育名方精选/庞保珍,庞清洋编著. —2 版. —郑州:河南科学技术出版社,2019.3
ISBN 978-7-5349-9456-2

Ⅰ.①不⋯ Ⅱ.①庞⋯ ②庞⋯ Ⅲ.①不孕症—验方—汇编 ②男性不育—验方—汇编 Ⅳ.①R289.5

中国版本图书馆 CIP 数据核字(2019)第 008520 号

出版发行:河南科学技术出版社
　　　　　北京名医世纪文化传媒有限公司
　　　　　地址:北京市丰台区丰台北路 18 号院 3 号楼 511 室　邮编:100073
　　　　　电话:010-53556511　010-53556508
策划编辑:杨德胜　欣　逸
文字编辑:张　娟
责任审读:周晓洲
责任校对:龚利霞
封面设计:吴朝洪
版式设计:崔刚工作室
责任印制:陈震财
印　　刷:河南瑞之光印刷股份有限公司
经　　销:全国新华书店、医学书店、网店
开　　本:850 mm×1168 mm　1/32　印张:10.125　彩页 4 面　字数:251 千字
版　　次:2019 年 3 月第 2 版　　2019 年 3 月第 1 次印刷
定　　价:39.00 元

如发现印、装质量问题,影响阅读,请与出版社联系并调换

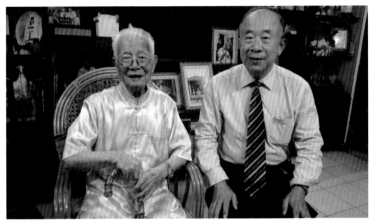

2016 年 5 月 13 日庞保珍（右）与百岁首届国医大师邓铁涛（左）合影

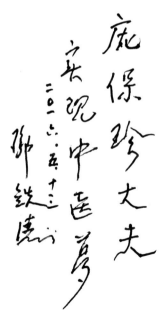

2016 年 5 月 13 日百岁首届国医大师邓铁涛为庞保珍题词

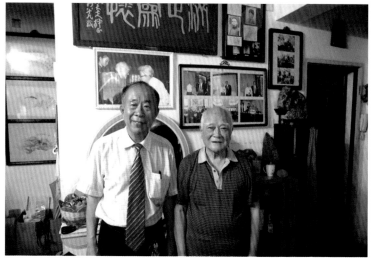

2016 年 6 月 24 日庞保珍(左)与首届国医大师李济仁(右)合影

庞保珍　先生

大医精诚

李济仁
二〇16·6·24

首届国医大师李济仁为庞保珍题词

祝《不孕不育秘方精选》出版

发挥中医专科特色

优势造福人民身体

健康

李振华

国医大师李振华题词

第1版序一

  人之所病,病疾者多;医之所病,病方者少,病名方者更少。治病之法虽多,特色名方难索。然名方虽有,如不能真正把握,精巧应用,也等于无。勤求古训,博采众长,探寻名方,精思巧用,乃医者成才之道之一,治病之要矣。

  庞保珍医师在山东聊城工作,聊城是中药阿胶的故乡,有悠久的历史文化。庞保珍医师谦虚好学,博览群书,博采众长,学业有成,三十多年来一直潜心研究不孕不育症,在治疗不孕不育方面有较深的造诣。他在诊病之余,还勤于笔耕,发表医学论文180多篇,在连续出版《不孕不育中医治疗学》《不孕不育中医外治法》之后,又广采博收,上至秦汉晋唐经典医籍,旁涉宋元明清历代典籍,近取现代名家医籍与科研成果之精华,著成《不孕不育名方精选》。本书收集了古代、近代全国著名中医学家及现代具有主任医师职称者的名方,且在众多名方的基础上再三推敲,进一步精中选精,坚持宁缺毋滥的原则。尤为可喜的是,本书中的不少名方出自国医大师、国家级名中医之手,其可谓融古今不孕不育名方于一书,汇科学性、知识性、实用性为一体。

  当前不孕不育发病率日趋增高,而该病又是许多妇科及男科其他疾病导致的结果。本书按照不孕不育常见的疾病排序,采用西医的病名,下列中医方剂,这种编纂方式既有西医的诊断,又有中医药方,很适合临床医师参考应用,也是学习诊治不孕不育的一条路径,有较高的实用性。

  今欣闻保珍医师《不孕不育名方精选》即将付梓,爰引数语,以示庆贺。

中华中医药学会妇科分会主任委员
首席教授 主任医师 博士生导师 肖承悰
2011 年 3 月

第1版序二

中医的精髓是整体观念,辨证论治。然辨证再精,若处方不当,疗效亦不会理想。辨证准确,处方得当,方可取得较好疗效,当然,名方的疗效,最为理想。名方由医学理论精华和临床经验密切结合融会而成,把握名方的理论与应用,对提高治疗不孕不育的疗效具有十分重要的意义。

不孕不育是妇科、男科、性医学领域的常见疾病。庞君保珍医师三十多年来一直潜心研究妇科、男科、性医学疾病,且重点研究不孕不育症,知识丰富、全面,对不孕不育有较高的学术造诣及扎实的专业功底,学术上已臻成熟,临床上已成名家,科研上亦有建树。"宁静以致远,淡泊以明志"。他之所以学有所成,业有所长,绝非偶然。三十多年来,他师从多位名医,一直踏实用功,虚心好学,且始终以读书、藏书为乐,博览群书,博采众长,淡泊名利,兢兢业业,勇于实践,勤于笔耕。他在发表医学论文180多篇,连续出版《不孕不育中医治疗学》《不孕不育中医外治法》之后,又广采博收中医学宝库之方剂精华,著成《不孕不育名方精选》。

该书收录了古今名医方剂之精粹,可喜的是收录了许多国医大师、国家级名老中医的名方,并在此基础上,加按语、释案例,以帮助读者临证选方,更好地为患者服务。

本书具有较高的临床实用和参考价值,可供同道及医学生参考。故欣然为之序。

中国性学会中医性学专业委员会主任委员
中华中医药学会外科分会主任委员
北京中医药学会男科分会主任委员
博士生导师 教授 主任医师

李曰庆

2011 年 3 月

第2版前言

《不孕不育名方精选》第1版于2011年出版发行以来,受到广大读者的认可与欢迎,已先后4次重印,销售12 000余册。近年来,由于各种原因未再重印,很多读者通过各种途径询问怎样才能购买该书。鉴于此种情况,特别是自从我国政府的计划生育政策变动、允许生育二胎之后,很多想要小孩的夫妻,却总是不能受孕。因此,为了满足读者需求,充分发挥中医治疗不孕不育症的疗效优势,笔者认为有必要将本书进行修订再版。

本书的再版修订工作,仍坚持"精选名方""注重实用、有效"的总原则,收录方剂必须符合以下要求:一是古代、近代著名中医学家的方剂;二是现代的必须是国医大师、国家级名中医,或具备主任医师职称者的名方。在此基础上再进一步精选,好中选优。本书在修订编写过程中,笔者根据高龄备孕人群不孕不育发病率较高的特点,查阅古今专科著作等大量的文献资料,从中筛选有针对性的功效、有较高应用和推广价值的方剂,特别可贵的是新增了李济仁、柴松岩等中医大家治疗不孕不育的名方。同时,删除了第1版中某些过时的理论和效果相对略低的方剂。

本书第1版由曾获"中国政府出版奖先进出版单位奖"和"全国百佳图书出版单位"的人民军医出版社出版。由于军队出版社改制,故本版改由河南科学技术出版社出版,特此说明。希望再版后,继续发挥其治疗不孕不育症的有价值的参考作用,同时,更希望本书能为不孕不育的夫妻消除焦虑和苦恼,为他们带来好运。

本书再版之前笔者有幸拜见了首届"国医大师"邓铁涛、李济仁教授,对邓老、李老的勉励和鞭策,表示衷心感谢!另外,在编写过程中参考了一些学者的研究资料,在此一并致谢!值此再版之际,让我们深切缅怀辞世的首届"国医大师"李振华教授,我们铭记他为中医事业做出的卓越贡献！更感谢李老鼓励笔者编撰本书，并为本书第 1 版题词。

笔者虽欲求尽善尽美，然而书中可能还有疏漏之处，祈望同道和读者斧正。

山东名中医药专家　　庞保珍
聊城市中医医院不孕不育科主任医师
2018 年 7 月

第1版前言

中医文献浩如烟海,方剂不可胜数。自张仲景经方之后,历代医家在医疗实践中创立的方剂不计其数。例如,《普济方》收载明初以前方剂达 61 739 首,《中医方剂大辞典》收方近 10 万首;有学者对近 2000 种中医药文献的不完全统计显示,各种方剂已达 13 万首以上。其中,治疗不孕不育症的方剂亦有成千上万。然而,真正切合临床,疗效显著之名方为数并不多。

所谓名方,是在众多方剂中疗效卓著而被广泛应用,且具有一定代表性的处方。一首方剂,只有建立在临床疗效基础上,经过时间的考验,并能切实有效地解决临床问题,才可谓名方。例如,傅青主之开郁种玉汤为解郁种子名方;亦有以主治某种病症而被公认、通用的处方为名方,即指人们在临床上治疗某病时使用最多,为医家所熟知的处方。又如,赵松泉创制的排卵汤治疗排卵障碍性不孕症等。这些名方经历代医家长期实践,不断积累,千锤百炼,屡有效验而世代沿用,得以传世和扬名。名方蕴含中医学派精华,体现名家学术思想。有些名方是通过搜集、整理有效的家传秘方、民间验方和御府珍藏方、禁方等,由政府或民间编著的方书而得以流传和发展。

人之所病,病疾者多;医之所病,病方者少,病名方者更少。因此,为医者不可不知名方也。知方识药,洞悉方意,又知其配伍,能巧妙运用,并能获良效者,始可谓知方也。

名方由医学理论精华和临床经验密切结合融会而成,把握名方的理论与应用,对提高临床治疗不孕不育症的疗效具有十分重要的意义。仲景之后,名医辈出,唐有孙思邈、王焘,宋有钱仲阳、陈自明,金元有刘完素、张子和、李东垣、朱丹溪四大家,明有薛立斋、张景岳、李中梓,清有叶天士、薛生白、吴鞠通、王孟英等。细推诸家多在方剂上卓有成就,留下众多不孕不育名方,千百年来,仍广为应用。整理、运用名方,有利于应对新的临床问题,扩大其应用范围。然名方虽有,若不能真正把握,精巧应用,亦等于无方。

为了将著名医家治疗不孕不育症的宝贵经验更好地应用于临床,并很好地传承下去,笔者经过多年努力,查阅大量医学文献,精心挑选了古今名医的效验方剂,结合自己的临床实践经验,编写了《不孕不育名方精选》。在紧紧围绕"精选""名方"的前提下,注重内容的"实用、实效",少写或不写"基础、机制"等理论。在介绍方剂的基本定义和共性知识基础上,首先按现代西医诊断病名分类,精选具有显著疗效优势的名方,以"方名""组成""用法""功效""主治"等条目进行阐释,在每方之后附有"按语"或"典型医案",介绍笔者运用该方的临床心得体会,举例说明方剂应用的效果。然后,按中医常用的治法为纲,再将这些名方按中医治法分类阐述,同时还介绍了外治方。对所收录方剂均详细注明出处,便于读者查阅、研究。

本书承中华中医药学会妇科分会主任委员、首席教授、主任医师、博士生导师肖承悰;中国性学会中医性学专业委员会主任委员、中华中医药学会外科分会主任委员、北京中医药学会男科分会主任委员、博士生导师李曰庆教授作序,在编写过程中参考了一些学者的研究资料,在此一并致以谢忱! 应当特别提出的是:首届国医大师李振华教授欣然为本书题词,对李老的勉励和鞭策,表示衷心感谢!

笔者虽欲求尽善尽美,然而仍难免还会有疏漏之处,祈望同道和读者斧正。

山东省聊城市中医医院不孕不育专科　庞保珍

2011 年 3 月 16 日

目　录

上篇　方剂总论

中篇　按西医病名分类选方

下篇　按中医治法分类选方

上 篇

方 剂 总 论

第 1 章　　　概　论

第一节　概　述

一、方剂与名方

(一)方剂

"方者法也,剂者齐也"。

方剂是在辨证审因决定治法之后,选择合适的药物,酌定用量,按照组成原则,妥善配伍而成,是辨证论治的主要工具之一。组成方剂的程序是非常严谨的。

具有医学价值的方剂,其组成不但要遵从一定的组方原则,还应具有预期的疗效。所谓预期的疗效,是指服药后效果出现的时间及强度。如麻子仁丸(《伤寒论》),服用该药丸后 8～10 小时可出现便意及泻下软便;又如十枣汤(《伤寒论》),服用该药散后 30～50 分钟便可出现水泻。历代医药学家都很注重方剂的预期疗效。

自张仲景创制经方之后,历代医家在医疗实践中创立的方剂不胜其多。《普济方》收载明初以前方剂达 61 739 首,《中医方剂大辞典》收方近 10 万首,有学者对近 2000 份中医药文献的不完全统计显示,各种方剂已达 13 万首以上。中医文献浩如烟海,方剂众多,不可胜数,然切合临床之名方不多,治疗不孕不育方剂亦是如此。目前论述不孕不育方剂的书虽有之,但方剂混杂,更有甚者仅为不孕不育中药方剂的罗列和堆积,不利于实践运用,尚缺乏治疗不孕不育名方之书籍。

（二）名方

所谓"名方"，是在众多方剂中疗效卓著而被广泛应用，且具有一定代表性的处方。一首方剂，只有建立在临床基础上，经过时间的考验，并有助于临床医学的进展，始可谓名方。如傅青主之开郁种玉汤为解郁种子名方。亦有以主治某种病症而被公认、通用的处方被称为名方，即指人们在临床上治疗某病时使用最多，为医家所熟知的处方，如赵松泉创制的排卵汤治疗排卵障碍性不孕症等。这些名方经历代医家长期实践，不断积累，千锤百炼，屡有效验而世代沿用，得以创立和传扬。名方蕴含中医学派精华，体现名家学术思想。有些名方是通过搜集、整理有效的家传方、民间验方和御府珍藏秘方、禁方等，由政府或民间编著的方书而得以流传和发展。

二、中医处方规范要求

处方的书写，应按照《国家中医药管理局关于印发中药处方格式及书写规范的通知》（国家中医药医政发[2010]57号）为准。

中药处方包括中药饮片处方、中成药（含医疗机构中药制剂，下同）处方，饮片与中成药应当分别单独开具处方。

医师开具中药处方时，应当以中医药理论为指导，体现辨证论治和配伍原则，并遵循安全、有效、经济的原则。

（一）中医处方的内容

1. 一般项目　包括医疗机构名称、费别，患者姓名、性别、年龄、门诊或住院病历号、科别或病区和床位号等。可添列特殊要求的项目。

2. 中医诊断　包括病名和证型（病名不明确的可不写病名），应填写清楚、完整，并与病历记载一致。

3. 药品项　包括药品名称、数量、用量、用法，中成药还应当标明剂型、规格。

4. 签名　医师签名和（或）加盖专用签章、处方日期。

5. 其他 药品金额,审核、调配、核对、发药药师签名和(或)加盖专用签章。

(二)书写中药饮片处方应遵循的要求

1. 应当体现"君、臣、佐、使"的特点要求。

2. 名称应当按《中华人民共和国药典》规定准确使用,药典没有规定的,应当按照本省(区、市)或本单位中药饮片处方用名规定书写。

3. 剂量使用法定剂量单位,用阿拉伯数字书写,原则上应当以克(g)为单位,"g"(单位名称)紧随数值后。

4. 调剂、煎煮的特殊要求注明在药品右上方,并加括号,如打碎、先煎、后下等。

5. 对饮片的产地、炮制有特殊要求的,应当在药品名称之前写明。

6. 根据整张处方中药味多少选择每行排列的药味数,原则上要求横排及上下排列整齐。

7. 中药饮片用法用量应符合《中华人民共和国药典》规定,无配伍禁忌,有配伍禁忌和超剂量使用时,应当在药品上方再次签名。

8. 中药饮片剂数应当以"剂"为单位。

9. 处方用法用量紧随剂数之后,包括每日剂量、采用剂型(水煎煮、酒泡、打粉、制丸、装胶囊等)、每剂分几次服用、用药方法(内服、外用等)、服用要求(温服、凉服、顿服、慢服、饭前服、饭后服、空腹服等)等内容。例如:"每日 1 剂,水煎 400ml,分早晚两次空腹温服"。

10. 按毒麻药品管理的中药饮片的使用应当严格遵守有关法律、法规和规章的规定。

(三)书写中成药处方应遵循的要求

1. 按照中医诊断(包括病名和证型)结果,辨证或辨证辨病结合选用适宜的中成药。

2. 中成药名称应当使用经药品监督管理部门批准并公布的药品通用名称,院内中药制剂名称应当使用经省级药品监督管理部门批准的名称。

3. 用法用量应当按照药品说明书规定的常规用法用量使用,特殊情况需要超剂量使用时,应当注明原因并再次签名。

4. 片剂、丸剂、胶囊剂、颗粒剂分别以片、丸、粒、袋为单位,软膏及乳膏剂以支、盒为单位,溶液制剂、注射剂以支、瓶为单位,应当注明剂量。

5. 每张处方不得超过 5 种药品,每一种药品应当分行顶格书写,药性峻烈的或含毒性成分的药物应当避免重复使用,功能相同或基本相同的中成药不宜叠加使用。

6. 中药注射剂应单独开具处方。

第二节　方剂分类

方剂的分类,由于各家见仁见智,拟定了多种分类方法。其中主要的有"七方"说、"十剂"说、按病证分类、按组成分类、按脏腑分类、按治法分类、按病因分类等。

一、按病证分类

按病证分类方剂的文献首推《五十二病方》。该书记载了 52 类疾病,涉及内、外、妇、儿、五官等科目,医方共 283 首。汉代《伤寒杂病论》、唐代《外台秘要》、宋代《太平圣惠方》、清代《张氏医通》等,均是按病证分类方剂的代表作。这种分类方法,便于临床以病索方。

二、按组成分类

这种分类法最早见于《黄帝内经》。它是按组成药物之多寡、用量之轻重、病势之缓急、病体之强弱作为分类依据,将方剂分为大、小、缓、急、奇、偶、重七类。金代成无己在《伤寒明理药方论·序》中根据《黄帝内经》所说,总结为:"制方之用,大、小、缓、急、奇、偶、复七方是也。"明确提出"七方"这一名称。所谓"大方",是指药味多(一般是指13味以上)或用量大,用治邪盛的重剂;"小方"是指药味少(一般是指3味以内)或用量小,用治病浅邪微的轻剂;"缓方"是指药性和缓,用治病势缓慢的方剂;"急方"是指药性峻猛,用治病势急重,急需取效的方剂;"奇方""偶方"分别指单数或双数药味组成的方剂;"复方"(即《黄帝内经》的"重方")是指两方或数方组合而成的方剂。由于"七方"分类由于没有很大的实质性意义,故现已不用。

三、按治法分类

这种分类始于北齐徐之才《药对》。该书原是对中药进行分类的,根据中药的功用,归纳为宣、通、补、泄、轻、重、滑、涩、燥、湿十种。其后成无己《伤寒明理药方论》将其称为"十剂",并用于方剂的分类。即宣可去壅,通可去滞,补可去弱,泄可去闭,轻可去实,重可去怯,滑可去著,涩可去脱,燥可去湿,湿可去枯。"明朝张景岳在其所著《景岳全书·新方八阵》又把前代医家分类法归纳为补、和、攻、散、寒、热、固、因八阵,但"八阵"不能概括一切方剂分类,故在其书后又附有妇人规、小儿则等四门方剂。到了清朝,汪昂著《医方集解》,开创了新的分类方法,将其分为补养、发表、涌吐、攻里、表里、和解、理气、理血、祛风、祛寒、利湿、消导等共22剂。这种按治法(或功效)分类的方法,概念比较明确,并能概括众多方剂的功效,切合临床与教学的实际需要。故后来的《成方切用》《成方便读》,直到今天全国高等中医院校采用的教材《方剂学》均是遵循"以法统方"的原则,将所辑之方剂分为解表、泻下、和解、温里、补益、理气、理血诸章节。

目前书籍,最常用的方剂分类法,首先是按治法(或功效)分类,其次是按疾病分类。

第三节　剂　型

所谓"剂型",是指药物经加工而制成的形态,如汤剂、片剂、丸剂等。

方剂的剂型,有着悠久的历史,其中汤剂是最早应用的方剂剂型之一。据皇甫谧《针灸甲乙经》载:"伊尹以亚圣之才撰用神农本草,以为《汤液》。"说明汤剂于商代即已创用。到了春秋战国时期,《黄帝内经》已有丸、散、膏、丹、酒等剂型,随后历代医家又有很多发展。现将常用剂型的制作方法及其主要特点简述如下。

1. 汤剂　把药物配齐后,用水或黄酒,或水酒各半浸透后,再煎煮一定时间,然后去渣取汁,称为汤剂。一般做内服用,如养精种玉汤、开郁种玉汤等。汤剂的特点是吸收快,能迅速发挥疗效,而且便于加减使用,能较全面、灵活地照顾到每一个病人或各种病证的特殊性,是临床使用最广泛的一种剂型。

2. 散剂　是将药物研碎,成为均匀混合的干燥粉末,有内服与外用两种。内服散剂末细量少者,可直接冲服,如七厘散;亦有研成粗末,临用时加水煮沸取汁服的,如香苏散等。外用散剂一般作为外敷、掺撒疮面或患病部位,如生肌散、金黄散等;亦有作点眼、吹喉等外用的,如冰硼散等。散剂有制作简便、便于服用携带、吸收较快、节省药材、不易变质等优点。

3. 丸剂　是将药物研成细末,以蜜、水或米糊、面糊、酒、醋、药汁等作为赋型剂制成的圆形固体剂型。丸剂吸收缓慢,药力持久,而且体积小,服用、携带、贮存都比较方便,也是一种常用的剂型。一般适用于慢性、虚弱性疾病,如归脾丸、人参养荣丸等;亦有用于急救,但方中含有芳香药物,不宜加热煎煮,如安宫牛黄丸、苏合香丸等。某些峻猛药品,为了使其缓缓发挥药效,或不宜做汤剂煎服的,也可做丸剂用,如舟车丸、抵当丸等。临床常用的丸剂有蜜丸、水丸、糊丸、浓缩丸等几种。

　　(1)蜜丸:是将药料细粉用炼制过的蜂蜜做赋型剂制成丸。蜜丸性质柔润,作用缓和,并兼有矫味和补益作用,适用于慢性病。一般多制成大丸使用,如补中益气丸、石斛夜光丸等,亦可制成小丸使用。

　　(2)水丸:系将药物细粉用冷开水或酒、醋,或其中部分药物煎汁等起湿润、黏合作用,用人工或机械制成的小丸。水丸较蜜丸、糊丸易于崩解,吸收快,丸粒小,易于吞服,适用于多种疾病,为一种比较常用的丸剂。临床上很多成药制成水丸服用,如六神丸、保和丸等。

　　(3)糊丸:系将药物细粉用米糊、面糊等制成丸剂。糊丸黏性大,崩解时间比水丸、蜜丸缓慢,服后在体内徐徐吸收,既可延长药效,又能减少药物对胃肠的刺激,如犀黄丸。

　　(4)浓缩丸:系将方中某些药物煎汁浓缩成膏,再与其他药物细粉混合干燥、粉碎,以水或酒,或方中部分药物煎出液制成丸剂,如牛黄解毒浓缩丸等。其优点是含有效成分高,体积小,剂量小,易于服用,可用于治疗各种疾病。

　　4. 膏剂　是将药物用水或植物油煎熬浓缩而成的剂型。有内服和外用两种。内服膏剂有流浸膏、浸膏、煎膏三种;外用膏剂又分软膏剂和硬膏剂两种。

　　(1)流浸膏:是用适当溶媒浸出药材中的有效成分后,将浸出液中一部分溶媒用低温蒸发除去,并调整浓度及含醇量至规定的标准而成的液体浸出剂型。除特别规定者外,流浸膏 1ml 的有效成分相当于 1g 药材。流浸膏与酊剂中均含醇,但流浸膏的有效成分含量较酊剂高,因此服用量小,溶媒的不良反应亦小,如甘草流浸膏、益母草流浸膏等。

　　(2)浸膏:是含有药材中可溶性有效成分的半固体或固体浸出剂型。用适当溶媒将药材中的有效成分浸出后,低温将溶媒全部蒸发除去,并调整规定标准,每 1g 浸膏相当于 2～5g 药材。浸膏不含溶媒,所以完全没有溶媒的不良反应,浓度高,体积小,剂量小。亦可制成片剂及丸剂使用,或直接装入胶囊使用。浸膏可分为两种,一种软浸膏为半固体,如毛冬青膏等,多供制片或制丸用;一种干浸膏为干燥粉末,如龙胆草浸膏等,可直接冲服或装入胶囊服用。

(3)煎膏:又称膏滋,即将药材反复煎煮至一定程度后,去渣取汁,再浓缩,加入适当蜂蜜、冰糖或砂糖煎熬成膏。体积小,便于服用,又含有大量蜂蜜或糖,味甜而营养丰富,有滋补作用,适合久病体虚者服用,如参芪膏等。

(4)软膏:又称药膏,系用适当的基质与药物均匀混合制成一种容易涂于皮肤、黏膜的半固体外用制剂。软膏基质在常温下是半固体的,具有一定的黏稠性,但涂于皮肤或黏膜能渐渐软化或溶化,有效成分可被缓慢吸收,可持久发挥疗效。软膏的作用是在局部,适用于外科疮疡肿疖等疾病,如三黄软膏等。

(5)硬膏:又称膏药,系用油类将药物煎熬至一定程度,去渣后再加黄丹、白蜡等收膏,涂布于布或纸等裱褙材料上,供贴敷于皮肤的外用剂型,亦即黑膏药,古代称为"薄贴"。常温时呈固体状态,36～37℃时则溶化,起局部或全身治疗作用,同时亦起到机械性保护作用。用法简单,携带、贮藏方便。多用于跌打损伤、风湿痹痛和疮疡等疾病。

5. 丹剂 也有内服和外用两种,没有固定剂型。有的将药物研成细末即成,有的再加糊或黏性药汁制成各种形状,有的丹剂也是丸剂的一种,因多用精炼药品或贵重药品制成,所以不称丸而称丹,如至宝丹等。至于外用丹剂,如红升丹、白降丹等,是由矿物药经加工炼制而成,仅供外科使用。

6. 酒剂 酒剂古称"酒醴",后世称为"药酒"。是以酒为溶媒,一般以白酒或黄酒浸制药物,或加温同煮,去渣取液供内服或外用。此剂多用于体虚补养,风湿疼痛或跌打扭伤等,如十全大补酒、风湿药酒等。阴虚火旺的病人不宜使用酒剂。

7. 茶剂 是由药物粗粉与黏合剂混合制成的固体制剂。使用时置有盖的适宜容器中,以沸水泡汁代茶服用,故称茶剂。茶剂并无固定外形,常制成小方块形或长方块形,亦有制成饼状或制成散剂定量装置纸袋中。由于茶剂具有一定疗效,制法简单,服用方便,广大群众都乐于采用,如午时茶等。

8. 药露 多用新鲜含有挥发性成分的药物,放在水中加热蒸馏,所收集的蒸馏液即为药露。气味清淡,便于口服。一般作为饮料,尤其夏天常用,如金银花露等。

9. 锭剂、饼剂 系将药物研成细末,单独或加适当的糊粉、蜂蜜与赋型剂混合后制成不同形状的一种固体制剂。可供外用或内服,研末调服或磨汁服,亦可磨汁涂敷患处,如紫金锭等。若制成饼状则为饼剂。

10. 条剂 又称纸捻,是将桑皮纸粘药后捻成细条线,或将桑皮纸捻成细条后再粘着药物而成,是中医外科常用的制剂。用于插入疮口,化腐拔管,如化管药条等。另有将艾叶和药研粗末,用纸裹制成圆条,供灸治用,又称"艾条"。

11. 线剂 系将丝线或棉线浸泡于药液中,并与药液同煮,经干燥而成的一种外用制剂,用于结扎瘘管或赘肉,使其自行萎缩脱落。

12. 灸剂 系将艾叶捣碎如绒状,捻成一定大小的形状后,置于体表的某些患部或腧穴,点燃熏灼,使之产生温热或灼痛感觉,以达到治疗或预防目的的一种外用剂型。

13. 糖浆剂 系指含有药物或不含药物的蔗糖饱和水溶液。不含药物的蔗糖饱和水溶液称为单糖浆或糖浆,一般做赋型剂或调味剂;含药物的糖浆,是将药物煎煮去渣取汁煎熬成浓缩液,加入适量蔗糖溶解而成。

14. 片剂 将中药加工或提炼后与辅料混合,压制成圆片状剂型。片剂用量准确,体积小。味道很苦、具恶臭的药物经压片后可再包糖衣,使之易于吞服;如需在肠道中起作用或遇胃酸易被破坏的药物,则可包肠溶衣,使之在肠道中崩解。

15. 冲服剂 是近年来在糖浆剂和汤剂的基础上发展起来的一种新剂型。一般是将中药提炼成稠膏,加入适量糖粉及其他辅料(如淀粉、山药粉、糊精等)充分拌匀,揉搓成团状,通过10～12目筛,制成颗粒,然后将颗粒经4～60℃干燥,干燥后过8～14目筛,使所制颗粒均匀一致。冲服剂易于吸潮,应置封闭容器中保存,一般用塑料袋分剂量包装备用。冲服剂较丸剂、片剂作用迅速,较汤剂、糖浆剂体积小、重量轻,易于运输携带,且服用简便,适用于多种疾病。

16. 针剂 系将中药经过提取、精制、配制等步骤制成的灭菌溶液,供皮下、肌内、静脉注射等使用的一种制剂。具有剂量准确、作用迅速、给药方便、药物不受消化液和食物的影响能直接进入人体组织等优点。

除上述介绍的几种常用剂型外,还有油剂、气雾剂、栓剂、霜剂、胶囊剂、巴布剂、五官外科用制剂等新剂型,这些都是值得重视和进一步研究的。

第四节　中药煎煮及服用方法

一、中药煎煮

汤剂、冲剂、浓缩丸、糖浆剂、口服液等都是将药物经过煎煮,去滓取汁而制成。煎法是否适当,对疗效有一定的影响。特别是临床最常用的汤剂,应根据药物性质及病情差异而采用不同的煎煮方法。

(一)用具

一般以瓦罐、砂锅为宜,忌用铁器、铜器,因为有些药物与铜、铁一起加热后,会发生化学变化或降低溶解度。例如人参含未饱和脂肪酸,遇铁可形成脂肪酸铁而沉淀。早在明代李时珍已有"人参忌铁器"之说,故炖煮人参时勿用铁器盛药。此外,煎具的容量宜大于药物的容积,以利于药物的翻动,并可避免药液外溢。煎煮时宜加盖,以防水分蒸发过快,并可防止气味走散。

(二)用水

宜用洁净的冷水,如自来水、井水、蒸馏水等,也可用酒或酒水合煎。用水量可视药量、药物质地及煎煮时间而定,一般以 500～600ml 为宜,或以浸过药面 3～5cm 为宜。每剂药可煎煮 1～2次,有的煎 3 次。

(三)火候

煎药火候有"武火""文火"之分。急火、大火煎之谓武火;慢火、微火煎之谓文火。一般先用武火,煮沸后改用文火。同时,要根据药物性质及疾病性质,酌定火候。例如,解表与泻下之剂,煎煮时间宜短(10～15 分钟),因此,其火宜急,水量略少;补益之剂,煎煮时间宜长(40～60 分钟),因此,其火宜慢,水量略多。

(四)方法

煎药前,宜先将药物浸泡 30～60 分钟,然后煎煮,使其有效成分易于煎出。在煎药时应时时搅动,以防药物粘底焦枯,如果不慎发生焦枯,则应将药物弃之不用,以防发生不良反应。有些药物宜用特殊的煎煮方法,常见的有以下几种。

1. **先煎** 介壳与矿物类药物,因质地坚实,有效成分难以煎出,宜打碎先煎,煮沸后 20 分钟左右,再下其他药物。某些质地较轻而用量又多及泥沙多的药物(如芦根、糯稻根等),可先煎取汁,然后以其药汁代水煎药。

2. **后下** 气味芳香的药物,取其挥发油起效(如薄荷、砂仁、木香等),只煎 4～6 分钟即可。用大黄取其泻下作用,一般煎 5～8 分钟即可。

3. **包煎** 某些药物,煎煮之后,其药汁或混浊难咽,或对咽喉有感官刺激,或易于粘锅,如海金沙、车前子、赤石脂;有些药物,煎煮时总是漂浮水面而不下沉,此类药物多为植物种子或花絮如蒲黄、旋覆花等。以上几类药物都应先用纱布包好,再放入锅内与其他药物同煎。

4. 单煎　有些贵重药物如鹿茸、高丽参、西洋参等,为了避免其有效成分被其他药物吸收,可单煎另服,或与其他药汁合服。

5. 溶化或烊化　胶质、黏性大而且容易溶解的药物,如阿胶、龟胶、饴糖、蜂蜜、鹿胶等,应单独溶化,趁热另服,或与煎好的药汁混服,以免因其黏性而影响其他药物的煎煮(性黏的胶质药物若与其他药物共煎,常会粘住其他药物,使其有效成分不易析出)。胶性药煎煮时容易烧焦,故只能用"溶化"之法。

6. 冲服　某些芳香类药物如麝香、苏合香、冰片等,不宜煎煮(煎煮则有效成分全部挥发散失)的,应研末冲服。此外,为了节省药材,有些药物如西洋参、三七、牛黄等,亦常研末冲服。

此外,有些药材,特别是植物叶、花类如茵陈、桑叶、菊花等吸水性强,使药汁流出不畅。因此,煎取药汁时,应对药滓予以适当压榨,这样,可收尽药液,以免浪费。

二、服药时间与方法

(一)服药时间

1. 饭前服(空腹服)　下列情况宜饭前服:①病位在下焦者,如肠燥便秘、下焦瘀热、膀胱湿热等;②补益类方剂宜空腹服,使药物能被充分吸收;③和胃制酸类方剂,如珍珠层粉等宜饭前服,使药物能直接中和胃酸,增强对胃黏膜的保护。

2. 饭后服　下列情况宜饭后服:①病位在上焦者,如感冒、咳嗽、鼻炎等;②消食剂宜饭后服,使药物既充分接触食物,又健运脾胃;③对肠胃有强烈刺激的药物,如常山、黄药子、皂荚、马兜铃、瓜蒂等,宜饭后服,以减轻对胃黏膜的刺激;④缓下剂如麻子仁丸、济川煎、大黄附子汤、番泻叶等一般于晚饭后服,以利于次日晨排便。

总的来说,大部分的方剂宜于半饥半饱时服,急病或重病则不拘时服。

(二)服药方法

1. **汤剂** 一般是每日 1 剂,分 1～2 次温服。有些疾病如急病或重病,每日可服 2 剂。对于服药呕吐者,可加入生姜同煎或姜汁兑服。

2. **中成药** 膏、丹、丸、散等中成药的服法,一般是将一天的总药量分 2～3 次口服。其服用方法与汤剂一样,都是根据病情、病位和药物特点而定。

第 **2** 章 方剂组成

第一节 组方目的及原则

不孕不育临床方剂,是在不孕不育临床辨证确立治法的基础上,根据需要选择相应药物并按照一定结构配伍而成。常言"药有利也有弊,方有利而无弊",说明组药成方的目的不外"增效""减毒"两个方面,也就是既要充分发挥药物对治疗疾病有"利"的一面,又要尽可能减少或消除对人体有"弊"的一面。一般来说,药物通过配伍,有如下优势。

一、组方目的

1. **增强药力** 性味、归经、趋向、功用等基本一致的药物配伍运用,能相辅相成,相得益彰,直接增加治疗效果。如芡实得金樱子,止带功著;熟地黄配白芍,补血力增;当归伍川芎,尤擅调经;蒲公英配忍冬藤,则长于消热毒型盆腔脓肿与疏通输卵管。

2. **全面兼顾** 众所周知,"药有个性之特长,方有合群之妙用"。如能将性味、归经、功用有一定差异的药物配伍运用,势必能完善治疗功效,照顾病情的全局。如治月经量多、经期延长、崩漏属肾虚者,纯止纯补均非所宜,若能将补肾之补骨脂与止血之仙鹤草配伍,则标本兼顾,正中病情。又如功能性子宫出血属阴虚而致者,其治疗若单止血则阴不复,纯养阴则血难止,倘将滋阴凉血之生地黄伍收涩止血之海螵蛸,则滋阴止血双功并奏。

3. 产生新效 《医学源流论》曰："方之既成。能使药各全其性,亦能使药各失其性。"药物配伍后既可增加药力,完善功效,也能产生单味药所不具备的特定功效。如桂枝为辛温解表药,若与泻下药大黄为伍,则桂枝走表之性受制,而显宣通血脉之功;大黄泻下之力被减,而具通瘀泻热之用。临床常用治疗热互结之痛经、闭经,方如桃仁承气汤。若桂枝与其等量的养血敛阴药白芍相配,一散一收,调和营卫,常用于产后营卫不和之发热、汗出,方如桂枝汤。由此可见,药物因为配伍不同,用量不同,功用、主治可以发生完全不同的变化,这是各药单用所不能达到的治疗效果。不孕不育临床组药成方正是利用药物的这种配伍意义,扩大治疗范围,应付纷繁复杂的病证。

4. 解毒除弊 "药有利也有弊""是药三分毒"。这里所说的"弊""毒"是指某些药物具有一定的毒性或不良反应。通过恰当的配伍,常能减轻或消除药物对人体的危害。如半夏有毒,生姜解之;附子之毒,甘草可制。单用海螵蛸收敛止血,有止血留瘀之弊,伍以茜草止血化瘀,则可使血止而不留瘀;纯用熟地黄养血益阴,有腻滞之嫌,若与川芎相伍,则熟地黄补而不滞,川芎行而不伤。

二、组方原则

不孕不育临床方剂的组成必须遵循一定的原则。首先必须立足于男性、女性生理病理特点辨证而确立治法,然后以药物的性味、归经、功用为依据,利用药物相辅相成和相反相成等配伍原理,有主次轻重地将药物组配成方以施治,使药物配伍后的综合效用与所立治法高度统一,使方中的药物及其配伍与病证的病因病机丝丝入扣。方剂组成的原则可概括为"依法选药,主从有序,辅反成制,方证相合"。遣药组方既要重视药物之间的配伍关系,又应重视药物配伍与病证的针对性,做到方中有法、药证相应。

第二节　组方思路

一、因病遣药

病,包括中医的"病"和西医的"病"。任何一种疾病,皆有贯穿其全过程的病因病机,有其自身发展、变化的规律。对临床异病同证,可采取相同的治疗方药,如经、带、胎、产诸疾,证属血虚者,皆可投以四物汤;但不同疾病出现相同证候,其证的内涵并不完全一致,如血虚证既可见于经前期紧张综合征,也可见于先兆流产、妊娠合并荨麻疹,还可见于产后发热等。此时若不顾及疾病本身的特殊性,一味拘泥"有是证,用是药",仅按补血养血法来遣药组方,恐难取得理想疗效。在长期医疗实践中,人们逐渐发现、积累了针对某一疾病的专属性方药。正如治疗蛔虫病每用雷丸、乌梅一样,不孕不育亦不乏专病施以专方或专药的情况,诸如以寿胎丸安胎,以生化汤调治产后,以蒲公英、忍冬藤治热毒型盆腔脓肿,以苦参、蛇床子治阴道炎引发之"带下"等。这些方药或着眼因病机,或用于中断疾病发展链,大多是来自前人临床实践,并被反复证明切实有效,有些还得到现代药理研究证实。因此,尽可能地熟悉、掌握一些常见疾病的专属性方药,并在组方之时参考运用,是提高用药针对性、增强疗效的重要手段之一。

二、因证配伍

辨证论治是中医学的特点与精粹,是遣方用药的主要手段。作为中医学重要组成部分的不孕不育专科,无疑其立法组方主要依赖于对证候的辨识。

证是对疾病的病因、病位、病性、病势等多种状况的反映或概括,反映了疾病不同阶段的病情状态。因证组方,即以疾病当时的综合反应状态为调节要点,综合考虑证候病机中的病因、病位、病性、病势等诸要素,在治法指导下,权衡主次,针对性地配伍用药。中医强调辨证施治,许多中药即以治"证"为专长,如牡丹皮、赤芍长于清热凉血,活血散瘀,常用于营分、血分实热证或血热瘀滞证;半夏、天南星皆能燥湿化痰,主要用于湿痰、寒痰证等。前人创制的著名成方,无一不是因证组方的产物。如用治肝郁脾虚、湿浊下注证的完带汤,用治心脾气血两虚证或脾不统血证的归脾汤等,其方中多味药物相互作用产生的整体功效,每与其所主病证的病机环环相扣。方药配伍与证候病机之间的相关程度,常为决定疗效的关键。组方过程中必须认识并把握好病机发展规律,具备一定的前瞻意识,也就是既充分重视当前病变特点,为解决面临的主要矛盾选方用药;还要考虑疾病演变惯势而未雨绸缪,适当配伍相应药物以期阻遏。如原为"伤寒少阳证"而设的小柴胡汤便具此之妙。伤寒邪入少阳,邪正相争于半表半里之间,故以柴胡疏散半表之邪,以黄芩清泄半里之热,组成和解少阳的基本结构;鉴于少阳胆气犯胃,胃失和降,故佐半夏、生姜和胃降逆;而虑及邪欲入里并于阴,则配人参、大枣、炙甘草益气健脾,筑成御邪内传之坚城。故组方既要充分吸取和利用好前人的临床经验,又要牢牢把握药证相关这一核心原则。辨证论治是中医的精髓,因证组方是组方的核心。

三、因时选药

男性、女性拥有特殊的生理病理,在不同的生理时期,气血阴阳脏腑的变化不同,立法组方时,应顺应其变化特点,因病而变。

如金代刘河间根据女子不同的生理病理特点,将其一生划分为三个阶段,并提出在此三个阶段患病时应采用的相应基本治疗法则:"妇人童幼天癸未行之间,皆属少阴;天癸既行,皆从厥阴论之;天癸已竭,乃属太阴经也。""天癸至"前,属童幼青春前期阶段,即生长发育的初阶段,重在治肾;"天癸至"至"天癸竭"这一年龄阶段为青壮中年阶段,在生理上出现经带胎产乳,心理上开始成长成熟,接触社会,故七情六欲所致的妇女疾病大多数发生在此阶段,所以临证当"从肝论治";"天癸竭"指月经终止,生育功能消失,进入老年期,以颐养天年为主,重在调理脾胃。刘河间的这一观点影响着历代妇科专家,至今对不孕不育临床组方用药仍具有指导意义。

众所周知,月经具有周期性、节律性,是女性生理过程中肾阴阳消长、气血盈亏规律性变化的体现。其行经期、经后期、经间期、经前期四个不同时期具有各自的生理特点。如行经期血海蓄极而溢,胞宫泻而不藏,呈现"重阳转阴"特征;经后期血海空虚渐复,胞宫藏而不泻,呈现阴长的动态变化;经间期为氤氲之时,是重阴转阳、阴盛阳动之际;经前期阴盛阳生渐至重阳,此时阴阳俱盛。故临床立法选方,常需根据月经周期的变化,而有所宜忌。如经前阳气易于偏盛,肝气易于郁结,血海满盈,阴血易于瘀滞,治当行气疏肝,活血调经为主,即宜于疏导,勿滥补;经后血海已泄,阴血偏虚,宜立滋肾养血,充养冲任之法,待阴血渐复,则在滋阴之中佐以温阳益气,以促进阴阳的转化,此期总的原则是宜予调补,勿滥攻;经期血室正开,宜和血调气,或引血归经,过寒过热、大辛大散之剂宜慎,排卵后阳气渐长,宜立阴阳双补法,使阴阳气血俱旺。

目前所采用的中药人工周期疗法,是按照中医妇科学的基础理论,结合月经周期不同时期的阴阳转化、消长节律,采取周期性用药的治疗方法。可谓因时选法组方遣药的典范,尤其在月经不调、不孕症等疾病的治疗中广泛应用。各中药人工周期疗法的应用与药物选择虽不尽相同,但多遵循滋肾养血—补肾活血—补肾阳—活血化瘀的序贯立法原则。立法用药思路在于月经(或阴道出血)后血海空虚,属于在肾气作用下逐渐蓄积精血之期,以滋肾益阴养血为主;经间期为重阴转化期,阴精渐盛,重阴转阳,冲任气血活动显著,故主以活血化瘀,以疏通冲任气血,并配合激发兴奋肾阳,使之施泄而促排卵;经前期又为阳长期,阴充阳长,以维持肾阴阳相对平衡状态,治宜阴中求阳,温肾暖宫,辅以滋肾益阴之药;

行经期为重阳转化期,重阳则开,血海满盈而溢下,冲任气血变化急骤,治宜活血调经,冀其推动气血运行,胞宫排经得以通畅。

女性在妊娠期,母体内环境有着特殊改变,如《沈氏女科辑要》所言:"妊娠病源有三大纲:一曰阴亏,人身精血有限,聚以养胎,阴分必亏;二曰气滞,腹中增一障碍,则升降之气必滞;三曰痰饮,人身脏腑接壤,腹中遽增一物,脏腑之机括为之不灵,津液聚为痰饮。知此三者,庶不为邪说所惑。"妊娠血聚养胎,阴血相对匮乏;胎体有碍气机,因见气滞、血瘀、水停。妊娠期立法组方应处理好治病与安胎的关系,宜用补肾健脾、调理气血之法,慎用峻下、滑利、祛瘀、破血、耗气、散气之法。尤其在治疗习惯性流产时更应注意这些问题。

第三节 方剂基本成分与组方变化

一、方剂构成基本成分

每一首不孕不育方剂,固然要根据病情,在辨证立法的基础上选择合适的药物,妥善配伍组成。但在组织不同作用和地位的药物时,还应符合严密的组方基本结构,即"君、臣、佐、使"的组方形式。这样才能做到主次分明,全面兼顾,扬长避短,提高疗效。兹据各家论述,将君、臣、佐、使的具体含义分析归纳如下。

1. 君药 即针对病因病机或主病,或主证起主要治疗作用的药物。

2. 臣药 有两种意义:一是辅助君药加强治疗主病或主证作用的药物;二是针对重要的兼病或兼证起主要治疗作用的药物。

3. 佐药 有三种意义:一是佐助药,即协助君、臣药以加强治疗作用,或直接治疗次要兼证的药物;二是佐制药,即用以消除或减缓君、臣药的毒性或烈性药物;三是反佐药,即根据病情需要,配伍与君药性味相反,但在治疗中起相成作用或防止药病格拒的药物。

4.使药　有两种意义：一是引经药,即能引方中诸药药力直达病所的药物；二是调和药,即具有调和诸药作用的药物。

综上所述,一个方剂中药物的君、臣、佐、使,主要是以药物在方中所起作用的主次地位为依据。除君药外,臣、佐、使药都具两种或两种以上的意义。在遣药组方时并没有固定的模式,既不是每一种意义的臣、佐、使药都必须具备,也不是每味药只任一职。每一首方剂药味的多少,以及君、臣、佐、使是否齐备,全视具体病情与治疗要求的不同,以及所选药物的功能来决定。但是在任何方剂组成中,君药不可缺少。在组方体例上,君药宜少,一般只用一味,若病情复杂,亦可用至二味,多则药力分散,而且互相牵制,影响疗效。臣药可多于君药,佐药常常多于臣药,而使药则一二味足矣。

二、组方变化

选用成方是治疗不孕不育有效的一种处方思路。人们之所以重视临证选用成方,不仅因为成方,特别是优秀古方,其疗效确切,而且在立法、配伍及使用方面法度严谨,技巧高超。然而,不依病机、治法选用成方,谓之"有方无法"；不据病情加减而墨守成方,又谓"有方无药"。徐灵胎说："欲用古方,必先审其所患之证相合,然后施用,否则必须加减,无可加减则另择一方。"说明临证处方不可囿于成方,应当根据患者体质状况、年龄长幼、四时气候、地土差异,以及病情变化而灵活加减,做到"师其法而不泥其方,师其方而不泥其药"。不孕不育临床方剂的运用变化主要有以下形式。

(一)药味加减变化

方剂的功效是药物配伍后综合作用的反映,当增加或减去某味药物时,全方的功效也随之发生变化。临床常根据方剂的这种特性,通过增减原方的某些药物,使方剂更适合病情变化的需要。

即当原方所治主证与现证大体相同时,减去原方中某些与现证不相适宜的药物,或加上某些现证需要而原方中又没有的药物。由于这类药物在方中大多处于佐、使药的地位,其变化不至于引起原方功效的根本改变,故又称为"随证加减"。如四物汤,该方由熟地黄、当归、芍药、川芎组成,具有补血调血的作用,主治月经不调、经行腹痛属营血虚滞者。若血瘀较重,见月经色紫、质黏稠,舌黯淡,脉细涩者,则在原方基础上加桃仁、红花,加强活血祛瘀的作用,名桃红四物汤。值得注意的是,药味的加减若引起了原方君药或其主要配伍关系改变,则会导致原方功效发生本质变化。故临床在对成方中药物进行增减时,应当很好地把握方中各药的配伍关系,君药是不可改变的,否则就不能说是某方加减,而是另组新方了。

(二)药量加减变化

药量加减变化是指一个方剂在组成药物不变的情况下,增加或减少方中某味药物的用量,以适应病情变化的一种形式。药量的加减变化对于方剂功效的影响主要有两种情况。一是由于药量的加减而使药力增强或减弱。如四逆汤,该方用量为附子 1 枚,干姜 1.5 两,炙甘草 2 两,主治少阴四逆证。若兼见"身反不恶寒,其人面色赤"等阴盛格阳之危象者,可将附子加量为"大者 1 枚",干姜加量至 3 两,此即为通脉四逆汤,主治少阴四逆重证。两方相比,其君药、主证并没有变化,只是因病情较重,而加重姜附的用量。临床尚可根据患者年龄、体质、地区、气候之不同,加减原方药物的用量。二是由于药量的增减导致原方君药的改变,从而使其主要功用、主治发生变化。如小承气汤与厚朴三物汤,两方都由大黄、枳实、厚朴三药组成。但小承气汤中大黄 4 两为君、枳实 3 枚为臣、厚朴 2 两为佐。而厚朴三物汤中厚朴 8 两为君、枳实 5 枚为臣、大黄 4 两为佐。两方相比,组成药物虽同,但由于用量不同,使得其配伍关系改变,随之功用、主治也发生变化。前方功在轻下热结,主治阳明腑实轻证;后方功在下气通便,主治气滞便秘证。

(三)剂型更换变化

剂型更换变化,是指同一方剂,由于病情需要或其他原因(如煎煮不便、外地出差等)而选用其不同剂型,以达到相应的治疗目的。如前所述,不同的剂型具有不同的特点:丸剂力缓,作用持续,对病情轻缓而不必急于求效者比较合适;汤剂力峻,作用迅捷,病情急重而需要紧急救治者为宜。这种根据病情轻重缓急而更换剂型的形式在不孕不育方剂运用中极为普遍。此外,由于剂型的选择常决定于病情的需要和药味的特点,所以剂型更换的变化,有时也能改变方剂的功效和主治。如《金匮要略》之桂枝茯苓丸,以活血祛瘀、缓消癥块见长,本为治疗瘀阻胞宫证而设,但经《济阴纲目》改为汤剂,则变成催生汤,常用于产妇临产,见腹痛、腰痛而胞浆已下时。

以上药味、药量、剂型等的变化形式,可以单独应用,也可以相互结合使用,有时很难截然分开。但通过这些变化,能充分体现出不孕不育临床方剂在临床中的具体运用特点,只有掌握这些特点,才能制裁随心,以应不孕不育临证万变之病情,达到预期的治疗目的。

第 **3** 章 不孕不育的中医治法

第一节 确立治法的基本依据

一、治法与治则的关系

从方剂学角度而言,治法是指根据病机,在治疗原则(简称治则)指导下而制订的适于某一病证的治疗方案。如在"正治"(《素问·至真要大论》)的治则指导下,根据风寒表虚证而制定的解肌发表、调和营卫法;在"扶正祛邪"的治则指导下,根据虚人外感风寒,内有痰饮而制定的益气解表、理气化痰法,其他诸如和解少阳法、补气生血法、滋阴息风法等都属治法的范畴。

所谓治则,是在中医生理、病理、诊断学等基础理论指导下而制定的,是所有疾病的施治纲领,包括治病求本、扶正祛邪、缓则治本、急则治标、正治、反治等。

治法与治则既有联系又有区别,治法是治疗某一病证(或某一疾病)的具体方法;治则是治疗所有疾病的总则,对方剂的立法(即治法)有指导作用,是确立治法的依据之一。如清法、温法、补法等就是以"热者寒之""寒者热之""虚者补之"为理论依据的。

二、治法与病机的关系

治法是在"治则"指导下,根据病机而拟定的。所谓病机,是指疾病发生及其变化的机制,以病因、病位、邪正关系为其主要内涵。根据辨证立法的原理,每首方剂的治法是以病因、病位、邪正关系为立法依据。如银翘散(《温病条辨》)主治症状为发热,微恶风寒,无汗或有汗不畅,头痛口渴,咳嗽咽痛,舌红,苔薄白或薄黄,脉浮数。其病因为外感风热,其病位在卫分,其邪正关系为正邪俱实,因此,其治法为辛凉透表、清热解毒。在此,需要指出的是"病位"对于治法的确定也有重要的意义,表现在病位不同,其治法有所差异。如同是感受热邪,病位在气分者,宜用清热生津法,如白虎汤(《伤寒论》);病位在营分者,宜用清营透热法,如清营汤(《温病条辨》);病位在血分者,宜用凉血散瘀法,如犀角地黄汤(《备急千金要方》)。叶天士所言:"在卫汗之可也,到气方可清气,入营犹可透热转气,入血……直须凉血散血。"(《外感温热篇》)说明病位对于治法的确定有重要意义。"邪正关系"对于治法的确定,其意义也是不可忽视的。如同是寒积便秘,正邪俱实者,宜用温里通便法,如大黄附子汤(《金匮要略》);正虚(脾阳虚)邪实者,宜用攻下寒积、温补脾阳法,如温脾汤(《备急千金要方》)。

治法除了依据病性、病位决定外,还需要根据病机的不同,制定出更确切的治疗法则,可以说,任何一首方剂,其立法依据都离不开"病机"二字。

三、治法与脏腑学说

治法的拟定虽是以病机为依据,但有时亦需顾及脏腑的生理功能。如对于胃火上炎之牙痛证,症见牙痛,牵引头痛,面颊发热,舌红苔黄,脉数者,治之宜立"清胃、凉血"之法。其中"凉血"法的拟定则是根据胃的生理功能(胃为多气多血之腑,胃热每致血分亦热)而确立的,清胃散(《兰室秘藏》)就是这类治法的代表方。再如以清肝火、利湿热为治法的龙胆泻肝汤之所以选用生地黄以养肝阴、当归以养肝血,其原因是肝的生理功能之一是肝藏血,肝的特性是"体阴而用阳"。镇肝熄风汤之用茵陈蒿、麦芽以疏畅肝气,亦是根据脏腑特性(肝主疏泄)而决定的。

四、治法与五行学说

治法与五行学说亦有密切的关系,很多治法虽是根据病机而拟定,但同时联系五行学说,使这些治法更为完善而具有鲜明的个性。如痛泻要方(《景岳全书》引刘草窗方),该方主治脾虚肝郁之腹痛泄泻,其病因是土虚木乘。治之之法,既要柔肝止痛,又要补脾止泻。但究竟以柔肝为主,抑或以补脾为主,则是参考五行学说"土虚木乘"而采用补脾为主,柔肝为辅的治法,此即"培土抑木"之法。再如参苓白术散(《和剂局方》),该方原治脾虚夹湿证。后人亦用其治肺虚久咳,痰白量多,伴食少便溏,舌淡苔白,脉缓弱者,其思路便是根据五行相生(土生金)学说,用此方以健脾保肺,此即依据五行学说而拟定的"培土生金"法。

根据病机,结合五行学说而制定的治法,除了培土抑木、培土生金法外,还有金水相生、滋水涵木、补火生土、培土制水、壮水制火、清金制木等多种治法。

五、治法与气血学说

气血学说对于治法的拟定亦有重要的意义。如对于血虚发热证,症见肌热面赤、烦渴欲饮、脉洪大而虚者,其治法不是单纯补血,而是补气生血。这种治法就是根据气血互根学说而拟定的,如当归补血汤(《内外伤辨惑论》)。"气为血之帅,血为气之母",故血虚而兼气虚或不兼气虚者,均可于补血的同时,辅以补气,以助生血,人参养血丸(《和剂局方》)就是根据这种治法而选用人参的。同理,气虚而兼血虚或不兼血虚者,均可于补气的同时辅以补血,以助补气,补中益气汤(《脾胃论》)即是根据这种治法而选用当归的。根据病机,结合气血学说而产生的治法尚有补气活血、血脱益气等。

六、治法与阴阳学说

阴阳学说与治法的关系主要表现在"阴阳互根"学说的运用上。如张仲景在创制肾气丸时,其立法是温补肾阳,但在选药配伍时,除了桂枝、附子是温补肾阳外,其余的干地黄、山药、山茱萸等却是滋补肾阴。张景岳创制右归饮、右归丸时,其组方配伍亦是按照这种法则而遴选药物的,故张景岳提出:"善补阳者,必于阴中求阳,则阳得阴助,而生化无穷。"可见这种立法、配伍是以阴阳学说为依据的。根据"阴阳互根"学说而创立的、处方立法时作为依据的尚有"阳中求阴",左归丸、左归饮等方剂就是根据这种理论而立法、配伍的。

七、治法与方剂

中医治病首先是"辨证",然后才是"立法、组方",故从辨证论治的程序来看,应该是"先有法,后有方"。但"治法"的产生,却是方剂发展到一定数量时总结出来的,因此,从历史的观点来看,应该是先有方后有法。深究其源流,可以看出,治法与方剂有特殊的关系。

治法与方剂都是中医学理、法、方、药的重要组成部分。两者必须环环相扣,才能达到"论治"的目的。治法与方剂的关系主要表现在:治法确定之后,它就成为临床组方或创制新方的指导原则。如一个感冒病人,症见恶寒发热,头痛身痛,无汗而喘,舌苔薄白,脉浮紧。病机为风寒束表,肺气失宣,正邪俱实。治法为辛温发汗,宣肺平喘。这个治法就是麻黄汤(《伤寒论》)选药组方的依据。依照这一治法,选用麻黄为君药,辛温发汗,宣肺平喘。桂枝为臣药,助麻黄之辛温发汗。杏仁为佐药,配伍麻黄以宣肺平喘。甘草为使药,调和诸药,四药合用而组成麻黄汤。如此组成的方剂,其功用与治法相符,治法与病机相符,则能药到病除,且能达到没有或较小不良反应之目的。

治法确定之后,选药(包括用量)是否精当,配伍是否合理,又直接影响着治法的正确性。如麻黄汤,药虽不多,但选药精当,君臣有序,准确无误地反映了"辛温发汗,宣肺平喘"法的特点,故对于风寒外感表实证的疗效则甚为可靠。

综上,可以看出,治法与方剂的关系非常密切。只有治法而无方剂,治法不能体现出来,所谓"有法无方"即是此意。但若只有方剂而无治法,则方剂达不到预想的治疗效果,古云"有方无法"即是此意。故在临床处方或创制新方时,既不能有法无方,亦不能有方无法。两者必须紧密配合,才能保证方剂的疗效。

第二节　不孕症的治疗方法

不孕症的治疗法则与中医学的其他学科一样,从整体观念出发,辨证论治,着重于治病求本,调整阴阳,恢复机体的正常功能。治病必求于本,就是要先审疾病的发生与发展规律。任何疾病的发生与发展,总是通过若干症状而表现出来,然而这些症状只是疾病的一些现象,还不是疾病的本质。只有在充分了解疾病各个方面的前提下,进行全面的综合分析,才能透过现象看清本质,找到疾病的根源,从而确立相应的治疗方法。具体的治疗方法是"谨察阴阳所在而调之",明确病因、病性、病位,分清标本缓急,因时、因地、因人制宜。在具体治疗用药上,又必须根据人体的生理特点,确定用药时间和给药途径与方法,更好地发挥药物疗效,收到理想的治疗效果。

从不孕症总的病机来看,由于妇女素禀不足、房事不节等,常损伤肾气。又由于妇女生理上数伤于血,以致气分偏盛,性情易于波动,常影响于肝。另外饮食失调,忧思不解,劳倦过度,每易损伤脾胃。脏腑为气血生化之源,气靠血养,血赖气行,气血两者互相依存,互相协调,互相为用,妇女在生理上以血为用,且皆易耗血,常使气血处于失调状态。因此,脏腑(尤其肾、肝、脾胃)功能失常,气血失调,导致冲任损伤,造成不孕。故常用补肾滋肾、疏肝养肝、健脾和胃、调理气血诸法来调补冲任,并作为不孕症治疗的基本大法。

一、内治法

内治法,也就是把中医学的辨证论治理论具体运用于实践之中,主要通过内服中药的方法,进行具体的治疗。在实际临床运用中,清代程国彭提出了著名的治疗八法,即"汗、和、下、消、吐、清、温、补"。这八法拓展开来,又可建立许多治疗方法,所谓"八法之中,百法备焉。"不孕症既具有其他中医学科的一般特征,又有其临床特殊性,所以,在治疗上必须灵活运用,且必须用中医的思维辨证选方用药,疗效才好。不孕症的治疗方法,应当根据女性生理特点,以调整肾的生理功能为主,辅以调整肝脾二脏、冲任二脉和胞宫的生理功能,调理气血,使之"阴平阳秘"。女性受孕的机制,主要在于肾气旺盛,精血充足,任通冲盛,月事以时下,两精相搏,合而受孕。正常的月经在受孕方面起着非常重要的作用,而要保持月经正常,就需要各脏腑、经络、胞宫、气血等相互协调。根据不孕症的临床特点,现将临床上常用的治疗方法分述如下。

(一)补益肾气法

肾藏精,精化气,肾中精气的盛衰主宰着人体的生长、发育与生殖。先天肾气不足,或房事不节、大病久病、反复流产损伤肾气,或高龄,肾气渐虚。肾气虚,则冲任虚衰不能摄精成孕,或月经不调或停经,经量或多或少,色黯;腰膝酸软,精神疲倦,头晕耳鸣,小便清长;舌淡、苔薄,脉沉细,两尺尤甚。治宜平补肾气。常用的代表方剂有寿胎丸、归肾丸、肾气丸等。

(二)温补肾阳法

肾为先天之本,胞脉系于肾,是人体生长、发育、生殖的根本。"益火之源,以消阴翳"是指寒证若属阳虚阴盛,应当温补肾阳,参以填精,使阳有所附,阴得温化,阴阳协调,这是治疗不孕不育症的一种主要常用方法。肾阳衰弱，气化失常，可见婚久不孕，形寒肢冷，精神疲惫，腰膝酸软，小腹发冷，小便清长，夜尿增多，大便溏薄，初潮迟至，月经后期，量少色淡，或有闭经，性欲淡漠，带下清稀，量多色白等。肾阳不足，则上不能温煦脾阳，下不能温养胞脉，治宜温阳补肾。常用的代表方剂有右归丸、右归饮、温胞饮、温冲汤等。若肾阳衰微，不能温化水湿，气化不利，水湿停留，则应当在温阳的基础上适当配伍利水之品以消除水邪。

(三)滋补肾阴法

肾主藏精，对"天癸"的成熟和冲任二脉的通盛，有着极为重要的作用。肾阴受损，阴不敛阳，导致阳失潜藏，出现阴虚阳亢者，治疗当以"壮水之主，以制阳光"。这是治疗不孕不育症的一种治疗大法。肾阴亏损，精血不足，可见婚久不孕，头晕目眩，腰腿酸软，形体消瘦，五心烦热，口干咽燥，颧红唇赤，午后潮热，月经先期，量少色鲜红，或有闭经等。肾阴不足，则冲任失养，血海不足，治宜滋阴补肾。常用的代表方剂有左归丸、左归饮、六味地黄丸等。若阴虚内热，热伏冲任，迫血妄行，则宜滋阴清热为主，方选知柏地黄丸、大补阴丸，使相火得清，真阴得补。若肾中阴阳俱虚，则宜阴阳双补，正所谓"善补阳者，必于阴中求阳，则阳得阴助而生化无穷；善补阴者，必于阳中求阴，则阴得阳升而源泉不竭。"

(四)疏肝养血法

肝藏血，主疏泄，性喜条达，全身血液的贮藏与调节及筋脉、关节的濡养，皆有赖于肝。冲为血海，是气血汇聚之所，先天之元气与后天水谷之精气皆汇于冲脉，对女性的生理发育与生殖功能起着重要的作用，而冲脉又附于肝。任脉主一身之阴，凡精、血、津液都属任脉总司。情志内伤，肝气郁结，可见婚久不孕，精神抑郁，烦躁易怒，善叹息，食少，经前胸胁、乳房、小腹胀痛，月经先后不定，经行不畅，量少色黯，或有血块，伴有痛经等。治宜疏肝养血。常用的代表方剂有开郁种玉汤、逍遥散、柴胡疏肝散等。对于肝郁化火，则宜疏肝清热，方选丹栀逍遥散，以清肝经血虚郁热。若肝肾阴亏,血燥气郁,则宜滋阴疏肝,方选一贯煎,以疏肝理气,滋阴泄热。选药忌用辛温香燥之品,以免劫津伤阴,导致肝血愈亏。

(五)健脾养血法

脾胃为后天之本,气血生化之源,人体五脏六腑、四肢百骸,皆赖脾胃。冲脉隶属于阳明,精气充足,气血充沛,则利于孕育。脾胃有益气、生血、统血、运化之功能。脾胃虚弱,无养胞脉,可见婚久不孕,面色萎黄,四肢倦怠,食少失眠,心悸盗汗,月经量少,或闭经,或者崩中漏下等。治宜健脾养血。常用的代表方剂有归脾汤、十全大补汤等。若脾阳虚弱,无以温煦,运化无权,则宜温运脾阳,方选理中丸、实脾饮,以温阳建中。本证之用药不宜过于滋腻、克伐,以免损伤脾胃正气,导致运化功能失常,变生他病。

(六)调理气血法

气血是维持人体生命活动的基本物质与动力,借经络运行全身,循环不息,维系着人体正常的生理活动。妇女以血为本,经、带、胎、产全赖精血充足,任通冲盛。气血两虚,冲任失调,可见婚久不孕,面色苍白或萎黄,唇色淡红,头晕眼花,少气倦怠,月经量过多,经血色淡质薄,经期延长,甚则闭经等。气血不足,则冲任受损,胞宫失养,治宜益气养血。常用的代表方剂有八珍汤、人参养荣汤等。如以血虚为主,则宜补气生血,方选当归补血汤合四物汤,以使气血调顺,则五脏安和,经脉通畅,胞宫得养。应选用燥性小的药物,免伤精血。

(七)活血化瘀法

气血的运行,保持着相互对立、相互依存的关系。气属阳,是动力;血属阴,是物质。血液在经脉之中,之所以能周而不息地运行于全身,皆有赖于气的作用。气行则血行,气滞则血瘀,正所谓"气为血之帅"。但是,气又必须依赖营血,才能发挥作用。即血液营养组织器官而产生功能活动,而功能的正常活动又推动了血液的运行。气机不畅,瘀阻胞宫,可见婚久不孕,情绪不稳定,皮肤干涩,胸闷烦躁,少腹刺痛,月经量少,经行不畅,色黑有块,痛经,块下痛减,或淋漓不净等。治宜活血化瘀。常用的代表方剂有少腹逐瘀汤、桃红四物汤、血府逐瘀汤等。活血化瘀之目的在于使气血调和,任通冲盛,所以,用药不可过于耗散,以免损伤气血。

(八)温经散寒法

寒主收引,其性凝滞,寒为阴邪,易伤阳气,阳气受损,失去了正常的温煦气化作用,可出现脏腑功能减退的寒证。寒凝血瘀,冲任不畅,可见婚久不孕,面色不华,唇口干燥,畏寒便溏,少腹冷痛,得热则舒,按之痛减,经行后期,量少、色黯有块等。寒入胞脉,则气血不畅,冲任受阻,治宜温经散寒。常用的代表方剂有温经汤、生化汤、少腹逐瘀汤、艾附暖宫丸等。若冲任虚损,不能统摄血脉,阴血不能内守,则宜养血调经,安胎止漏,方选胶艾汤,以标本兼顾,塞流澄源。

(九)燥湿化痰法

湿为阴邪,重浊黏滞,阻碍气机,病情缠绵,病程较长。湿困脾胃,中阳不振,脾不健运,湿聚成痰。痰在体内,随气升降,无处不到,变生诸症。痰湿内蕴,冲任受阻,可见婚久不孕,面色㿠白虚浮,形体肥胖,精神困倦,头晕心悸,胸闷泛恶,性欲淡漠,月经后期,量少色淡质稀,甚或月经稀发等。治宜燥湿化痰。常用的代表方剂有启宫丸、苍附导痰丸、实脾饮等。若兼经闭不行,小腹痛而拒按,则宜配伍活血化瘀,方如失笑散,以化瘀止痛。因为湿邪易于阻碍气机,所以,在用药时宜配伍理气之品,使气机调畅,湿邪易去,可收事半功倍之效。

(十)调理冲任督带

冲任督带,尤其是冲任二脉,不仅与女性经、带、胎、产、乳生理活动密切相关,而且是在导致不孕疾病的发病机制中占有重要地位的两条经脉。徐灵胎《医学源流论》将其总结升华到"凡治妇人……必先明冲任之脉……此皆血之所从生,而胎之所有系,明于冲任之故,则本源洞悉,而后所生之病,则千条万绪,已可知其所从起"的高度。宋代陈自明所著的《妇人大全良方》,是中国第一部妇产科综合性的医籍。陈氏在《妇人大全良方·引普济方论》中指出："故妇人病有三十六种，皆由冲任劳损而致。"把冲任学说作为诊断妇科疾病的纲领。后代医家多沿袭这一学说，成为妇科病尤其是不孕症的治疗准则。

然而，由于本草学归经理论及方剂学的功效作用均极少涉足冲任督带经脉作用部位的缘故，也因为有关"肾为冲任之本""肝藏血，主疏泄，司血海""治肝、脾、肾既是治冲任"等学术的影响，至今调治冲任督带治法尚未完整地独立形成，正在深入研究逐步完善。目前对冲任督带病位的治疗，不少医家仍依附于肝、脾、肾施治。如冲任不固者，常以补肾固冲、健脾固冲法治之；冲任失调者，以疏肝调之；督脉虚寒者，以温肾助阳法治之；带脉失约之属虚者，又常用健脾摄带法治之。尽管如此，古今仍有不少医家，对如何调治冲任督带进行了深入研究，并结合临床实践，提出了调治冲任督带的宝贵经验，丰富了冲任督带理论。

1. 奇经八脉的病机变化　奇经八脉的病机变化主要有3点：①八脉自病，因先天因素或病邪直接侵犯八脉而致；②脏腑病变累及奇经，因某脏腑功能失常或整体失调，影响奇经而发病；③八脉病变累及脏腑，由于奇经之病，常常导致与之相关联的脏腑功能失常。

2. 奇经八脉辨证的原则　著名中医妇科学家韩冰将奇经八脉辨证的原则总结为：①久病不愈，当辨奇经；②疑难重症，参诸奇经；③详察病位，循经辨证；④审视整体，结合奇经。

临床中不可偏执一端，注意在整体观的统领下，参诸阴阳、气血、脏腑、经络，详审发病之因，病势之机，才可获得良效。

3. 当以血肉充养，取其通补奇经　在奇经八脉方面有突出贡献者当首推叶天士，他注意奇经与脏腑间的密切关系，把肝肾和奇经八脉理论密切结合起来，在《临证指南医案》中曰："肝肾下病，必留连及奇经八脉，不知此旨，宜乎无功。"认为奇经病多由阴精暗耗，精血内亏，下元衰惫，以致八脉交伤或空乏无力，不司职守而成,病变根源多责之于下焦肝肾亏损。这是因为督脉与足太阳、足少阳相通而络属于肾,带脉则从督脉、足太阳分出,阳跷、阳维亦与足太阳相通,任脉、冲脉、阴跷、阴维则与足少阴相通。同时,督脉又与任脉相通,与肝经会于头部,所以叶天士曰:"奇经之脉,隶于肝肾为多。"他谓:"凡冲气攻痛,从背而上者,系督脉为病,治在少阴,从腹而上者,治在厥阴,系冲任为病,或填补阳明,此治病之宗旨也。"在补肝肾之品中,常配以一些血肉有情之品,如鹿角胶、鹿茸、龟甲、阿胶一类,以及牛、猪、羊的骨髓、紫河车、人乳等,作为"填髓充液"之品。并指出:"草木药饵,总属无情,不能治精血之惫,故无效,当以血肉充养,取其通补奇经。"在治法立方上,叶天士也有许多独到之处,云:"奇经为病,通因一法,为古贤之定例。"通是指通其脉络而言。因为病在经络,非通不能入脉,非通无以流畅气血,通的目的是"务在气血调和,病必痊愈。"与一般常法"虚则补之"不同。通补结合是补法用于奇经病的一个特殊规律。叶天士还创造性地提出了"奇络病"的概念,认为奇经与络脉关系密切,"经几年宿病,病必在络""久发、频发之恙必伤及络",提出了"八脉失调""奇脉不固""八脉空虚"的诊断,并采用"宣通奇脉""镇固奇脉""填补下焦""辛润通络""虫类通络"等治法。在《临证指南医案》有关妇科疾病论治中,叶天士特别重视奇经,充分强调两脉在妇科疾病,尤其在不孕不育中的重要作用,曰:"血海者,即冲脉也,男子藏精,女子系胞,不孕,经不调,冲脉病也。"又曰:"冲任二脉损伤,经漏经年不痊。"治则多用固补冲任,镇固奇脉等法。

4. 入奇经药物　叶天士在《临证指南医案·产后门》按语中,归纳了四味引经药:"冲脉为病,用紫石英以为镇逆;任脉为病,用龟板以为静摄;督脉为病,用鹿角以为温煦;带脉为病,用当归以为宣补。"总之,创造性地扩大了奇经病的治疗范围,在辨证立法、处方用药上独具匠心。

有关入奇经之药物,清代严西亭等合著的《得配本草》一书中,专门附有奇经药考1篇,列有43味入奇经的药物,并进行了归经分类。其中入冲脉的有龟甲、丹参等,入督脉的有附子、肉桂、细辛、鹿茸、藁本、黄芪等,入带脉的有当归、白芍、续断、龙骨、艾叶、升麻等,入阳维药有桂枝等,入跷脉药有穿山甲、肉桂、虎骨等。并曰:"泽兰调病伤,入八脉;茴香、马鞭草、秋葵子等入奇经。"这些论述对奇经八脉理论为临床辨证治疗、立法选药提供了理论依据。

5. 入奇经方剂 丛春雨《中医妇科临床经验选》,在归属冲任病机的基础上,提出了相应的治疗方药。

冲任虚衰证:代表方剂有大补元煎(《景岳全书》)、归肾丸(《景岳全书》)、寿胎丸(《医学衷中参西录》)。

冲任不固证:代表方剂有固冲汤(《医学衷中参西录》)、安冲汤(《医学衷中参西录》)、补肾固冲丸(《中医学新编》)、鹿角菟丝子丸(《中医妇科治疗学》)。

冲任虚寒证:代表方剂有温经汤(《金匮要略》)、温肾调气汤(《中医妇科治疗学》)、育孕汤(《中医症状鉴别诊断学》)、补肾养血汤(《中医症状鉴别诊断学》)、当归建中汤(《千金翼方》)。

冲任实寒证:代表方剂有少腹逐瘀汤(《医林改错》)、温经汤(《妇人大全良方》)、缩宫逐瘀汤(《中医症状鉴别诊断学》)。

冲任虚热证:代表方剂有两地汤(《傅青主女科》)、加减一阴煎(《景岳全书》)。

冲任实热证:代表方剂有清经散(《傅青主女科》)、保阴煎(《景岳全书》)、清热固经汤(《简明中医妇科学》)、清肝引经汤(《中医妇科学》四版教材)、解毒活血汤(《医林改错》)。

(十一)调养胞宫

中医学中胞宫的概念不单指子宫,它包括了西医学的子宫和附件。胞宫受病可直接影响女性的生理功能,所以调养胞宫是治疗妇科疾病,尤其是治疗不孕症的一个重要措施。

胞宫的生理活动,是以脏腑、血气、经络的功能活动为基础。一方面,通过调理脏腑、血气、经络可达到调制胞宫之目的;另一方面,直接调治胞宫也是当今医家重视和善用的有效方法。根据胞宫与脏腑、血气、经络的相互关系,以及导致胞宫功能失常的主要机制,将调治胞宫的主要治法归纳如下。

1. **温肾暖宫**　适用于因胞宫虚寒所致的不孕症等。因肾为元气之根,有温煦胞宫之职,故温肾以暖宫为常法。可选紫石英、附子、肉桂、艾叶、蛇床子等,方选艾附暖宫丸、温胞饮等。

2. **补肾育宫**　适用于先天禀赋不足,子宫发育不良,或因产伤直损,或因肾-天癸-冲任-胞宫生殖轴功能紊乱,子宫受累,过早萎缩,导致的不孕症等。治宜补肾益阴或滋肾填精以育宫。辨证酌情选用熟地黄、制何首乌、菟丝子、枸杞子、肉苁蓉、紫河车、覆盆子、鹿角胶、鹿茸等。方选加减苁蓉菟丝子丸、五子衍宗丸等。

3. **补血益宫**　适用于产伤失血过多或哺乳过长耗血,血虚而胞宫失养,或发育不良或闭经日久,以致子宫萎缩,导致的不孕症等。治宜补血养胞。药选枸杞子、覆盆子、当归、熟地黄、白芍、阿胶等。方选四二五合方等。

4. **补肾固胞**　适用于肾气不足,系胞无力,子宫位置下移,导致子宫脱垂,不利于孕育等。因"胞络者系于肾",肾主系胞,故治宜补肾固脱。方选大补元煎、寿胎丸等。

5. **益气举胞**　适用于因产伤或产后操劳过度,劳则气耗,"气下冲则令阴挺出"导致的子宫脱垂。子宫脱垂则不利于孕育。脾主升清,故治宜益气升阳、托举子宫。方选补中益气汤、益气升提汤、升麻汤等。

6. **逐瘀荡胞**　适用于瘀阻胞宫导致的不孕症等。胞宫者,奇恒之腑,"藏而不泻"。若瘀阻胞宫,不能行使其正常功能活动,便可发生经、孕、产、杂诸证。治宜逐瘀荡胞。药选益母草、三棱、莪术、桃仁、红花、丹参、大黄、水蛭等。方选桂枝茯苓丸、生化汤、桃红四物汤等。

7. **泻热清胞**　适用于胞内蕴热导致的不孕症等。无论血热、湿热、热毒、瘀热诸邪直犯胞宫,发生经、带、胎、产、杂诸证,治宜泻热清胞法。药选黄柏、黄芩、牡丹皮、赤芍、红藤、败酱草、马齿苋、连翘等。方选清经散、清热固经汤等。

8. **散寒温胞** 适用于胞内蕴寒导致的不孕症等。无论外寒或阳虚阴寒内盛,犯及胞宫,导致不孕症、癥瘕、痛经等,治宜散寒温胞。药选肉桂、桂枝、吴茱萸、干姜、小茴香、乌药等。方选温经汤、少腹逐瘀汤、艾附暖宫丸等。

二、外治法

人体是一个有机的整体,以五脏为中心,通过经络的联络作用实现生理上的相互联系,共同完成人体统一的功能活动。但在发生病变的时候,脏腑的功能失常,亦可以通过经络反映于体表、组织和器官;体表、组织、器官发生疾病,也可以通过经络,影响其所属的脏腑。所以在不孕症的治疗中,常常使用外治法。

外治的方法有很多,但也必须用中医的思维选方用药,才能取得好的疗效。一般多为选用药物、手法或配合适当的医疗器械,使用(作用)于体表或相关部位,达到治疗的目的。其常用方法如下。

(一)外阴熏洗

即以煎取的药液对患部进行熏蒸、洗涤或坐浴的方法,主要用于外阴病变,如瘙痒、湿疹、肿胀、溃疡等。

使用方法:将所用药物包煎,必须煮沸 20～30 分钟后方可外用。同时将药水倾入专用盆内,趁热熏洗患部,先熏后洗,待温度适中时洗涤外阴或坐盆,每次 10 分钟。溃疡者不浸洗。7 日为一疗程,每日 1 剂,煎 2 次,分早、晚熏洗。

(二)阴道冲洗

即用药水冲洗阴道、外阴的方法,主要用于阴道及宫颈的病变,如滴虫阴道炎、真菌性阴道炎、非特异性阴道炎、急慢性宫颈炎(宫颈柱状上皮异位)等。阴道红肿焮热者慎用此法。若有破溃,伴发热、腹痛者,一般禁用此法。

使用方法:将所用药物包煎,煮沸 20～30 分钟,待药水温度适宜时,置阴道冲洗器内进行冲洗。7 日为一疗程,每日 1 剂,煎 2 次,分早、晚冲洗。坐盆洗者每次 5～10 分钟。

(三)阴道纳药

系将药物纳入阴中,使之直接作用于阴道、宫颈外口等部位的方法,以期达到解毒杀虫、除湿止痒、祛腐生肌、收缩子宫等目的。常用于阴痒、带下量多等病证,包括阴道炎、宫颈柱状上皮异位(又称宫颈糜烂)和肥大、宫颈癌、子宫脱垂等。禁忌同阴道冲洗剂。

使用方法:纳药可有栓剂、涂剂、膏剂、粉剂、片剂、丸剂等不同剂型。一般涂剂、粉剂、膏剂及宫颈上药等,应由医务人员进行操作;若为栓剂、片剂、胶囊等,可嘱患者于清洁外阴后自行纳入。

(四)肛门导入

系将中药栓剂纳入肛中,或以浓煎剂保留灌肠,以达到润肠通腑、清热解毒、活血化瘀之目的的方法。适用于产褥感染之发热腑实证、阴吹证,以及邪毒蕴结下焦、气滞血瘀所致之癥块、慢性盆腔炎、慢性盆腔瘀血症等。

使用方法:若为中药保留灌肠,宜用浓煎剂约 100ml,药温不超过 37℃,一次性倾入肛管,管插深度在 14cm 左右,一般每日 1 次,7～10 次为一疗程。经期停用,孕妇禁用。如为栓剂,可嘱患者于每晚临睡前自行纳入肛中。

使用肛门导入法,须在排空二便或清洗灌肠后进行,给药后宜卧床 30 分钟,以利保留。

(五)贴敷法

系将外治用药的水剂或制成的散剂、膏剂、糊剂,直接或用无菌纱布贴敷于患处等,以达到解毒消肿、散寒止痛、利尿通淋或托毒生肌等治疗作用。常用于乳腺病、外阴炎、外阴白色病变及盆腔包块、痛经等。

使用方法:可按需要将药物制成膏剂、粉剂、糊剂,或取鲜药捣烂如泥敷贴于患部或穴位。

例如坤宝毓麟膏(自拟):淫羊藿、巴戟天、坤草、蜈蚣、香附等药物与香油、樟丹,按适当比例配合做成硬膏,摊于布上,每张重 30g,贴于脐部,7 天换 1 次,28 天为一疗程。本膏不仅对不孕症有较好疗效,而且对因肾阳虚、血瘀所致的各种妇科病均有较好疗效。

(六)热熨疗法

系将药物加工并加热后敷贴患部,借助药力及热力的作用,使局部气血流畅,以达到活血化瘀、消肿止痛,或温经通络目的的方法。常用于寒凝气滞型输卵管阻塞或子宫内膜异位症而导致的不孕症。

使用方法:将药物切碎,或为粗末,以布包扎或置入布袋,封口,隔水蒸热 15 分钟,敷于患部或穴位,待药凉后再蒸热反复使用。每日 1~2 次,每次 30~60 分钟。

使用热熨法应注意勿灼伤皮肤。

(七)腐蚀法

即用药物腐蚀患部,以祛腐生新为治疗目的的方法。可用于宫颈柱状上皮异位、肥大及早期宫颈癌。

使用方法:视患部面积的大小及深浅程度不同,将药物制成不同剂型,按操作程序上药。切勿使患部周围的黏膜、皮肤触及腐蚀性药物。

(八)宫腔注入法

系将中药制成注射剂,常规外阴、阴道、宫颈消毒后,将药剂注入宫腔和(或)输卵管腔内,以了解输卵管畅通情况,或治疗宫腔及输卵管粘连、阻塞造成的不孕症等。

使用方法:常规消毒外阴、阴道、宫颈后,将药液通过消毒好的器械,加适当的压力推注至宫腔和(或)输卵管内。药量为 20~30ml,注射时观察有无阻力、药液回流、患者有无腹痛等情况。本法应在月经干净 3~7 天进行。

(九)药物离子导入法

系运用药液,借助药物离子导入仪的直流电场作用,将药物离子经皮肤或黏膜导入胞中或阴道,以达到清热解毒、活血化瘀、软坚散结之目的。常用于慢性盆腔炎、癥瘕、外阴炎及妇科手术后腹膜粘连等。

使用方法:电极置于外阴(阳极)及腰骶部(阴极),药液从阳极导入,电流为 5～10mA,持续 20 分钟,每日 1 次。

(十)针灸疗法

针灸治疗不孕症不仅历史悠久,而且疗效较好。如庞保珍采用自拟针刺疗法(月经第 5～9 天针刺脾俞、肾俞、气海、三阴交、足三里、内关、期门。月经先期加刺太冲、太溪,月经后期甚至闭经加刺血海、归来,月经先后无定期加刺交信。月经第 12～15 天针刺肾俞、命门、中极、血海、行间、子宫)。治疗无排卵所致不孕症 106 例,结果妊娠 41 例。

(十一)推拿按摩疗法

如沿任脉上下按摩。患者仰卧位,医生以手掌起于神阙穴,向下,逐个按摩神阙、气海、关元、天枢、四满、归来、子宫等穴,每穴按摩 1 分钟,每日 2 次。具有疏经通络之功效。

沿任脉上下推拿。患者仰卧位,医生用双手的示、中、环指三指指腹沿任脉上下推拿,从神阙穴开始,依次推拿气海、关元、中极,随之按摩天枢、四满、归来、子宫等穴,每日 1 次,每次 20 分钟,具有疏通经络、补肾调经之功效。

三、调治"肾-天癸-冲任-胞宫"法

(一)中药人工周期疗法

肾-天癸-冲任-胞宫生殖轴,是中医妇科学有关女性生殖生理的轴心理论。在经、带、胎、产生理的全过程均发挥着重要作用。此生殖轴中,肾为主导,肾气、天癸共同主宰,通过冲任二脉的通盛,相资为用。因而,在妇科疾病中,尤其在治疗不孕症中,常通过调控肾-天癸-冲任-胞宫轴,以取得较好疗效。

"中药人工周期"是按照中医妇科学的基础理论,结合月经周期中在经后期、经间期、经前期、行经期不同时期的阴阳转化、消长节律,模仿妇女月经周期的生理改变,采取周期性用药的治疗方法。一般认为"中药人工周期"通过调节"肾-冲任-天癸-胞宫"间的平衡来改善性腺的功能,也即通过"下丘脑-垂体-卵巢轴"的功能而发挥治疗作用。在下丘脑-垂体-卵巢轴相互调节关系中,大剂量雌激素呈负反馈抑制作用,而小剂量雌激素则呈正反馈作用,即兴奋下丘脑-垂体-卵巢轴,诱发黄体生成素(LH)高峰,促使月经恢复及排卵。中药人工周期疗法是依据月经周期中的 4 个阶段分别用药。

1. 经后期　月经周期第 4～14 天为经后期,即增殖期。此期随着卵泡的发育,雌激素分泌逐渐增加,子宫内膜增生修复,为排卵做好准备。中医学认为该期为阴血的恢复期和滋长期,胞宫在肾气作用下达到精血充盛,气血调和,为经间期"的候""真机"准备良好的物质基础。治宜补肾滋阴。方用滋奠螽斯汤(自拟):熟地黄、紫河车、山药、龟甲胶、白芍、当归、川芎、女贞子、枸杞子、川续断、菟丝子、柴胡。

2. 经间期　月经周期的第 14 天左右为经间期,即排卵期。此期随着卵泡的发育成熟,雌激素分泌形成高峰,从而刺激脑垂体分泌大量黄体生成素并形成排卵前高峰,导致成熟的卵泡破裂、排卵。中医学认为,此期肾之阴精进一步充实,并在肾阳作用下进行转化。此时正是阴阳交替、重阴转阳的"的候"阶段,病人可出现一侧小腹隐痛,乳房胀感,白带量多、质稀、透明、拉丝度好,基础体温上升等排卵期症状。本期是中医药调整人工月经周期的关键。在排卵前 3 天左右(即月经周期的第 11～14 天),治宜补肾通络,促发排卵。方用真机胤嗣丹(自拟):仙茅、淫羊藿、紫石英、巴戟天、茺蔚子、人参、赤芍、当归、川芎、炒穿山甲、柴胡。

3. 经前期　排卵后至月经来潮前为经前期,即分泌期。此期是黄体成熟和退化阶段,在内分泌激素的影响下,子宫内膜持续增厚,以适应受孕着床。中医学认为此阶段阴充阳长,肾阳之气渐旺,胞宫温暖待孕。当经间期男女二精媾合成孕,则脏腑气血在肾阳作用下汇聚冲任,濡养胎元。反之,未孕则脏腑气血下注血海,以图月经应时来潮。排卵以后,基础体温上升,呈双相者可认为是阳长的辨证依据,故此阶段的治疗原则是温阳补肾,益气养血,以促黄体成熟,为胎孕或下次经血来潮奠定良好的物质基础。方用促黄毓麟丹(自拟):熟地黄、仙茅、淫羊藿、当归、肉苁蓉、菟丝子、覆盆子、山药、人参。

4. 月经期 月经的来潮标志着新的月经周期的开始,此期由于体内性激素水平骤降,子宫内膜得不到性激素的支持,于是造成内膜出血坏死脱落,形成月经。中医学认为此期为阳气至重,重阳转阴阶段。由于体内阳气日盛,血海按期满盈,在肾阳作用下,下泄排出而使经血来潮,新的月经周期又开始。经血能否顺利排出,关键在"通",旧血不去,则新血不生,因此本期的治疗重点是行气活血调经。方用调经祈嗣丹(自拟):当归、赤芍、熟地黄、川芎、三棱、莪术、香附、小茴香、泽兰、益母草。

(二)针灸促排卵

1. 针刺促排卵治疗不孕的机制 月经及孕育与肾肝脾脏腑经络相关。"肾主生殖",故排卵与肾的关系最为密切。足少阴肾经为先天之本,自涌泉穴到俞府穴共 27 个穴位中有 1/3 的穴位功能与月经不调及孕育有关;足太阴脾经主后天之本,自隐白穴到大包穴共 21 个穴位,其中 1/4 的穴位与月经不调及孕育有关;足厥阴肝经主调节气血,自大敦穴到期门穴共 14 个穴位,其中半数穴位与月经不调及孕育有关。故排卵与肾、肝、脾脏腑经络关系十分密切。

冲、任、督三脉一源而三歧,相互流注。"冲为血海",冲脉经气冲穴与足少阴交会,与肾经相并,受先天肾气的资助;冲脉又与胃经之气冲穴相交会,受后天水谷精微的供养。先天之元气与后天水谷之精气皆汇于冲脉,对调经和促排卵起着重要作用。

"任主胞胎",任脉通过经络与全身阴脉会于膻中穴,主一身之阴经,为阴脉之海,凡精、血、津、液都属任脉所司。为妇女妊养之本,只有任脉之气通,才能促使月经的来潮及孕育的正常,任脉虚耗,则地道不通而无子。

督脉为"阳脉之海",又因其贯脊属肾,所以能维系一身元气。任督交会于龈交穴,循环往复,维持着阴阳脉气的相对平衡,并调节月经的正常来潮。督脉为病,女子不孕。

2. 针灸促排卵治疗不孕的常用穴位

关元穴 取穴:仰卧,在脐下 3 寸处,腹正中线上取穴,排尿后斜刺向下,进针 2～3 寸,以局部酸胀、并向外生殖器放散为感应,留针 15～30 分钟。或艾灸 3～7 壮,温灸 20～30 分钟。

中极穴 取穴:仰卧,在脐下 4 寸处,腹正中线上取穴,排尿后斜刺向下,进针 2～3 寸,局部酸胀,并向外生殖器放散为感应,留针 15～30 分钟。或艾灸 3～7 壮,温灸 20～30 分钟。

气海穴 取穴:仰卧,在脐下 1.5 寸处,脐与关元穴连线之中点取穴,斜刺向下进针 2～3 寸,以局部酸胀、向外生殖器放散为感应,正当子宫底部位置。或艾灸 3～7 壮,温灸 20～30 分钟。

子宫穴 取穴:仰卧,中极穴旁开 3 寸处取穴,直刺,深 1.5～3 寸,局部酸胀,并可扩散到下腹及会阴为感应,内当卵巢。或艾灸 5～7 壮,温灸 20～30 分钟。

三阴交 取穴:正坐垂足或仰卧,从内踝尖直上 3 寸,当胫骨后缘处取穴,直刺,略斜向后,深 1～1.5 寸,局部酸胀或有麻电感向足底放射。或艾灸 3～7 壮,温灸 20～30 分钟。

3. 针灸促排卵治疗不孕的方法 首先让病人测量基础体温、B 超检测卵泡等。以 28 天为正常月经周期计算,自月经来潮的第 12～14 天,每天针刺 1 次,连针 3 天。或于月经来潮的第 6～12 天,隔日针刺 1 次,自第 12～14 天再改为每日针刺 1 次。或给予温灸。

可从常用穴位中每次选取 2～3 个穴位交替进行针灸。子宫穴可选取长针深刺 3～4 寸,直接针刺卵巢所在部位,以达到兴奋卵巢功能的作用。月经延后者,则根据周期时间,可延长针刺次数。治疗时应注意"得气"或"感应",以提高治疗效果。针刺疗效主要以基础体温、B超卵泡发育连续测定,或内分泌激素放射免疫测定等监测排卵的方法判定疗效。

第三节　不育症的治疗方法

一、内治法

男性不育症的治疗方法,既具有中医治疗学的一般规律,又有其本身的独特之处。男性在生理上以肾精为本,所以说,凡是与生殖、房事有关的病症,在治疗上均应以调理肾精为首要原则。但在具体的治疗上,又必须依据所患疾病的各种不同的临床特征,根据辨证施治的原则,确立相应的治疗方法。现根据男性不育症的特点,将临床上常用的治疗方法述之。

(一)滋补肾阴法

肾藏精,主生殖。若久病伤肾,或禀赋不足,或房事过度,或过服温燥劫阴之品,可致肾阴不足,症见婚久不孕,阳强易举,遗精,腰膝酸痛,眩晕耳鸣,失眠多梦,形体消瘦,潮热盗汗,五心烦热,咽干颧红,溲黄便干,舌红少津,脉细数。治宜滋补肾阴。常用的代表方剂有六味地黄丸、左归丸、左归饮等。

(二)温补肾阳法

肾为先天之本、水火之宅,肾阳为一身之元阳,是人身阳气的根本。壮命门火,振奋人体阳气,消除机体虚衰及生殖与性功能降低等病症,是男性不育症治疗中最常用的治法之一。肾阳不足,命门火衰,症见婚久不孕,形寒肢冷,面色㿠白,精神不振,腰膝酸软,精液稀薄而清,死精症,精子活动力低下,性欲淡漠,阳痿,不射精等。肾阳虚衰,则温煦失职,气化无权,治宜温补肾阳。常用的代表方剂有金匮肾气丸、右归饮、人参鹿茸丸等。对于因肾阳不足所致的精液异常和性功能低下的病症,治疗中适当选用血肉有情之品如鹿角胶、海马、海狗肾、蛤蚧等药物,多能提高疗效。凡属先天禀赋不足或病后肾阳虚衰致男性不育的病人,因其病程较长,疗程亦较长,可以使用膏、丸等剂型,便于长期服用。

(三)补肾益气法

肾中藏有元阳与元阴,为人体生殖发育的根本。无论元阳、元阴,均宜固秘,不宜耗泄,固秘则能维持人身生理功能的正常发挥,一旦耗伤,则诸种病症由此而生。肾气不充,精血受损,症见婚久不孕,面色不华,神疲乏力,腰膝酸软,小便不利,遗精早泄,精子活动力低,死精过多等。肾气虚损,则功能衰减,精关不固,治宜补肾益气。常用的代表方剂有黑锡丹、秘精丸、桑螵蛸散等。对于肾气虚衰者,在治疗上应加强补肾益气固摄的作用,酌用巴戟天、淫羊藿、补骨脂、沙苑子等。对于遗精的患者,还需加用刺猬皮、煅龙骨、煅牡蛎、芡实、金樱子等收涩止遗之品。

(四)温肾健脾法

脾为后天之本,主运化、统血,乃气血生化之源。精血之间又可以互相转化。而肾为先天之本,脾肾阳气互相资助,在温煦肢体、运化水谷精微、化生精血等方面起着协同作用。肾阳虚衰则不能温养脾阳,脾阳久虚亦不能充养肾阳,症见婚久不孕,腰膝酸冷,纳谷不馨,小便不利,夜尿增多,腹泻便溏,精液清冷而稀,精子活动力差,性欲降低等。脾肾阳虚,则阴寒内盛,运化失职,治宜温肾健脾。常用的代表方剂有实脾饮、理中丸、附子理中汤等。精血同源,血盛则精旺,对于兼有精血亏虚者,宜酌用补养精血之品,如龟甲胶、鹿角胶、阿胶、紫河车等动物类药物。以血肉有情之品,直补精血,效果尤佳。

(五)调补脾胃法

脾胃为后天之本,气血生化之源,五脏六腑、四肢百骸,均赖之以濡养,脾胃健旺,精微充足,则气血旺盛,精化有源。若脾胃虚弱或脾胃失调,则运化无力,精微难生,肾无所藏,生殖无主;且脾运不健,水湿泛滥,趋于下焦,肾阳被遏,亦难种子。脾气虚,症见婚久不孕,精子数少,精子活动力弱,纳少,腹胀,饭后尤甚,大便溏薄,肢体倦怠,少气懒言,面色微黄或㿠白,或浮肿,或消瘦,舌淡苔白,脉缓弱。治宜调补脾胃,常用的代表方有四君子汤、参苓白术散等。

(六)补肾固精法

肾藏精,主生殖,肾为生殖与房事等功能活动的根本,它的生理特点为宜藏不宜泻,过泻则多病虚损。肾中之精损则伤肾,久必肾虚。肾虚精亏,开关不固,症见婚久不孕,头晕健忘,耳鸣目眩,腰膝酸软,精子计数减少,精子活动力低下,早泄、遗精等。肾精不固,则封藏失司,生殖无能,治宜补肾固精。常用的代表方剂有六味地黄丸、河车大造丸、金锁固精丸等。精不足者,补之以味,故临床上常选专补肾精之品。如熟地黄、枸杞子、山茱萸、制何首乌等补肾填精。选用阿胶、紫河车、龟甲胶等血肉有情之品,涵养肾精更佳。

(七)滋阴降火法

肾藏精,乃先天之本,肾阴为一身阴液之根本,有滋润形体、脏腑,充养脑髓、骨骼,抑制阳亢火动,以维持正常的生长发育与生殖等功能。机体阴液充足,则阴器得以濡养,精液得以补充,髓海得以有余。肾阴受损,虚火内动,症见婚久不孕,头晕耳鸣,颧红盗汗,午后潮热,五心烦热,健忘少寐,腰脊酸软,阳事易举,性交过频,精液不液化,死精子过多,精子计数少,精子活动力低等。肾阴不足,则精血亏少,虚火上炎,治宜滋阴降火。常用的代表方剂有知柏地黄丸、大补阴丸、一贯煎等。以阴虚为主,虚火尚未形成之前,则宜滋补肾阴为主,方选六味地黄丸、左归丸、左归饮。补阴之品多属滋腻,临床应用需注意适当配伍健脾、和胃、理气等药,以免碍胃,倘若胃气一败,则百药难施。

(八)益气养血法

气之于血,有温煦、推动、化生、统摄的作用。血之于气,则有营养、滋润、运载的作用。气属阳,血属阴,气与血的生成都需要水谷精微和肾中的精气。男子的生精种子,又全赖精气为本,以血为用。精血同源,气血旺盛,则肾精充足,化源无穷。气血不足,累及肾精,症见婚久不孕,形体虚弱,面色苍白或萎黄,眩晕乏力,少气懒言,精液量少,精子数少,精子活动力弱等。气血两虚,则化源不足,精室失养,治宜益气养血。常用的代表方剂有十全大补汤、毓麟珠、当归补血汤等。若以脾气虚弱、中气下陷为主者,则宜补中益气,方选补中益气汤,以助脾健运,升清降浊,则水谷精微得以转输布散,阴精阳气敷布全身。若心脾虚损,则宜健脾养心,方选归脾汤,以补养心血,健脾益气,以资气血之化生。

(九)清热凉血法

热为阳邪,热极为火,其性炎上,最易迫津外泄,消灼阴液,使人体的阴津耗伤。若燔灼肝经,则使筋脉失养,而致肝风内动;入于血分,则能迫血妄行,而致出血诸症;聚于局部,则会腐蚀血肉,而发为痈疡之疾。热邪为患,郁而化火,症见婚久不孕,头痛眩晕,面红目赤,烦躁易怒,咽干舌燥,精液黏稠,死精子过多,或有血精等。血热炽盛,则阴血易耗,精室被扰,治宜清热凉血。常用的代表方剂有清营汤、犀角地黄汤、青蒿鳖甲汤等。如属肝郁化火,灼伤精血者,则宜清泻肝火为主,方选龙胆泻肝汤、当归龙荟丸,寓补于泻,即泻肝火与养肝体并用。如为血热妄行,血淋血精者,则宜凉血止血,方选小蓟饮子,止血之中兼以化瘀,清利之中寓以养阴。如呈热盛肉腐,发为痈肿,则宜凉血解毒,方选仙方活命饮,通经之结,行血之滞,消肿溃坚,活血散结。

(十)疏肝理气法

肝主疏泄,又主藏血,性喜条达,生理功能以疏泄为其机制。肝气平和,则气机顺畅,血液流通,精神情志舒畅。肝之经脉与前阴有着密切的联系,不仅精液的固藏与排泄受肝的调节,而且房事功能的发挥也受肝脏疏泄功能的控制。气机不畅,失于疏泄,症见婚久不孕,胸闷不舒,烦躁易怒,口苦咽干,纳差腹胀,精液量少,死精子过多,阳痿,不射精等。肝气不舒,则耗伤阴血,经脉郁遏,治宜疏肝理气。常用的代表方剂有柴胡疏肝散、逍遥散等。若肝郁化火，或肝郁血虚有热，则宜清热疏肝，养血健脾，方选丹栀逍遥散等，以疏理肝气，清泄血热。

(十一)暖肝散寒法

肝体阴而用阳，肝之经脉绕阴器，素体肝肾不足，复因阴寒内盛，或感受寒邪，寒滞肝之经脉，阳气被遏，气血凝滞，不仅会出现肝经不舒的症状，而且还会发生局部气血不畅，坠胀疼痛。肝经受寒，寒湿凝聚，症见婚久不孕，胸闷嗳气，会阴和阴囊内及少腹坠胀疼痛，受寒更甚，得热则缓，精液清冷，不液化，死精子过多，精子活动力低下，阳痿等。寒滞肝脉，则阳气不布，精室受寒，治宜暖肝散寒。常用的代表方剂有暖肝煎、天台乌药散、茴香橘核丸等。对于寒邪凝聚而致的阴囊内硬结肿物，在治疗上除了温散寒邪外，还必须加用活血化瘀、理气化痰、软坚散结之品，以利早日散结消肿，疏通精道。

(十二)活血化瘀法

气为血之帅，血为气之母，气血运行顺畅，精室得以濡养，则肾的生殖之精化生充足。血液的正常运行，有赖于各个脏器的共同作用，心气的推动是血液循行的基本动力，肺气的宣发作用才能使血液得以布散全身，脾气的统摄使血液运行于经脉之内，肝的藏血以贮藏血液和调节血量，肝气的疏泄保持血液的顺畅运行，肾气的充实使血液循环不息，维持人体的生长发育和生殖功能。任何一个脏器的功能受损，都会影响血液的运行，其中又以肝脏首当其冲。肝经气滞，瘀血内停，症见婚久不孕，胸胁胀满疼痛，情绪急躁，善太息，阴囊内隐痛，性欲减退，死精子过多，精液不液化，甚或无精子等。瘀血阻滞，则气血不畅，精室失养，治宜活血化瘀。常用的代表方剂有桃红四物汤、少腹逐瘀汤等。气行则血行，气滞则血瘀，所以，在使用时还须配伍一些行气导滞的药物，如香附、乌药、木香、青皮、枳实、荔枝核等。血瘀又兼有气滞血瘀、寒凝血瘀、气虚血瘀、阴虚血瘀等，临证应酌情辨证用药。

(十三)清利增精法

湿为阴邪,重浊腻滞,易伤阳气。热为阳邪,易耗伤阴津,生风动血。湿热交织,蕴结于里,下注精室,则生精浊;下注膀胱,则发淋浊;灼伤脉络,则有血精。湿热内蕴,注于下焦,症见婚久不孕,胸胁胀痛,目赤口苦,小便频数、短赤,会阴胀痛,精液黏稠,死精子过多,精子活动力差,精液中带血等。湿热下注,则气机不畅,扰乱精室,治宜清利湿热。常用的代表方剂有龙胆泻肝汤、八正散、萆薢分清饮等。辨湿热之证,还须分清是热重于湿,还是湿重于热,抑或湿热并重,临证用药,随之选方,适当加减。对于湿热郁久,或见热毒之候者,可以酌加败酱草、马齿苋、土茯苓、蒲公英、红藤等,以清泄热毒。

(十四)燥湿化痰法

脾主运化,有运化水湿和运输水谷精微的功能。脾不健运,则消化、吸收、运输水谷精微的功能失司,水液的代谢失常,中阳受困,凝聚而成痰湿。痰湿内生,蕴结于里,更致脾胃虚弱,气血生化之源不足,生精功能减弱。脾虚湿盛,精源不足,症见婚久不孕,面色不华,形体困倦,神疲气短,脘腹胀满,精液稀薄,精子数量少,不射精等。脾失健运,则聚湿生痰,精无所生,治宜燥湿化痰。常用的代表方剂有苍附导痰丸、胃苓汤、实脾饮等。若以湿盛为主者,则宜芳香醒脾,苦温燥湿,方选平胃散、藿朴夏苓汤,以使脾运复常、中气和降。若以痰浊为主者,则宜理气化痰。方选二陈汤、温胆汤等,以祛痰散结,平调气机。

二、外治法

(一)外阴熏洗

熏洗法,即将药水煎后滤去渣,倒入干净的盆中,将患处放于盆口熏,然后再用药水洗患处。热力有助于药物渗透。此法借助药力与热力来达到治疗目的。但若是炎症或过敏性疾病,水温不宜太高,与体温相近即可。其他疾病则药水温度以能忍耐为度。

熏洗法作用直接,多有开发腠理、消肿、促进气血流畅的作用。使用的药物因不同的男科疾病而异。在该法中,洗是主要的,熏是次要的。

在阴茎头包皮炎中,药水稍凉后熏,药水不能温度高,以免加重炎症反应。常用清热、解毒、燥湿的药物来熏洗,如苦参、黄芩、黄连、金银花、明矾、冰片、土茯苓、龙胆草等。

对于缩阳症,多用温阳理气的药物熏洗,药水温度要高,以能耐受为度。药用小茴香、吴茱萸、肉桂、艾叶等。

对于阳强症,多选用泻火通络的药物熏洗。

对于阴囊阴茎象皮肿,常选用祛湿通络的药物熏洗。药用威灵仙、土牛膝、五加皮、生姜皮等。

总之,应根据各种男科疾病的病因病机来辨证选择药物及药水温度来熏洗。

(二)中药坐浴

坐浴是将药物用水 1500ml 以上煎煮,用此药液放入大盆中坐浴,通常坐浴 20～30 分钟。应注意药液的温度不能太高,以防烫伤皮肤,以皮肤能忍受为度。

坐浴的治疗机制是通过药物的渗透达到治疗作用。其选药系根据病变性质而辨证选药,但用量较内服时大。该法常用于治疗阳痿、前列腺增生、慢性前列腺炎、阴囊湿疹、睾丸鞘膜积液、尖锐湿疣等。

如庞保珍将 155 例慢性前列腺炎患者随机分为治疗组(采用自拟仙泉涤邪汤:土茯苓 30g,萆薢 30g,苦参 20g,透骨草 30g,伸筋草 30g,丹参 30g,红花 20g,延胡索 20g,川芎 20g,枳壳 20g,桂枝 20g,花椒 20g,艾叶 20g。上药煎汁坐浴,每日 2～3 次,每次 20 分钟)79 例,对照组(采用前列康片)76 例,结果治疗组疗效明显优于对照组($P < 0.01$)。结论:仙泉涤邪汤坐浴外治是治疗慢性前列腺炎的理想途径之一。

(三)直肠灌注

直肠灌注,即将药液灌注于直肠,通过直肠黏膜吸收药物,达到治疗男科疾病的目的。该法常用于治疗前列腺增生、慢性前列腺炎、阳痿、性欲淡漠、阳强、早泄等症。

如庞保珍以自拟文武毓麟汤:萆薢12g,土茯苓12g,紫花地丁12g,川牛膝10g,丹参15g,王不留行10g,茯苓10g,泽泻10g,车前子(布包)10g,乌药8g,石菖蒲10g,甘草4g,菟丝子10g,续断10g,枸杞子10g,何首乌10g。浓煎200ml,灌入已消毒的液体瓶中,连接一次性输液器,须将输液器之头皮针去掉,连接一个14号导尿管插入直肠,缓慢滴注,药液温度以39℃左右为宜,每日1次。治疗慢性前列腺炎性不育症168例,痊愈102例,好转51例,无效15例,总有效率91.1%。

(四)肛门纳药

肛门纳药法,即将药物制成药栓或成糊状等,塞入肛门,以达到治疗目的的一种方法。该法在男科治疗中,主要用于治疗慢性前列腺炎、前列腺增生、阳痿。其作用机制是药物通过直肠黏膜渗透吸收后治疗直肠附近男科疾病。但应注意避免应用有腐蚀作用的药物。如于大便后往肛门内挤入适量马应龙麝香痔疮膏,每日1次。具有凉血活血的功效,适用于热毒炽盛或瘀血内停之前列腺炎等病证。

(五)贴敷法

贴敷法,是将药物直接贴敷皮肤,以达到解毒消肿、散寒止痛、利尿通淋或托毒生肌等治疗作用的方法。

使用方法:可按需要将药材或药材提取物制成膏剂、粉剂、糊剂,或取鲜药捣烂如泥贴敷于皮肤。对于外生殖器部位的男科病,多敷贴局部;其他男科病(如前列腺增生、阳痿、遗精、慢性前列腺炎等)多敷贴会阴部或脐部、关元,有的敷贴足心或手心。

如将淫羊藿研末,瓶装备用。临用时取药末10g,以温水调和成团涂神阙穴、命门穴,外盖纱布,胶布固定,3天换药一次。具有温补肾阳生精之功。适用于肾阳虚所致的阳痿、少精子症、死精子过多症、精子活力低下等症。

(六)脐疗

运用各种药物,或非药物疗法(如灸)直接作用于脐以治疗疾病的方法,称脐疗。神阙,位于脐中,为任脉穴,与全身经络相通,与脏腑相连,该穴用药既可激发经络之气,又可通过药物在局部的吸收,发挥明显的药理作用。脐疗在男科病中主要用于阳痿、性欲淡漠、遗精、早泄、阴茎异常勃起、房事过劳、慢性前列腺炎、前列腺增生等。

笔者曾以安慰剂做对照,将 128 例慢性非特异性前列腺炎患者随机分为两组,双盲给药。结果:以自拟纯中药制剂"下焦逐瘀丹"(王不留行 30g,三棱 30g,莪术 30g,炒穿山甲 15g,川牛膝 10g,川芎 15g,车前子 15g,龙胆草 15g,石菖蒲 20g。上药共研细末,瓶装备用。临用时取药末 10g,以温水调和成团涂神阙穴,外盖纱布胶布固定,3 天换药一次)治疗该病 66 例,获临床痊愈 44 例,与安慰剂治疗的 62 例比较,$\chi^2 = 51.42$,$P < 0.01$,两组疗效有显著差异。结论:"下焦逐瘀丹"对气滞血瘀型慢性前列腺炎(非特异性)确有较好疗效。

男宝续嗣膏(自拟):淫羊藿、半夏、香附、益母草等药物与香油、樟丹按适当比例配合做成硬膏,摊于布上,每张重 30g,贴于脐部,7 天换一次,28 天为 1 个疗程。治疗肾阳虚、痰湿内蕴、肝郁血瘀所致的男性不育疗效较好。

(七)热熨

热熨法,即通过热的作用,将药力渗透到病变部位。常将药炒热或蒸热,装入布袋中,放在病变部位附近的皮肤上,如神阙、气海、关元、中极等。亦可将药碾碎炒热,将药放在上述部位,或在药上放盛满热水的热水袋;待温度下降低于体温后,再将药炒热,重新装入药袋使用,或重新换热水。

热熨法常用的药物多为温阳理气或通关开窍之品,如青盐、葱头、丁香、干姜、艾叶、石菖蒲、车前子、吴茱萸、肉桂、小茴香等。

该法具有温阳散寒、助阳通关开窍的作用,常用于治疗阳痿、缩阳、不射精、前列腺增生等症。应注意温度不宜太高,避免烫伤皮肤。

(八)药物离子透入

药物离子透入法,是将药物煎成药液,然后在药物离子透入机的协助下,达到治疗作用。其治疗原理为电流使电极板下浸有中药药液的纱布垫释放中药离子,并定向导入病变部分及有关穴位。在男科主要用于前列腺疾病与性功能障碍等。临证必须辨证选药。

(九)针灸疗法

针灸疗法,包括体针、灸法、埋针、电针、穴位挑治、穴位放血、穴位割治、穴位注射、温针、耳针。

如庞保珍针刺治疗少精不育 128 例,以平补平泻法针刺肾俞、关元、脾俞、足三里,偏肾阳虚配命门;偏肾阴虚配太溪;痰湿内蕴或肝经湿热配太冲、阴陵泉;肝郁血瘀配血海、期门。每日针刺 1次,25 日为 1 个疗程,结果痊愈 42 例,有效 76 例,无效 10 例,总有效率 92.19%。

如取穴命门,隔姜灸,以姜片置命门穴,用艾灸。每日 1 次,每次灸 2～3 壮。具有温补肾阳的功效,适用于肾阳虚弱之阳痿、不育等症。

(十)推拿按摩疗法

按摩,是在人体一定部位上,运用各种按摩手法和进行特定的肢体活动来防治疾病的方法。该法有疏通经络、滑利关节、促进气血运行、调整脏腑功能、增强人体抗病能力等作用。

1. **腧穴按摩** 腧穴多选取命门、肾俞、关元、气海、中极、会阴、足三里、三阴交、太溪等穴,必须酌情辨证选穴及手法。

2. **部位按摩** 一般来讲,采用部位按摩推拿方法,多结合具体病证而施治,常见的有以下几种。

（1）肾阳不足者可选用：①下腹掌摩法；②掌摩命门法；③背部掌推法；④指按涌泉法。

（2）阴虚火旺者可选用：①小腹掌摩法；②指按神门法；③小腿内侧捏法。

（3）脾胃虚弱者可选用：①腹肌提拿法；②脐部掌摩法；③背部掌推法。

第 **4** 章 不孕不育的辨证施治

第一节 不孕症的辨证特点

女性在解剖生理病理方面的特殊之处,决定了其治疗用药与男子有所不同;而女性不同时期的生理病理特点,又注定了组方用药的特殊性。这种特殊性在组方用药时常呈现如下规律。

一、月经病导致的不孕症

凡月经的周期、经期和经量发生异常,以及伴随月经周期出现明显不适症状的疾病,称为月经病,是临床导致不孕最常见的疾病。

月经病导致不孕的治疗原则重在调经。调经应遵循《黄帝内经》"谨守病机"及"谨察阴阳所在而调之,以平为期"的宗旨进行。常用的方法有补肾、扶脾、疏肝、理气、和血等,故其方剂多由补肾温阳、健脾益气、疏肝理气、养血活血等药物为主组成。需注意的是,临证时应重视根据月经周期的不同阶段斟酌用药。一般情况下,经前血海充盛,勿滥补,宜予疏导;经期血室正开,大寒大热之品当慎;经后血海空虚,勿强攻,宜于调补。

(一)肾主生殖,补肾以治根本

《素问·上古天真论》明确提出:"女子七岁,肾气盛,齿更发长。二七而天癸至,任脉通,太冲脉盛,月事以时下,故有子……"。肾藏精,主生殖,既为天癸、冲任之本,又为气血、五脏之根,而且"胞络者,系于肾"(《素问》)。只有肾之精气充盛,五脏气血和调,天癸应时而至,任通冲盛,才能"月事以时下,故有子"。调经种子之本在肾。

若先天肾气不足或后天损伤肾气,每致精不化血而使冲任血海匮乏,表现闭经、月经迟发、月经过少等;若肾气虚弱而使封藏失职,则冲任不固,形成月经先期、月经过多、崩漏等。凡此皆宜补肾益气,固冲调经。常选菟丝子、肉苁蓉、覆盆子、人参、山药、熟地黄、阿胶、艾叶等药,方如固阴煎、归肾丸、加减苁蓉菟丝子丸。

若先天不足,素体阴虚;或房事过劳及久病、热病、大病之后,耗伤肾阴,均可使精血亏虚,导致冲任血海不能按时满溢之月经后期、月经过少、闭经,或冲任、胞宫胞脉失养之痛经,导致不孕。此时治宜滋阴养血,填精益髓。常用熟地黄、黄精、山茱萸、枸杞子、桑寄生等,配伍诸如龟甲胶、阿胶等血肉甘润之品成方,方如六味地黄丸、大补阴丸、左归丸、左归饮等。若阴虚生热,热伏冲任,迫血妄行,而致崩漏、经间期出血,治以滋阴清热的同时,配伍寒凉清热药如牡丹皮、黄柏、知母等;若阴精亏损,阴不敛阳,以致阳失潜藏,而出现阴虚阳亢诸证,治宜滋阴潜阳,配伍生龙骨、生牡蛎、珍珠母之类。

若肾阳不足,命门火衰,胞宫虚寒;或上不暖土,致水湿下注,痰湿阻滞冲任、胞宫,可使月经不调、闭经、不孕、经行水肿、经行泄泻。凡此治宜温壮肾阳,补益命火,常于滋阴药中配以肉桂、附子、仙茅、淫羊藿、菟丝子、巴戟天、覆盆子等温补之品,方如右归饮、右归丸、温冲汤。

若肾之阴阳两虚,自当阴阳并补。由于阴阳互相依存,互相转化,阴损可以及阳,阳损可以及阴,故应注意滋阴不忘阳,补阳不忘阴。滋阴药多腻滞,补阳药多温燥,故滋阴方中,宜少佐温阳行气之药,补阳方中宜佐以滋阴养液之品。张景岳之"善补阳者,必于阴中求阳,则阳得阴助,而生化无穷;善补阴者,必于阳中求阴,则阴得阳升,而泉源不竭。"正是此意。

(二)脾主运化,扶脾以益血源

薛立斋曰:"血者水谷之精气也,和调五脏,洒陈六腑。在男子则化为精;在妇人则上为乳汁,下为月水。故虽心主血,肝藏血,亦皆统摄于脾。补脾和胃,血自生矣。"足见,月经正常与否亦与脾胃功能密切相关。脾气虚弱,血失统摄,则可出现月经先期、月经过多、崩漏等,导致不孕。若气虚血失所化,可致气弱血虚;若气虚无力推动血行,又可形成气虚血瘀,两者均可引发月经后期、月经过少、痛经、闭经、经行身痛等病症,导致不孕。若气弱阳虚,水湿不运,或湿渗大肠而致经行泄泻,或水泛肌肤而成经行水肿,或湿聚成痰使清阳不升而出现经行眩晕。凡此治疗,皆当顺应脾之特性,选择采用益气、温阳、升清、化湿之品为主,而视寒热虚实具体情况辅以相应药物。其益气者,可选人参(党参)、黄芪、白术、山药等;温阳者,可选炮姜、艾叶、吴茱萸等;升清者,可选升麻、柴胡、葛根等;化湿醒脾者,可选苍术、厚朴、陈皮、佩兰等。

(三)肝主藏血,调肝以宁血海

肝对胞宫的生理功能有重要的调节作用。一方面肝之经脉通过冲、任、督与胞宫紧密相连;另一方面,肝体阴而用阳,既能贮藏有形之血,又可疏泄无形之气,从而直接影响胞宫之行经。故刘完素提出:"天癸既行皆以厥阴论治。"无疑调肝为治疗月经病导致不孕的重要一环。

肝的生理特性决定肝具有易郁、易于化火及易虚、易亢的病理特点。如肝气郁结,则血为气滞,冲任不畅,出现月经先后无定期、痛经、经行乳房胀痛、闭经等,导致不孕,治宜疏肝解郁,常配伍疏解理气之品如柴胡、香附、川楝子、郁金等,方如柴胡疏肝散、四逆散。其气滞血瘀重者,宜酌加行气活血之品如川芎、乌药、枳壳、当归、桃仁、红花、延胡索、五灵脂等。若肝郁化火,火热之邪或下扰冲任血海而致月经先期、月经过多、崩漏等,导致不孕,或上逆而发为行经吐衄、经行头痛、经行情志异常等,治当疏肝泻火,宜配伍泻肝凉血之药如牡丹皮、栀子、黄芩、龙胆草等,方如清肝引经汤、清热固经汤。若肝血不足或肝肾阴亏,血海不盈而致月经后期、月经过少、闭经等,导致不孕,治宜养血滋阴柔肝,可配伍益肝补肾之品如白芍、当归、熟地黄、女贞子、墨旱莲、桑椹、枸杞子等,方如六味地黄丸、二至丸;其血虚生风化燥而出现经行风疹者,治宜养血疏风止痒,常选当归、生地黄、荆芥、防风、白蒺藜等,方如当归饮子、四物消风散。若肝血素虚,肝阳偏亢而出现经前头痛、经行眩晕等,治宜滋阴潜阳,常于滋阴养血药中配伍平肝潜阳及祛风止痛之品,如天麻、钩藤、石决明、牛膝、蔓荆子、白芷等,方如天麻钩藤饮。

二、带下病导致的不孕症

凡带下的量明显增多,色、质、气味发生异常,或伴全身、局部症状者,称为"带下病",又称"下白物""流秽物"。本病包括西医学的阴道炎、子宫颈炎、盆腔炎、妇科肿瘤等疾病引起的带下增多。

带下病多系湿邪为患,而脾肾功能失常又是发病的内在条件,病位主要在前阴、胞宫,任脉损伤,带脉失约是带下病的核心机制。治疗以除湿为主,一般治脾宜运、宜升、宜燥;治肾宜补、宜固、宜涩;治湿热和热毒宜清、宜利。实证治疗还需配合外治法。

(一)除湿为先

湿邪是导致带下病的主要原因,正如傅青主所言:"夫带下俱是湿证"。湿的轻重多少,直接关系到病情的深浅程度。因此,带下病的治疗当以祛湿为先。

综观众多祛湿治带方剂,不难看出温化和清利是最常用的方法。温化者,苦温芳化、健脾温肾之类也,如完带汤之配白术、苍术、人参、山药;内补丸之配肉苁蓉、菟丝子、鹿茸、潼蒺藜等。因湿为阴邪,其性重浊黏腻,只有通过燥湿化湿并加强脾的健运、肾的温煦,方能使湿去带止。清利者,淡渗清利、解毒杀虫之类也。如止带方之配茯苓、猪苓、泽泻、黄柏、栀子、茵陈、车前子等。因带下病病位在下,且湿邪郁久则化热生虫,唯有因势利导清热利湿,解毒杀虫,才可使湿去热清,虫除带止。此外,如果带下状若豆渣或凝乳者,还宜伍用萆薢、藿香、薏苡仁等利湿化浊之品;而考虑到湿邪最易阻滞气机,气滞则湿难化,又常酌加理气之药,如完带汤之伍陈皮。

(二)健脾为要

脾主运化,喜燥恶湿。脾虚运化失司,水谷之精不能上输以化血,反聚而成湿,湿浊下注,伤及任、带而为带下。《医学心悟·妇人门·带下》曰:"大抵此症不外脾虚有湿。脾气壮旺,则饮食之精华生气血而不生带;脾气虚弱则五味之实秀,生带而不生气血。"可见脾虚生湿为带下病发病的核心,健脾祛湿是治疗带下病的重要方法。临证时应注意,在选择健脾益气药时,应多考虑那些既能补脾健脾,又有直接祛湿作用的药物,如白术、茯苓、薏苡仁、白扁豆等;或选用兼具健脾升阳及收涩之功者,如黄芪、山药、芡实等。其次,在组方配伍时,于健脾益气之中不仅亦宜酌加升麻、莲子、山茱萸、荆芥穗等升阳、固涩药物,还应稍佐柴胡、白芍等疏肝、柔肝之品以抑肝扶脾。正如《傅青主女科》所云:"治法宜大补脾胃之气,稍佐以疏肝之品,使风木不闭塞于地中,则地气自升腾于天上,脾气健而湿气消,自无白带之患矣。"

(三)补肾治本

肾为水脏,开窍于二阴,与膀胱水府相为表里,是三焦主持水道的动力来源。肾主水,脾主湿,治湿必治水,治水即可达到治湿,且肾主封藏,肾气不固,任带失约,则精液滑脱亦致带下过多。因此,补肾助阳也是治带的常用方法。若肾阳虚衰,气不化水,水湿下注而致带下量多,质清稀如水者,可在肉桂、附子、巴戟天等温肾壮阳的同时,配伍茯苓、泽泻等利水渗湿;若肾阴不足,相火偏旺,或复感湿邪,而致带下量多,质稠有气味者,可将熟地黄、山茱萸、女贞子、墨旱莲等滋肾益阴之品与黄柏、知母、泽泻、牡丹皮等清热利湿药物配伍应用。若肾气亏耗,封藏无权,固摄失司,而致带下量多,绵绵不断者,可选肉苁蓉、菟丝子、覆盆子、桑螵蛸等补肾益精,固涩止带。值得注意的是,肾为水火之脏,寓元阴、元阳,而阴阳互根。故在补肾之时,要考虑到"阴生于阳,阳生于阴""孤阴不生,独阳不长",于温阳药中配补阴药,以阴中求阳;于滋阴药中伍补阳药,以阳中求阴。

(四)清热解毒

妇女若摄生不慎,或阴部手术消毒不严,或经期、产后胞脉空虚,忽视卫生,则热毒乘虚直犯阴器、胞宫。热毒损伤任、带二脉,每致带下黄绿如脓,或赤白相兼,或五色杂下,臭秽难闻。此时,治当清热解毒,常选金银花、蒲公英、野菊花、紫花地丁、败酱草、鱼腥草、土茯苓等配伍成方。带下恶臭难闻者,可加半枝莲、穿心莲、白花蛇舌草等解毒除秽;带下伴有阴痒者,多为湿热生虫之变,在组方配伍解毒杀虫药物内服的同时,可用大青叶、鱼腥草、苦参、蛇床子、土茯苓、黄柏、白矾等煎水外洗。

(五)收涩治标

中医治病强调辨证论治,但对于带下量多难止,且病程长,证属虚者,应根据"急则治标"的原则,予收涩止带之品以对症治疗,如金樱子、芡实、白果、海螵蛸等。否则,带下绵绵,长年累月使津液暗耗,阴精亏损,不仅可致筋骨失养而有腰酸、乏力之症;而且还可造成经行紊乱,胎孕困难等不良后果。

三、杂病导致的不孕症

凡不属于经、带、胎、产疾病范围,而又与女性解剖、生理、病机特点有密切关系的各种妇科疾病,统称为"妇科杂病"。

妇科杂病范围较广,其病因病机亦较复杂。但概括起来,无外两大方面,即脏腑功能失调和邪气停留为患。因此,治疗用药,亦无非从两点把握,即调补脏腑,祛除邪气。上述两点相辅相成,常须配合进行,但就主次而言,脏腑功能失调导致的不孕症应重在调补;癥瘕、盆腔炎等导致的不孕症,则多宜驱邪或攻补兼施。

(一)扶正治虚

不孕症有虚实之分。虚者多责之于肾,肾亏气虚,命门火衰,导致子宫发育不良或不能触发氤氲蕴育之气,致令不能摄精成孕;若肾阴亏虚,一则阴虚血少,天癸乏源,另则阴虚内热,热扰冲任血海,影响成孕。肾主生殖,因此,补肾是治疗不孕症最重要的方法。肾气虚者,常用人参、白术、茯苓、熟地黄、当归、川芎等补益气血之品配伍菟丝子、覆盆子、杜仲、鹿角霜、花椒等温养肝肾,调补冲任之品成方,代表方如毓麟珠;肾阳虚者,常酌情加用巴戟天、补骨脂、菟丝子、覆盆子、肉桂、附子、杜仲、人参、白术等。《临证指南医案》云:"任脉为病,用龟甲以静摄,督脉为病,用鹿角以温煦。"故肾阳虚无排卵者,可适当加入龟甲、鹿角霜或熟地黄配熟附子;肾阳虚子宫发育不良者,则尤应积极早治,加入血肉有情之品如紫河车、鹿茸及紫石英、肉苁蓉;肾阳虚性欲淡漠者,可选加紫石英、淫羊藿、仙茅、海风藤、肉苁蓉以温肾填精。若肾阴虚,治宜滋肾养血,调补冲任。常用当归、白芍、熟地黄、山茱萸、龟甲、紫河车、何首乌等药物,代表方如养精种玉汤、左归丸等。傅青主在谈到他的养精种玉汤时说道:"此方之用,不特补血,而纯于填精,精满则子宫易于摄精,血足则子宫易于容物,皆有子之道也。"阴虚火旺者,可选加女贞子、墨旱莲、白芍、知母等以滋阴降火;肾虚肝郁者,则宜配以柴胡、合欢皮、郁金之类以疏肝解郁。

(二)驱邪治实

癥瘕因病程日久,正气虚弱,气、血、痰、湿互相影响,多互相兼夹而有所偏重,治宜扶正祛邪兼顾。气滞血瘀者,宜行气活血,化瘀消癥;痰湿瘀结者,宜化痰除湿,祛瘀消癥;湿热瘀阻者,宜清热利湿,化瘀消癥;肾虚血瘀者,宜补肾活血,消癥散结。常用的行气药有木香、枳壳、青皮、川楝子等;活血化瘀药有水蛭、九香虫、桃仁、红花、川芎、三棱、莪术、五灵脂、穿山甲、王不留行等;软坚消癥药有海藻、昆布、夏枯草、牡蛎等;化痰除湿药有苍术、天南星、半夏、贝母、薏苡仁、赤小豆等;清热解毒药有连翘、栀子、牡丹皮等。

代表方如桂枝茯苓丸、大黄䗪虫丸、大黄牡丹汤、苍附导痰丸等。

1. 急性盆腔炎多为邪毒乘虚侵袭,稽留于冲任及胞宫脉络,与气血相搏结而发病。治疗重在清热解毒,清热利湿。常用金银花、野菊花、蒲公英、紫花地丁、牡丹皮、薏苡仁、冬瓜仁、茵陈蒿、马齿苋等组方,代表方如仙方活命饮等。

2. 慢性盆腔炎多为邪热余毒残留,与冲任之气血相搏结,凝聚不去而成。临床虽有湿热瘀结、气滞血瘀、寒湿凝滞、气虚血瘀等不同证型,但均不离"瘀",故治疗慢性盆腔炎组方时应重视活血祛瘀。湿热瘀结者,常在金银花、连翘、败酱草、虎杖、蒲公英、紫花地丁等清热解毒药中,配伍当归、蒲黄、琥珀等活血化瘀药,方如银甲丸、当归芍药散;寒湿凝滞者,常在荔枝核、小茴香、干姜、附子、肉桂等祛寒除湿药中,配伍当归、川芎、赤芍、没药、延胡索、五灵脂等活血化瘀药;气滞血瘀者,宜用行气药配伍活血化瘀药。若有炎症结块者,可加土鳖虫、九香虫、地龙、皂角刺、三棱、莪术等;若有胸胁乳房胀痛,加青皮、桔梗、瓜蒌、郁金、川楝子。气虚血瘀者,则宜在人参、白术、山药等益气健脾的同时,配伍三棱、莪术、鸡内金等化瘀散结之品,方如理冲汤;若久病及肾,肾虚血瘀者,则应将补肾药与化瘀药配合组方。

四、固养胎元,防止流产

不孕症经过适当的治疗得以妊娠之后,应重视固养胎元,尤其是习惯性流产者。妊娠病的治疗以胎元的正常与否为前提。胎元正常者,宜治病与安胎并举,但临证时须辨明标本始末以确定治疗重点,若因母病而致胎不安者,当重在治"病";若因胎不安而致母病者,应重在安胎。正如《诸病源候论》所言:"其母有疾以动胎,治母则胎安;若其胎有不牢固,致动以病母者,治胎则母瘥。"若胎元不正,胎堕难留,或胎死不下,或孕妇有病不宜继续妊娠者,则宜从速下胎以益母,常选活血化瘀、消癥杀胚之品,方如脱花煎、救母丹等。

(一)固养胎元

"胞脉者,系于肾",冲任二脉皆起于胞中。胎儿居于母体之内,全赖母体肾以系之,气以载之,血以养之,冲任固之。故安胎之法,总以补肾健脾、调理气血为主。鉴于引起胎动不安的因素因人而异,组方用药又当审因而别。

《女科经纶》引《女科集略》:"女子肾脉系于胎,是母之真气,子之所赖也。若肾气亏损,便不能固摄胎元。"胎元不固属于肾虚冲任损伤而致者,治宜补肾固冲安胎,常用桑寄生、菟丝子、杜仲、续断、巴戟天、狗脊等,代表方如寿胎丸、安奠二天汤等。

《临证指南医案》曰:"胎气系于脾,如寄生之托于苞桑……脾气过虚,胎无所附,堕胎难免矣。"又《格致余论·胎自堕论》道:"血气虚损,不足荣养,其胎自堕。"故气血虚弱不能固摄滋养胎元者,治宜补气养血,健脾安胎,常用人参、白术、黄芪、熟地黄、阿胶、桑寄生、白芍等,方如泰山磐石散等。若孕妇素体气血不足,以致胎不长养者,亦宜补气益血养胎,常用当归加枸杞子、何首乌、白芍、熟地黄、黄精等,方如胎元饮、八珍汤。《景岳全书·妇人规》谓:"凡胎热者,血易动;血动者,胎不安。"故热伤冲任扰动胎元者,治宜清热凉血,固冲安胎,常用生地黄、牡丹皮、黄连、黄芩、知母等,方如清热安胎饮;其阴虚者,可加地骨皮、麦冬、女贞子、墨旱莲等以滋阴清热,方如保阴煎。

(二)平冲降逆

妊娠后出现恶心呕吐,为恶阻;呕则伤气,吐则伤阴,呕吐日久,浆水不入,气阴两虚。胃阴伤不能下润大肠,便秘益甚,腑气不通,加重呕吐;肾阴伤则肝气急,肝气急,则呕吐愈甚,出现阴亏气耗之恶阻重症。当务之急治宜平冲降逆,和胃止呕,常可酌情选用砂仁、半夏、生姜、木香、陈皮等。其脾胃虚弱者,加人参、白术;脾虚夹痰浊者,加全瓜蒌、紫苏叶;其伤阴较甚者,可加玉竹、麦冬、胡麻仁等养阴和胃;其气阴两虚者,则宜人参、麦冬、生地黄、五味子等益气养阴,方如生脉散合增液汤。若肝胃不和,肝火亢盛,宜加竹茹、黄连、枇杷叶等清肝降逆;若素有堕胎、小产、滑胎病史,宜加桑寄生、菟丝子、山茱萸、杜仲等固肾安胎。

(三)滋阴养血

《灵枢·五音五味》指出:"妇人之生,有余于气,不足于血,以其数脱血也。"妇人本"不足于血",而孕后血聚养胎,阴血更显相对不足。阴血既虚,或使失于濡养,或使不能潜阳,或使生风,或使化火,每易变生出纷纷诸症。诸症虽繁,根本则一,故滋阴养血,诚为习惯性流产等妊娠病治疗中的一个要点,处方宜以此为基础,视其具体病位、病性等,酌加针对性的药物。

1. **失于濡养者** 如血虚胞脉失养而致妊娠腹痛,治宜养血安胎止痛,常用当归、芍药、白术、茯苓、何首乌、桑寄生等,方如当归芍药散;气血亏虚脑失所养而致妊娠眩晕,治宜调补气血,常用益气养血药配伍钩藤等;心脾气血亏虚,或肝肾阴亏血少者,治宜健脾养心,滋补肝肾,临床常选用八珍汤、归脾汤、大补元煎。

2. **阴虚不能潜阳者** 如肝阳鸱张,上扰清窍而致眩晕,治宜育阴潜阳,常用熟地黄、山茱萸、枸杞子等滋阴养血药,配伍龟甲、石决明、钩藤、白蒺藜、天麻等平肝潜阳药;如阳亢生风化火,或灼津成痰,痰热交炽,上蒙清窍而致子痫,治以滋阴养血的同时,配伍平肝息风、清热豁痰之品,常用生地黄、白芍、麦冬、龟甲等配伍羚羊角、钩藤、竹沥、天竺黄、石菖蒲、郁金等。

3. **阴虚化火生风者** 如虚火上炎而致子嗽,治宜养阴润肺,止咳安胎,常用百合、麦冬、玄参、生地黄、熟地黄、白芍、当归等;若痰中带血,加侧柏叶、仙鹤草、墨旱莲;伴腰酸、腹坠等动胎之兆,则宜酌加桑寄生、续断、枸杞子、菟丝子等滋肾安胎。如血虚化燥生风而致瘙痒,治宜养血祛风,滋养肝肾,常用当归、川芎、白芍、生地黄、何首乌配伍防风、荆芥、白蒺藜等。

(四)行气活血

孕妇"腹中增一障碍,则升降之气必滞"(《沈氏女科辑要》),气滞则血行受阻;如母体胞宫素有癥瘕痼疾,或孕后不慎跌仆闪挫、孕期手术创伤、产前安逸过度、临产过度紧张等,均可使气血不和,瘀阻胞中。故气滞血瘀亦是妊娠病常见的发病机制之一。

瘀阻胞宫胞脉,或导致妊娠腹痛;或阻滞孕卵不能运达子宫而成异位妊娠;或使胎元失养而不固;或碍胎外出而致难产。对此气滞血瘀之证,临床治疗较为棘手。一方面气不畅,瘀不去,胎便难安;另一方面妊娠期用药,原则上慎用或禁用行气活血化瘀等碍胎之品,此时组方用药务必详审病情。如胎元不正,胎堕难留,或胎死不下者,治宜从速下胎以益母,可选用破血化瘀,消癥杀胚之品,如宫外孕Ⅱ号方之用丹参、赤芍、桃仁、三棱、莪术;脱花煎之用当归、川芎、牛膝、红花、肉桂、车前子。若胎元正常,则宜祛瘀消癥,调血安胎,即《黄帝内经》所谓"有故无殒,亦无殒也"。此时可适当选用行气活血药物,但应注意以下三点:其一,宜选择作用和缓之品,如柴胡、紫苏梗、大腹皮、枳壳、香附、桃仁、牡丹皮、丹参、当归、川芎、五灵脂等;其二,应适当配伍养血安胎药,如阿胶、桑寄生、何首乌等;其三,须严格掌握剂量,与"衰其大半而止",以免动胎伤胎,方如少腹逐瘀汤、桂枝茯苓丸加减。

(五)利水消痰

妊娠5~6个月以后,胎体渐长,不但因其妨碍气机升降可使气滞湿停,而且由于精血聚养胎体可致素体虚乏,尤其脾肾益虚,从而加剧水湿停聚。水湿或渗于胞,发为"子满";或蓄于脬,形成"转胞";或泛于肌肤,发为"子肿";或聚为痰饮,上犯于肺而导致"子嗽"。此皆本虚标实之证,治宜标本兼顾,尤须注意治病与安胎并举的原则,以运化水湿的同时,适当加入养血安胎之品。组方多选皮类利水药,慎用温燥、寒凉、峻下、滑利之物,以免伤胎。渗利水湿,常用茯苓、白扁豆、桑白皮、大腹皮等;脾气虚者,配伍党参、黄芪、白术等;肾虚者,配伍巴戟天、菟丝子、附子、桂枝、熟地黄、山茱萸、山药等;气滞者,配伍乌药、香附、陈皮、砂仁等;湿聚成痰而咳嗽者,酌加半夏、紫菀、紫苏梗、陈皮、淡竹叶、枇杷叶等;肿甚者,酌加猪苓、泽泻、防己等。

此外,妊娠病尚有因热、因寒引起者,临证组方时,应酌情配伍。

第二节　不育症的辨证特点

"男妇两科同一治,所异调经崩带证,嗣育胎前并产后,前阴乳疾不相同。"(《医宗金鉴》)。男女之别在于有不同的生殖系统和各自的生理特点。男性有睾丸、阴茎、前列腺等生殖器官,具备生精、藏精、排精、种子四大生理功能。男性在解剖生理病理方面的特殊之处,决定了其治疗用药与女子有所不同;而男性不同时期的生理病理特点,又注定了组方用药的特殊性。这种特殊性在组方用药时常呈现如下规律。

一、辨肾为本

中医对男性生理特点的认识是通过"肾主生殖"等有关理论来阐述的。中医学认为,肾藏精,主生殖,在男性生长发育和生殖生理方面起着重要作用,肾的正常功能决定了男性生理功能的正常发挥,而肾功能的正常必赖于其他脏腑功能的正常与协调。肾的阴阳失调,或其他脏腑功能失常或其与肾的协调功能受到破坏,均可影响到男性的生理功能。我国最早的医学巨著《黄帝内经》对男性的生理特点做过高度的概括,如《素问·上古天真论》曰:"丈夫八岁,肾气实,发长齿更;二八,肾气盛,天癸至,精气溢泻,阴阳和,故能有子;三八,肾气平均,筋骨劲强,故真牙生而长极;四八,筋骨隆盛,肌肉满壮;五八,肾气衰,发堕齿槁;六八,阳气衰竭于上,面焦,发鬓颁白;七八,肝气衰,筋不能动,天癸竭,精少,肾脏衰,形体皆极;八八,则齿发去。肾者主水,受五脏六腑之精而藏之,故五脏盛,乃能泄;今五脏皆衰,筋骨解堕,天癸尽矣,故发鬓白,身体重,行步不正,而无子耳。"该书以 8 岁为一个年龄周期,记述了男性在生长、发育、生殖功能成熟和衰退的生理变化过程中的特点,突出反映了肾气、天癸、精三者在人体生理活动和生殖功能方面的重要作用。

中医学认为,男子生殖系统的发育及生精、种子等功能与肾气密切相关,而肾气之盛衰又与天癸之至与竭有直接关系。肾气虚可导致天癸迟至或天癸早竭,天癸迟至则性功能不得成熟,天癸早竭则性功能过早衰退。肾气虚者性功能多低下,或引起无精子、无精液、不育等病症。男子到了16岁前后的青春期,肾气始盛,天癸充盈,发育迅速,尤其是性器官和性征的发育最为明显,性功能和生殖能力趋于成熟,并开始出现排精现象,初步具备了生育能力。24-30岁是男性发育的鼎盛时期,此时肾气充实,天癸充足,为最佳生育年龄,故《周易》谓"男子三十而娶"。56岁左右,肾气始衰,天癸渐竭,性功能和生殖能力逐渐衰退。约65岁开始,性功能明显下降,一般不再有生育能力。但善于养生、先天禀赋充足者或许有生育可能,故"道者能却老而全形,身年虽寿,能生子也。"(《素问·上古天真论》)

男性天癸是促进男性机体生长发育、生殖功能旺盛、精液精子产生、第二性征维持及种子生育的一种物质,而非男子之精。天癸蕴育于胚胎时期,贮藏于肾,并受肾气盛衰的影响和后天水谷精微之充养。"二八"以后,天癸充,精满溢泄,初具种子能力;"七八"以后,天癸衰,精少,种子能力减退。天癸在心、肝等脏腑及经络、气血功能的协同作用下发挥其生理功能。天癸的产生、成熟、竭尽及量之多少,可从机体的生理病理等方面反映出来,并可提示某些疾病的病因病机,从而指导临床治疗。

生殖之精的生成与排泄是男性特有的生理特点之一。生殖之精的生成以脏腑、经络、气血的功能正常及其协调作用为基础,以肾气的强弱和天癸的至竭为决定性因素,即生殖之精生成的多少直接受肾气、天癸的控制。心主调神,肾主藏精,肝主疏泄,脾主统摄,肺朝百脉,诸脏功能正常并协同作用,维持着排精功能的正常进行。"肾者作强之官,伎巧出焉"的功能正常,有了足量、质高的生殖之精,男性便具备了种子功能。

综上所述,肾主宰着人体的生长、发育、衰老过程和生殖活动,男子一生的自然盛衰现象正是肾气自然盛衰的外在表现。男子性能力和生殖能力的基础是肾气、天癸和生殖之精三大物质。三大物质之间既相互区别,又紧密联系。天癸来源于先天之精气,靠后天水谷滋养;肾气的充实促使天癸充盛,随着天癸的充实,精室产生成熟精子而精液溢泄。三者之中,天癸是促进男性性能力和生殖能力旺盛的关键物质,性能力和生殖能力的强弱随着天癸的盛衰而发生变化。故男性的生理特点是以肾主生殖为中心,以肾气、天癸、精三大物质为基础,以肾气-天癸-精为主轴的功能活动正常并协同作用的动态变化过程。中医学的这种认识较为正确地揭示了男性性生理的发生机制和变化过程,西医男性学对男性性生理的研究结果与此有相似之处。所以,治疗男性不育症的组方特点是以补肾为主,酌调他脏。

据临床所见,男性不育症发于肾、脾者,以虚证居多;发于肝、心者,以实证居多。故将男性不育组方特点归纳为"虚则治脾肾为主""实则治心肝为主"两个规律。

(一)虚则治肾治脾为主

1. 治肾 主要包括补益肾阴、滋阴降火、填精补髓、固摄肾气、温肾壮阳、补益肾督等。

补益肾阴:适于真阴亏损所致的不育症、性功能障碍、前列腺炎、前列腺增生等病证。临床多有手淫频繁,房事过度,病程日久等病史。方选六味地黄汤、左归丸、大补元煎等。

滋阴降火:适于一切阴虚火旺之病证。多见于青年人,不仅阴虚,而且火旺,比真阴亏损更进一步。滋阴利于降火,降火利于阴复。方选大补阴丸、知柏地黄丸、杞菊地黄丸等。

填精补髓:适于肾精不足所致的不育症、虚劳、早衰、男子更年期综合征等病证。临床多有先天不足或后天失调史。方选聚精丸、还少丹、斑龙丸、龟鹿二仙膏等。

固摄肾气:适于肾虚精关不固,或带脉失固所致的不育症、遗精、早泄、慢性前列腺炎、男子不育等病证。方选菟丝子丸、五子衍宗丸、茯苓丹、固本摄精丸等。

温补肾阳:适于肾阳不足,命火式微所致不育症、阳痿、早泄、缩阴症、癃闭等病证。临床常与脾阳不足兼见。方选金匮肾气丸、济生肾气丸、右归丸等。

补益肾督:适于肾督亏损所致的不育症等病证。病程和疗程均较久。方选龟鹿二仙膏等。

2. 治脾　主要包括补益中气、补益气血等法。

补益中气:适于中气不足,脾气下陷所致的不育症、慢性前列腺炎、前列腺增生等病证。临床腰、腹或会阴部有下坠感,休息则轻,疲劳则重是其主要特征。方选补中益气汤等。

补益气血:适于气血两虚的不育症等病证。面色少华,脉细而弱是其主症。有时需参以活血化瘀法。方选人参养荣汤、十全大补汤等。

(二)实则治心治肝为主

1. 治肝　主要包括清泄肝火、疏肝理气、活血化瘀等法。

清泄肝火:适于湿热下注肝经所致的不育症、前阴部的急性感染等病证。临床有起病急骤、发展迅速、治疗容易奏效等特点。方选龙胆泻肝汤、当归芦荟丸等。但使用此法宜暂不宜久,必须中病即止,以免苦寒伤阴、败胃。又热易去而湿性黏滞腻,非易骤化,故使用本法时,又须防止疾病迁延成慢性或反复发作。

疏肝理气:适于肝郁气滞所致的不育症、男子性功能障碍等病证。临床常有情志抑郁、性急多怒等病史。治疗或迅即奏效,或不易见效,或时有反复,常受精神情绪的影响。除药物治疗外,尚须配合精神治疗。方选逍遥散、枸橘汤等加减。

活血化瘀:适于血脉瘀滞所致的不育症、睾丸血肿、精索静脉曲张、血精等病证。临床常有外伤史或过度负重,或强力入房史。症如其痛固定不移,刺痛拒按,或有血肿,或有青紫,或有结节,或有静脉曲张,治疗多难速效。方选桃红四物汤、膈下逐瘀汤等酌情加减。

2. 治心 主要包括清心泻火、清心导赤、清火解毒等法。

清心泻火:适于君相火旺,心肾不交所致的不育症、性功能障碍等病证。除与肝气郁结有类似转归外,临床每有容易心烦、紧张、激动、不易控制等特点。常应配以精神治疗。方选黄连清心饮、封髓丹等酌情加减。

清心导赤:适于心热移于小肠所致的不育症、尿路感染等病证。临床特征除与上条有相似之处外,并有尿路刺激征。方选导赤散等。

清火解毒:适于火毒蕴结所致的不育症,阴茎、包皮、阴茎头炎等病证。临床每有忍精火郁史,或包皮过长,性交不洁史等。常须配以局部处理。方选黄连解毒汤等酌情加减。

二、辨精施治

精液异常所致的不育症,临床常以精液异常为主要辨证依据,再结合临床的一般表现辨证用药,往往取得良好的治疗效果。

精液是由前列腺液、精囊液、附睾液、尿道球腺和尿道旁腺液组成。根据精气属火为阳,精液属水为阴的阴阳学说,精液为阴中之阴,精子则为阴中之阳。精子本身又可分为阴阳,即精体为阴,阳中之阴;精子存活率及活动力为阳,阳中之阳。根据阳化气、阴成形的理论,精子数量的多少,多责之于肾阴的盈亏;精子活力的强弱,取决于肾阳的盛衰。因此,治疗精子数量少,主要以滋肾阴为主;治疗精子存活率低、精子活动力差,则以壮肾阳为主。又由于阴阳之间互相依存、互相制约的特点,往往阴损及阳,阳损及阴,临床出现阴阳两虚的表现,即精子数量少合并精子存活率低、精子活动力差,此时则应该阴阳双补,酌情辨证用药。总之精液异常所致的不育,治疗应该以辨精施治为主,又要与辨证施治相结合,这样方可取得事半功倍的效果。

三、辨体施治

辨体施治就是根据不同人体质的特殊性即体质类型,正确分辨体质的特点,以制定适宜的治疗方法。由于先天禀赋、后天调养、居住环境、生活习惯之不同,个体之间在体质上必然存在着差异,这些差异便形成各种不同的体质类型。仔细辨析每个人在体质上的差异,有助于弥补辨证上的不足。况且不少病人无证可辨,更需依靠辨体予以施治。

常见的体质类型有肾阳不足质、阴虚有热质、气血两虚质、瘀血质、下焦湿热质等。临床上通过辨别不同体质类型给予不同的治疗,也正是治病求本的体现。明确病人的体质类型,对于临床正确用药,避免用药失误具有实际价值。如阴虚体质者,附子、肉桂、仙茅、淫羊藿、鹿茸、补骨脂等温热药应不用或慎用;如阳虚体质者,知母、黄柏、龙胆草等具有苦寒性质的清热解毒药应不用或慎用或酌情适当配伍。

总之,辨体质在男性不育的诊治中,对于丰富和补充辨证内容、明确病因病机、合理选方用药,都有一定的指导意义。

四、注重药物选择

中药都具有一定的性和味,性与味是药物性能的重要标志。药性主要有寒、热、温、凉四种药性,也称四气,其中温热与寒凉属于两类不同的性质,而温与热、寒与凉分别具有共同性,温次于热,凉次于寒,即在共同性质中又有程度上的差异。五味是辛、甘、酸、苦、咸五种味,不同的味有不同的作用。由于每一种药物都具有性和味,因此两者必须综合起来看,只有认识和掌握每一药物的全部性能,以及性味相同药物之间同中有异的特性,才能正确使用药物。归经是指药物对于机体某部分的选择性应用,即主要对某经或某几经发生明显的作用。药物的归经与药物的四气五味相结合才能最大限度地发挥其临床作用。

男性不育治疗的成败,与中药四气五味和归经的选择密切相关。男性不育精液异常主要为精子数量少、精子成活率低和精子活动力差,根据"阳化气、阴成形"的学说,精子数量少主要责之于肾阴不足,治宜滋肾填精,药物当选择味甘性平而归肾经者,如枸杞子、制黄精等;精子成活率低、精子活动力差主要责之于肾阳虚衰,治宜温阳补肾,药物选择味辛性温而归肾经者,如巴戟天、淫羊藿等。又根据"阴中求阳、阳中求阴"的原则,更要注意阴阳双补的治法,即根据其不足的一面,适当照顾其另一面,往往取得事半功倍的效果。此外,在补肾的同时佐补气血更可进一步提高治疗效果。

在精液异常男性不育中,常见者为精液不液化症。该症多属肾阴亏虚,热灼津液而致精液黏稠不液化,也有湿热、血瘀、痰阻患者。治疗多用寒凉药物,或用活血化瘀、祛湿化痰药物。然临床最难治疗者当为精子数量少、精子成活率低、精子活动力差的同时合并精液不液化,治疗时一般先用药物提高精子数量、精子活动率与精子活动力,待治疗显效后再解决精液不液化问题。但治疗期限往往过长,患者难以坚持,有时过多过长时间地应用温热药物,可进一步加重精液不液化程度。反之,若先急于处理精液不液化,则由于应用寒凉药物过久,或患者对寒凉药物耐受性差,可造成精子质量进一步下降,甚或导致性功能减退,因此,治疗颇感棘手。为解决这一难题,可采用"寒温并举"的治疗方法,即对精子质量轻、中度异常合并精液不液化的患者,温热药与寒凉药同时应用,但温补药不宜过热,寒凉药不可过寒,温补药中尽量用甘平、微温之品,寒凉药中尽量用甘凉、微寒之药,用甘寒而不用苦寒。大量长期应用苦寒药物往往直折命门而使精子质量大幅度下降。

在治疗男性不育症时,除严格掌握药物的四气五味外,尚应注意药物的归经。常用药物大都入肝肾二经,这说明肝、肾二脏对生殖功能有着直接的主宰和影响作用。在补肾的同时,还要注意补脾,因为先天之精有赖于后天之精的不断补充,故应注意加用健脾药物以充其化源。总之,在治疗时应注意选用的药物不宜过燥过腻,以防补阳而伤阴,滋阴而腻阳;也不宜过寒过苦,以防命门火衰而精宫寒冷。这些患者只要药物的寒凉温热之性选取合理,配伍得当,剂量适中,按期服用,都能够取得良好的效果,既提高精子质量,又使精液液化达到正常。对重度少精子症、死精子症及精子活力甚差的患者,原则上应先给予补肾养血治疗,待精子质量提高后再考虑精液不液化的治疗问题。在具体用药方面,若既往有精液不液化或不液化倾向者,若为改善精子质量,不用或慎用附子、肉桂、芦巴子、仙茅、补骨脂等大温大热药物,淫羊藿用量一般控制在15g 以下。在精子质量较差,若为治疗精液不液化,不用或慎用知母、黄柏、栀子、黄芩、龙胆草等具有苦寒性质的清热解毒药,特别要注意这些药物不宜大量长期应用。

中　篇

按西医病名分类选方

第 5 章 排卵障碍性不孕方剂

第一节 月经病方

方 1. 温经汤（张仲景方 《金匮要略》）

【组成】 吴茱萸、当归各 9g,芍药、川芎、人参、桂枝各 6g,阿胶 9g,牡丹皮(去心)、生姜、甘草、半夏各 6g,麦门冬(去心)9g。

【用法】 以水 1000ml,煮取汁 300ml,去渣,分 2 次温服,每日 1 剂。

【功效】 温经散寒,养血祛瘀。

【主治】 冲任虚寒夹有瘀血所致的各种病证。症见久不受孕,月经不调,或前或后,或逾期不止,或一月再行,或停经不至,傍晚发热,手心烦热,唇口干燥,或小腹冷痛等。

【按语】 由于《金匮要略》对本方使用的病证不够明确,历来注释不一。笔者认为《金匮要略》温经汤虽有活血化瘀之功,但实际上是以温补气血、解除冲任虚寒为前提,故张仲景取方名为温经汤。本方应用指征为冲任虚寒夹有瘀血所致的各种病证,如不孕症、崩漏、月经不调、痛经、慢性盆腔炎等。其中更年期崩漏虽阴虚血热证多,但仍有冲任虚寒夹瘀的证型,仍可辨证应用。冲任虚寒与肾阳有关,故临证常以肉桂易桂枝,紫石英或巴戟天、淫羊藿等酌情易吴茱萸。

方 2. 温经汤（陈自明方 《妇人大全良方·调经门》）

【组成】 当归、川芎、赤芍、肉桂、牡丹皮、莪术各 9g,人参、川牛膝各 12g,甘草(炒)3g。

【用法】 水煎温服,每日 1 剂,分 2 次服。

【功效】 温经散寒,活血通经。

【主治】 寒瘀交阻的不孕症等。症见经期延后,量少,经色紫黯,行经小腹冷痛,肢冷畏寒,脉细弦或沉涩。原书指征:寒气客于血室,以致血气凝滞,脐腹作痛,其脉沉紧。

【按语】 本方并非《妇人大全良方》所创制,因早在《和剂局方》一书中已有记载。因该书是陈自明所著,是目前妇科第一部专著,书中的学术思想与治疗特点,着重在于风冷和辛热温散,而本方正可以代表这一特点,反映出《妇人大全良方》的学术思想,故把本方归诸于《妇人大全良方》。良方温经汤的着重点在于温经调血,疏散风冷,方意在于祛实,通过活血温经达到祛寒、恢复阳气之目的。所以本方可广泛用于寒瘀交阻所致的不孕症、月经后期、月经过少、痛经等。如腹痛甚者,可酌加延胡索等。

方 3. 温经汤(《妇科玉尺·求嗣》)

【组成】 炮附子、当归各等份。

【用法】 每次 10g,空心煎汤服下。现在可按炮附子、当归的常用量,水煎温服,每日 1 剂。

【功效】 助阳温经,养血活血。

【主治】 寒阻血凝的不孕症、月经后期、闭经、痛经等。症见经候不调,少腹疼痛,喜按,舌苔白滑,脉沉紧。原书指征:治冲任虚,月经不调,或曾半产,瘀血停留,唇口干燥,五心烦热,少腹冷痛,久不受孕。

【按语】 历史上温经汤虽有多个,但首推上述三个温经汤。《妇科玉尺》温经汤虽然药味少,但并非作用小、力量小,相反单刀直入,直达病所,而温经之功较《金匮要略》温经汤、《妇人大全良方》温经汤更大。恰恰就温经而言,《妇科玉尺》温经汤的方药更为合适。附子大辛大热,温经调血,为温阳之重品,直行十二经脉,其力量较大,可直捣病所,可谓"将"药,附子除温经祛寒之外,还有扶正助阳之功。在张仲景《伤寒论》中多用附子回阳救逆,挽救生命。笔者在临证中发现许多曾用《金匮要略》温经汤、《妇人大全良方》温经汤久治不愈的不孕症患者,经用《妇科玉尺》温经汤或加味而毓麟者颇多。

● **庞保珍医案**

李某,33 岁,结婚 9 年夫妻同居未避孕未孕。男方查精液常规等未见异常。患者自诉因月经期淋雨,致月经期腹痛剧烈,感小腹如冰块,月经行不畅,量少,色紫黑,经期不能工作,依靠服镇痛药已 8 年,平素四肢易冷,腰膝酸软,性欲低下,舌质淡,苔白,脉沉涩。诊为寒阻血凝性不孕症。治宜助阳温经,养血活血。开始先后应用《金匮要略》温经汤、《妇人大全良方》温经汤加减治疗痛经未减轻,后改用《妇科玉尺》温经汤原方:制附子(先煎 1 小时)15g,当归 10g,水煎服,每日 1 剂,经前 2 天开始服用,经净后停止服药,嘱患者停服镇痛药。应用第 1 个月经周期后痛经明显减轻,应用第 2 个月经周期痛经止,经净后改方为:制附子 10g,当归 10g,紫石英 20g,紫河车 10g,水煎服,每日 1 剂,连服 10 剂,服该方的第 2 个月患者受孕,顺产一男婴。

方 4. 育麟珠(王渭川方 《王渭川临床经验选》)

【组成】 当归 60g,枸杞子 30g,鹿角胶 30g,川芎 30g,白芍 60g,党参 30g,杜仲 30g,巴戟天 30g,淫羊藿 30g,桑寄生 30g,菟丝子 30g,胎盘 60g,鸡血藤膏 120g。

【用法】 共研细末,炼蜜为丸,每日早、中、晚各服 9g。

【功效】 温肾养血,调经种子。

【主治】 妇女不孕。

方 5. 种子方(王渭川方 《王渭川临床经验选》)

【组成】 鹿角胶 15g,肉苁蓉 12g,枸杞子 12g,巴戟天 12g,柏子仁 9g,杜仲 9g,牛膝 3g,小茴香 9g,桑寄生 15g,菟丝子 15g,覆盆子 24g,淫羊藿 24g。

　　【用法】　每日 1 剂,水煎,分 3 次服。

　　【功效】　温肾种子。

　　【主治】　妇女不孕。

　　方 6. 参芪菟鹿饮(王渭川方　肖承悰·《中医妇科名家经验心悟)》

　　【组成】　潞党参 24g,生黄芪 10g,桑寄生 15g,菟丝子 15g,鹿角胶 15g,白术 9g,肉桂 9g,巴戟天 12g,益母草 24g,桑螵蛸 9g,鸡内金 9g,生龟甲 30g,土鳖虫 10g,蒲黄 9g,仙鹤草 60g,阿胶 9g,槟榔 6g,广木香 9g。

　　【用法】　水煎服。

　　【功效】　补气血,滋肝肾,调经化瘀。

　　【主治】　气虚血弱、肾虚血瘀的不孕症。

　　【按语】　不孕症女方的原因有子宫发育不良、输卵管不通,子宫输卵管炎症、肿瘤或月经不调等。治疗女性不孕,应着重调经,经调则子嗣,并注意监测排卵期,适时交合,增加受孕机会。气血虚弱的不孕可用参芪菟鹿饮,方中党参、黄芪、白术健脾益气,桑寄生、菟丝子、巴戟天补肾,肉桂温阳,鹿角胶、阿胶养血益精,桑螵蛸、龟甲敛肾涩精,土鳖虫、蒲黄活血逐瘀,仙鹤草、益母草调冲任理血,鸡内金、槟榔、木香理气行滞消积。

　　方 7. 菟戟归芎薏苡汤(杨家林·《中国现代百名中医临床家丛书》)

　　【组成】　菟丝子 15g,巴戟天 10g,枸杞子 10g,补骨脂 10g,鹿角霜 10g,当归 10g,川芎 10g,鸡血藤 18g,川牛膝 15g,薏苡仁 24g,晚蚕沙 10g,益母草 15g。

　　【用法】　水煎服,每日 3 次,2 日 1 剂。

　　【功效】　温肾活血,除湿通经。

　　【主治】　肾虚湿阻、气血瘀滞所致的月经推后、量少或闭经漏下,症见腰部冷痛,形肥肢短,指间水疱或下肢浮肿,带下清稀量多,苔白腻,脉弦滑者。

● **杨家林医案**

商某,29 岁,成都锦华路。

初诊日期:2004 年 2 月 11 日。

主诉:月经推后 14 年,停经 4 个月余,未避孕未孕 2 年。

月经史:14 初潮,5～7 天/50 多天至 4 个月,量中,色红有块,痛经,末次月经 2003 年 9 月 21 日,经前乳房胀痛,平时腰酸、恶风怕冷、易疲劳,常感冒,带下量多色黄,纳差,胃脘不适,心悸,咽干鼻干,喉中有痰,便干眠差,舌质红偏胖,苔黄腻。

结婚 3 年,避孕 1 年,近 2 年未避孕未孕。

2001 年在外院用人工周期治疗 3 个月,定期撤药性出血,停药后月经仍推后。

妇科检查:

外阴、阴道:(一)。

宫颈:重度糜烂,大量黄色分泌物堆积。

子宫:后位,常大,活动,无压痛。

白带常规:(一),清洁度:Ⅳ度。

B 超:子宫前后径 3.0cm,内膜厚 0.5cm,双附件(一)。

诊断:月经推后至闭经,原发性不孕。

辨证:肾虚湿热内蕴。

治法:补肾活血,清利湿热,调经止带。

方药:菟戟归芎薏苡汤加减。枸杞子 10g,菟丝子 15g,巴戟天 10g,补骨脂 10g,鹿角霜 10g,当归 10g,川芎 10g,鸡血藤 18g,苍术 10g,薏苡仁 24g,黄柏 10g,川牛膝 15g,晚蚕沙 10g。8 剂,水煎服,每日 1 剂,每日 3 次。

配服我院中成药通脉大生片,3 瓶,3 片,每日 3 次。紫河车胶囊,2 盒,2 片,每日 3 次。奥平栓,1 盒,1 片,阴道上药,间隔 1 次。药后半月经未潮,BBT 单相,闭经已 5 个月,于 2 月 28 日先用安宫黄体酮撤血,再用中药调治。

以后先后用五子四物四妙、玉屏风归芎、五子四妙、菟戟归芎薏苡汤、寿胎四物四妙等治疗,月经虽推后,但周期较前改善,40余天至2个月1次,能自然来潮,且偶见1~2次排卵。但症状仍寒热错杂,畏寒肢冷,暑天仍穿毛裤,戴护膝,牙龈肿痛,手足心热,易感冒,舌红苔黄腻,于2004年12月3日经净后治疗宫颈炎,术后3个月复查,宫颈炎基本痊愈。继用上述方药加减,如归芍五子四妙、玉屏风归芍寿胎四妙加补骨脂、地骨皮等寒热同治。

2005年以后月经40天至2个月,偶见4个月一行,除2005年5月排卵一次外,其余时间BBT均为单相。末次月经2005年10月24日,5天净。2005年11月10日BBT升高25天,12月5日来院就诊,停经43天,尿hCG(+),伴纳呆,恶心,左少腹痛,腰酸,诊为早孕,予四君寿胎芍甘汤保胎治疗。

2006年7月20日,足月产一男婴,重3500g,母子平安。

【按语】 此例患者,月经周期推后14年,停经5个月余,BBT检测长期不排卵,病程长伴寒热错杂夹湿热内蕴证象,先后用补肾活血除湿之菟戟归芍薏苡汤、五子四物四妙散、玉屏风归芍五子四妙散、归芍寿胎四妙散等加减,经过2年调治,月经虽仍推后,但周期较前改善,能自然来潮,一年中有2~3次排卵性月经,加之宫颈炎治疗后,坚持用补肾活血除湿法调经,终于怀孕分娩,全身症状逐渐改善。

方8. 养血调经汤(班秀文方 《国医大师班秀文学术经验集成》)

【组成】 鸡血藤20g,丹参15g,当归10g,川芎6g,白芍10g,熟地黄15g,川断10g,益母草10g,炙甘草6g。

【用法】 水煎服,每日1剂。

【功效】 补益肝肾,养血调经。

【主治】 用于肝肾不足、血虚所致的月经病证。

【按语】 加减运用:以肾虚为主者,上方加川杜仲、桑寄生,加强补肾之力;阴虚内热者,上方去川芎之辛温香燥,熟地黄改为生地黄,加地骨皮、知母;阴道出血量多者,上方去川芎之辛香行散,加用仙鹤草、血余炭等收敛止血。

方义分析:本方由《医学心悟》之益母胜金丹化裁而来。益母胜金丹为肝、脾、肾并治之方,但偏于补益肝脾。基于肾藏精,经源于肾,肝藏血,精血互化,肝肾同源的理论,并受唐宗海"血证之补法……当补脾者十之三四,当补肾者十之五六"思想的启迪,用鸡血藤补血活血,"一味丹参,功同四物",活血化瘀之力较为平稳,为治虚而瘀者之良药;当归、川芎、白芍、熟地黄补益肝肾,养血调经;续断补肝肾,行血脉;益母草能化瘀、能止血;炙甘草补脾益气,调和诸药。诸药合用,有补肝肾、益气血、调月经之功效。

● **班秀文医案**

韦某,女,25 岁。1991 年 4 月 5 日初诊。

月经紊乱并痛经 8 年,不孕 3 年。13 岁月经初潮,一向经行不甚规则,时有闭经。1984 年以来经乱加甚,经血量多,行经时间 10～20 天不等,多次因经崩而昏厥。诊断性刮宫提示子宫内膜增殖。西医诊断为"无排卵型功血"。曾因功能性子宫出血 3 次住院治疗,效果不显。每于经前、经行小腹剧烈绞痛,需服镇痛药方舒。1988 年结婚,婚后经乱如故,夫妻同居,未避孕而不孕。因治疗效果不佳,当地医院建议行子宫切除手术,患者不从,求诊于余。刻诊为经行第 5 天,服药(药名不详)后腹痛已缓解,经量仍多,色鲜红,夹血块,头晕目眩,纳食、二便尚可,舌尖边红,苔薄白,脉细。证属肝肾亏损,固摄无能。治予补益肝肾,养血调经。

方药:当归 10g,川芎 6g,白芍 10g,熟地黄 15g,鸡血藤 20g,丹参 15g,续断 10g,益母草 10g,炙甘草 6g。4 剂,每日 1 剂,水煎服。

二诊(1991 年 4 月 9 日):本次经行 8 天干净,现除头晕外,余无不适。仍宗前法,守方出入,予药 7 剂。

三诊(1991 年 4 月 16 日):头晕症瘥,时觉少腹、小腹胀痛,痛引腰部,舌淡红,苔薄白,脉略数。予以疏肝养血,健脾益气。冀气机疏利,化源充足,血行正常,经候如期。

方药:柴胡 6g,当归 10g,白芍 10g,茯苓 10g,白术 10g,黄精 15g,夜交藤 20g,小茴香 5g,香附 6g,炙甘草 6g,薄荷(后下)5g。7 剂,每日 1 剂,水煎服。

四诊(1991 年 4 月 23 日):药后已无腹痛,但带下全无,交后精液溢出,基础体温呈单相。舌淡红,苔薄白,脉细。治拟补肾温阳,调经助孕。

方药:菟丝子 20g,枸杞子 10g,覆盆子 10g,茺蔚子 10g,淫羊藿 15g,仙茅 10g,当归 10g,党参 15g,鸡血藤 20g,苎麻根 10g。7 剂,每日 1 剂,水煎服。

药后于 5 月 5 日经行,4 天即净,经行腹痛减轻。再如法调理 1 个月,6 月份月经逾期不至,查尿 hCG 阳性,B 超诊断为早孕。

种子贵先调经,调经不忘治带。历代医家都注重月经和孕育的关系。《妇人秘科》言:"女人无子,多因经候不调……调经为女人种子紧要也。"临床所见月经不调之妇,鲜有能受孕者,故对不孕症的治疗,首先着眼于调理经候。妇人以血为本,而经、孕、产、乳数伤于血,故常出现"有余于气,不足于血"的病证。经者血也,调经就是要治血,血足方可孕育胎元。本人调经之法,常从肝、脾、肾着眼。首先,调经要补益肾气,以固气血之根基。多用左归饮、右归饮、五子衍宗丸等方。气为血之帅,血随气而行,调经要养血,养血要顺气,顺气要疏肝。喜用柴胡、合欢花、素馨花等疏肝顺气之品。调经还要健脾和胃,以助气血之生化,使经源充足,班秀文大师每用归脾汤、人参养荣汤化裁。

月经病和带下病都是妇女常见的疾病,两者往往同时并见,而且带下异常也可以影响到妇女的孕育。故在调经种子之时,必须考虑到月经病和带下病的相互影响。若为经带同病者,不仅要治经,还要治带。经带并治之方,班秀文大师常选用当归芍药散。

方 9. 安冲调经汤(刘奉五方 《刘奉五妇科经验》)

【组成】 山药 15g,白术 9g,炙甘草 6g,石莲 9g,川续断 9g,

熟地黄 12g,椿根白皮 9g,生牡蛎 30g,乌贼骨 12g。

【用法】 水煎服。

【功效】 平补脾肾,调经固冲。

【主治】 脾肾不足,夹有虚热所引起的月经先期、月经频至,或轻度子宫出血。

【按语】 月经先期、月经频至、轻度子宫出血均有虚实之分。对于虚证一般多用参、芪补脾;桂、附、鹿茸、鹿角补肾,这些仅适用于纯虚证类。刘老医生在临床实践中体会到,很多病人属于虚中夹实。特别是女青年月经初潮之际,脾肾不足,而阳气初升,虚象之中往往夹有热象,表现为脉细,面色萎黄,疲乏倦怠,四肢无力,而月经色黑有块。若妄用参、芪、桂、附之属,则热益内炽,月经更加提前,血量反而增多,若见有热而过用苦寒芩、连之类,则伤正而脾肾更虚,在这种既不能过于温补,又不能苦寒直折的矛盾情况下,摸索出平补脾肾、调经固冲的经验方药。

本方主要由补脾、补肾、清热固涩三个药组而组成。其中山药、白术、炙甘草补脾;川续断、熟地黄补肾;石莲、椿根白皮、生牡蛎、海螵蛸(即原方中乌贼骨)清热固涩。平补脾肾,补而不燥,清热固涩又不伤正,是本方的主要特点。在补脾肾药中不用参、芪,而以山药为主,取其味甘入脾,液浓益肾,性平可以常服。川续断苦微温,既能补肾,又为治崩漏带下之要药。清热药中选用石莲,系莲子坠入泥土中多年后出土之品,性苦偏寒,既能清热又有健脾补肾之功;椿根白皮性寒凉血止血又有固涩之效。在固涩药中重用牡蛎,既能育阴清热而又能收涩止血,若血量较多则用煅牡蛎,血量少或无血时用生牡蛎。

总之,本方平补脾肾,脾气充则能统血,肾气足则能闭藏,清热收涩,清补兼施,标本兼顾,气血调和而经水自安,所以定名为安冲调经汤。

方 10. 瓜石汤(刘奉五方 《刘奉五妇科经验》)

【组成】 瓜蒌 15g,石斛 12g,玄参 9g,麦冬 9g,生地黄 12g,

瞿麦 12g，车前子 9g，益母草 12g，马尾连 6g，牛膝 12g。

【用法】 水煎服。

【功效】 滋阴清热，宽胸和胃，活血通经。

【主治】 阴虚胃热所引起的月经稀发后错或血涸经闭。

【按语】 本方主要治疗由于胃热灼伤津液所引起的月经稀发、后错，以及精血枯竭所引起的闭经。此类病人，平素多有阳气过盛，肝热上逆，导致胃中燥热，灼伤津液。阳明本为多气多血之经，下隶冲任二脉，若阳明津液充实，则冲任精血满盈，月经能以时下。若阳明燥热过盛，津液枯竭，不能化为月经，轻者月经稀发、后错，重者闭经数年不至。审其临床特点，虽为经闭，但无气血两虚之象，反而自觉口干、舌燥，心胸烦闷，急躁多梦，甚者胸中发热，五心烦热，脉弦滑沉取无力或滑数，一派阴虚血燥征象。古人曾用三合汤(四物汤、调胃承气汤、凉膈散)治疗本病。原方由当归、生地黄、白芍、大黄、芒硝、甘草、连翘、栀子所组成。在临床实践中，刘老医生观察到多数病人虽有上述症状，而大便不一定干燥。而且本病又系慢性病，非数剂药能以收功。如若长期服用三合汤因其中有大黄、芒硝等苦寒泻下之品，更易耗伤津液。而本方以瓜蒌、石斛为主药。瓜蒌，甘寒润燥，宽胸利气；石斛，甘淡微寒，益胃生津，滋阴除热，合用共奏宽胸润肠，利气和胃之效。另加玄参、麦冬养阴增液。因本病源于阴虚血燥，故在四物汤中去掉较为温燥的当归、川芎，用生地黄滋阴生血；瞿麦、车前子活血通经；益母草偏寒，通经活血之中又能生津液；马尾连(或栀子)清胃热，热去则津液能以自生，牛膝引血下行，以期经行血至之目的。

总之，全方以滋液清热，宽胸和胃之力，而达到活血通经的目的，由于药性平和可以长期服用。在临床应用时若见大便燥结，也可先用三合汤，待阳明燥实已解，仍可改用本方作为后续治疗。

方 11. 育肾通络方(孕Ⅰ方) (蔡小荪方)

【组成】 云茯苓 12g，生地黄 10g，怀牛膝 10g，路路通 10g，公丁香 2.5g,制黄精 12g,麦冬 10g,淫羊藿 12g,石楠叶 10g,降香片 3g。

【用法】 水煎服。

【功效】 育肾填精,助阳通络。

【主治】 不孕症之肾气不足,络道欠畅,或用于月经不调甚至闭经等症之周期调治。一般参考基础体温,如单相或双相不典型者在月经净后开始服用;输卵管阻塞者,可根据各种致病原因加减使用。

【按语】 方中用茯苓以入肾利水,补脾和中;生地黄养血滋阴,益肾填精;黄精补中益气填精;牛膝下行补肾益精;路路通能通十二经,利水通络;麦冬配生地黄以强阴益精;丁香辛香入肾壮阳,配路路通以通络;淫羊藿、石楠叶补肾助阳益精;降香辛温行血破滞。

如络道阻塞者加当归、川芎辛香活血,下通血海;增皂角刺、穿山甲片,前者辛温锐利,后者气腥走窜,贯通经络,透达官窍;寒滞者加桂枝,辛温香窜,通阳祛瘀,温经通络;痰湿阻滞者加制南星,下气散血,除痰攻积;白芥子辛温,利气豁痰;月季花佐上药以活血调经通络。

◉ 蔡小荪医案

王某,32 岁,干部。

1987 年 10 月 12 日初诊。结婚 4 年许未孕。经尚准期,惟量少色淡质稀,兹行 3 天适净,腰膝酸软,带多清稀,头晕时伴有耳鸣,少腹偶有掣痛,妇检无特殊,男方精检正常,苔薄,脉细。证属肾阴不足,带脉失固,拟育肾通络,固涩止带。

云茯苓 12g,大熟地黄 9g,怀牛膝 9g,路路通 9g,公丁香 2.5g,淫羊藿 12g,石楠叶 9g,制黄精 12g,山茱萸 9g,菟丝子 12g,青、陈皮各 4.5g,7 剂。

10 月 19 日复诊。时值中期,带下兼赤,略感乳头触痛,余症稍减。苔薄,脉细弦。再以育肾温煦。

云茯苓 12g,生地黄、熟地黄各 9g,石楠叶 12g,紫石英 12g,旱莲草 12g,狗脊 12g,肉苁蓉 12g,胡芦巴 9g,淫羊藿 12g,巴戟肉 9g,鹿角霜 9g。8 剂。

肾藏精而主生殖,故不孕之因虽繁而首当责之于肾。然肾多虚证,补肾为治疗不孕的根本大法。本病例是较为单纯的肾虚不孕,于经净后治以育肾通络法,重用茯苓、生地黄、熟地黄、怀牛膝和淫羊藿、石楠叶等并调阴阳,补益肝肾;以公丁香、路路通温通胞络;再以山茱萸、菟丝子固精止带。此方服用 7 剂,继以育肾温煦调治,即用上方去丁香、路路通等药,入紫石英、胡芦巴、鹿角霜等加强育肾温阳之功,以期暖宫摄精,胎孕乃宁。方中生熟地黄、旱莲草资本之源,以制阳光过亢,且旱莲草又可治中期出血,以防赤带淋漓。本方继用 8 剂,又因患者气血不足,经行量少,色淡质稀,于经期以八珍汤加减养血调经,净后复以前法调治 4 个月余,月经逾期不转,尿妊娠试验阳性,证实已孕。

方 12. 育肾培元方(孕 Ⅱ 方) (蔡小荪方)

【组成】 云茯苓 12g,生地黄、熟地黄各 10g,仙茅 10g,淫羊藿 12g,鹿角霜 10g,女贞子 10g,紫石英 12g,巴戟天 10g,麦冬 12g,山茱萸 10g。

【用法】 水煎服。

【功能】 育肾培元,温煦助孕。

【主治】 不孕症之肾气不足,基础体温单相或双相不典型。亦可用于月经失调,甚至闭经等症之周期调治。一般用于月经中期,可根据各种伴有症状加减施治。苔薄或边有齿印、脉细或平。

【按语】 本方从六味丸化裁,仅用其半,云茯苓、生熟地黄、山茱萸和中益脾肾,滋阴养血兴阳;淫羊藿、仙茅补肝肾,助阳益精;鹿角霜补肾益气,生精助阳,性较温和;巴戟天温肾助阳;紫石英温宫助孕;女贞子治肝肾阴亏,益肝肾,强腰膝;麦冬强阴益精,与女贞子相配以抑制诸阳药之偏温,以使阴阳平衡而相得益彰。

如兼气虚者加党参、黄芪;血虚者加黄芪、当归;兼阴虚者加炙龟甲;腰酸者,杜仲、川断、狗脊择用;目眩者加枸杞子;大便不爽者可加肉苁蓉、火麻仁;大便不实者加菟丝子;白带较多者加蛇床子、海螵蛸;肝肾虚损、下元衰惫者加紫河车。

◉ 蔡小荪医案

钱某,女,24 岁,已婚,上海某大学员工。

1976 年 10 月 21 日初诊。婚 9 年未孕,妇科检查无排卵,经素不准,先后无定,兹且阻 2 个月而行,今甫 3 天,每至腰酸,小腹酸痛冷感,脉细弦,苔淡薄,边有齿印,寒入胞宫,气滞失畅,拟温宫理气,以调冲任。

炒当归 9g,川芎 4.5g,白芍 9g,川续断肉 9g,狗脊 9g,木香 3g,桑寄生 9g,乌药 9g,艾叶 2.4g。4 帖。

10 月 26 日复诊。药后腰酸腹冷均瘥,小腹仍感胀痛,脉细,苔薄边有齿印,宗前法出入。

炒当归 9g,川芎 4.5g,乌药 9g,桑寄生 9g,艾叶 2.4g,白芍 9g,制香附 9g,木香 3g。3 帖。

11 月 11 日三诊。经期将届,小腹冷微胀,近曾下虫一条,脉细,苔薄边有齿印,予为温宫调理。

炒当归 9g,川芎 4.5g,白芍 9g,制香附 9g,乌药 9g,木香 3g,淫羊藿 12g,淡吴茱萸 2.4g,艾叶 2.4g。4 帖。

12 月 7 日四诊。经常愆期,又逾半月许,昨行量多有块,腰酸小腹胀痛且冷,脉细弦,苔薄边有齿印,再拟温调冲任。

炒当归 9g,丹参 9g,白芍 9g,川续断肉 9g,狗脊 9g,木香 3g,乌药 9g,淡吴茱萸 2.4g,川桂枝 2.4g,艾叶 2.4g。5 帖。

12 月 14 日五诊。经来 4 天即净,腰酸腹冷俱减,脉细弦,苔薄白边有齿印,再予温宫调理,拟丸剂缓治之。

另艾附暖宫丸 60g,分 7 日服。

1977 年 1 月 11 日六诊。逾期 6 天,经尚未行,脘腹微痛,脉微弦,苔薄边有齿印,当调冲任,并和胃理气。

炒当归 9g,白芍 9g,丹参 9g,木香 3g,砂仁(后下)3g,淡吴茱萸 2.4g,陈皮 4.5g。4 帖。

1 月 18 日七诊。13 日经行,期较以往略准,量尚畅,3 天净,诸症均除,脉细,苔薄边有齿印,势见好转,再拟温肾通络。

炒当归 9g,制香附 9g,淫羊藿 12g,仙茅 9g,炒怀山药 9g,怀牛膝 9g,紫石英(先煎)12g。石楠叶 9g,路路通 9g,炙鳖甲片 9g,皂角刺 9g。7 帖。

1 月 25 日八诊。脉细弦,苔薄边有齿印,时届月经中期,拟益肾调理。

炒当归 9g,熟女贞子 9g,白芍 9g,淫羊藿 12g,仙茅 9g,石楠叶 9g,炒怀山药 9g,紫石英(先煎)12g,怀牛膝 9g,陈皮 4.5g。7 帖。

3 月 1 日九诊。月事逾期未行,迄今五旬,乳胀,形寒,溲频,便溏,脉微弦滑,苔薄略淡有齿印,姑先和理,尚待观察。

云茯苓 12g,川续断肉 9g,桑寄生 9g,炒白术 9g,煨木香 3g,苏梗 9g,陈皮 4.5g。3 帖。

3 月 15 日十诊。妊娠 2 个月,尿妊娠试验 2 次均阳性,泛恶已减,纳差,近小腹微痛,脉弦滑欠弱,苔薄边有齿印,拟和中安固,防漏红。

云茯苓 9g,炒白术 9g,炒黄芩 4.5g,桑寄生 9g,川续断肉 9g,白芍 9g,木香 9g,苏梗 9g,陈皮 4.5g,谷芽 15g,南瓜蒂 3 个。4 帖。

结婚 9 年,从未生育,曾由妇科检查,认为无排卵,月经素来先后不准,但逾期较多,甚者阻 2 个月半始行,每临腰酸,小腹疼痛且冷,足见气滞不畅,胞宫受寒,气行血行,气滞血滞,是以经期不调,先后无定,寒凝则血行受阻,宫冷则有碍孕育,缠绵年久,导致肾阳不充,经前之象虽不严重,月经不调,颇为明显。治当调经为主,理气温宫为先,以冀气得疏通,宫冷蠲除,冲任调和,经来如期。初诊适值经行,故拟四物法去地黄以调经,佐木香、乌药以理气,川续断、狗脊、桑寄生以补脾健肾,艾叶温宫逐寒。药后腹冷腰酸均瘥,复诊从原方加减,增吴茱萸以温中,淫羊藿以温肾,并予艾附暖宫丸以缓治。治疗后第 1 次经转逾期 18 天,量多有块,腹疼冷痛腰酸又作,前法增丹参以祛瘀生新,桂枝以温通经络,此后症势有所好转,仍以汤剂及丸剂交替使用。第 2 次经期较前略准,后期 1 周,量畅,3 天即净,痛冷均瘥,经净后即予温肾通络法,以当归、香附养血理气,淫羊藿、仙茅、石楠叶温肾助阳,怀山药健脾补肾,紫石英温经暖宫,怀牛膝入肝肾,下行滑窍,路路通、鳖甲片、皂角刺通经络。复诊已值月经中期,宗原方去通络之剂,增女贞子、白芍助当归以养血益肝肾,以期促使排卵助孕,果然投剂即效,于 1977 年 1 月 13 日末次经行,继则逾期不至,妊娠试验 2 次均阳性。脉象虽呈弦滑,惟尺部较弱,恐胎元不足,当予和中安固,9 天后漏红少些,曾由另医就治。

方 13. 归芍异功散加味(卓雨农方 《卓雨农中医妇科治疗秘诀》)

【组成】 党参 30g,白术 12g,茯苓 12g,陈皮 9g,甘草 3g,当归 9g,白芍 12g,怀山药 15g,糯米草根 24g。

【用法】 水煎,温服。

【功效】 健脾养营。

【主治】 血虚脾弱,面浮肢肿,食欲欠佳之不孕症。

【按语】 脾胃虚损,不能营养冲任故不孕。

卓老强调,女性生理尤其与血、肾、冲任关系最为密切,其中以肾为主导,以血为用,以血为本,以冲任为核心。因此,他着重指出,研究女性的生理,必须以此三者为中心,探讨月经、胎产等正常生理功能、病理变化及其气血、脏腑、经络的关系。

卓老强调肾气盛衰是直接关系到女性发育和生殖盛衰的根本。肾为先天之本,为人体生长、发育、生殖的根本。又冲任之本在肾,胞脉系于肾,肾通过经络与子宫相通。肾精、肾气及肾中阴阳的盛衰对子宫的生理和病理改变都有重要的影响。女子生殖功能的成熟和衰退，皆取决于肾气的盛衰。肾在女性月经、孕育中起着主导作用。肾藏精，肾气旺盛，则精充血足，天癸渐至成熟而泌至，任通冲盛，月事以时下；反之肾气衰弱，则精虚血少，冲任枯竭，无子并逐渐走向衰老。所以，在辨治妇科疾病时应把握肾这一重要脏腑，勿忘培补先天。

卓老重视冲任督带与女性的生理关系，认为冲任督带与妇女生殖密切相关，其中尤以冲任二脉最为重要。冲任二脉皆起胞中，气血交会之所，在脐下胞室之中，男为丹田，女为血室，皆肝肾所司，上居阳明，中焦受气取汁，应冲任二脉以下合癸水（是戊土与癸水合），男女皆然，男子重气血从水化而为精，女子重血从水化而为经血，任督二脉循环行复，维持阴阳平衡，气血通畅，保持月经的潮止有度，冲任督带各司其职，共同调节和维持女性的正常生理功能，经、带、胎、产诸疾必伤及冲任或任脉、督脉，方可致病。

卓老指出，月经主要成分是血，孕期血以养胎，气以载胎，分娩赖气以推动，需阴血濡润产道，产后气血上化为乳汁，是以血为经、孕、产、乳的物质基础，气是动力，气血相互为用，在女性一生的正常生理过程中起着重要作用；妇女以血为本，以血为用。卓老认为妇科疾病以伤血为主，但血病累气，气病累血，气分之水阴不足则阳气乘阴而干血，阴分之血液不足则津液不下而病气，因此研究妇科学必须了解气血之间作用原理及其在妇科疾病发生发展过程中的作用，才能在错综复杂的病变中审证求因，辨证论治。

因此，治疗妇科疾病，首先着重调气血，气血调匀，则诸脏安和，经脉通畅，胎产经带等疾病方可痊愈。临证即使需用清凉、攻下诸法，也应该注意不要伤及气血，才能收到良好的效果。

调气血时应注意和脾胃。胃主受纳腐熟，脾主运化统摄，表里相配升降相依，燥湿互济，脾胃为后天营养之本，血气生化之源。水谷入胃，通过腐熟运化，才能奉心化赤，脾胃健旺，精微充足，血气旺盛，"谷气盛血海满"，则经、孕、产、乳如常，反之则病矣。

由此可见，和脾胃是治疗妇科病重要的一环，和脾胃正是为了调气血。尤其是老年妇女,经断以后,肾气衰弱,气血俱虚,令赖水谷滋养,此时补脾胃以资化源,就更为重要。

卓老认为妇科疾病的发生或为肝肾病变,伤及冲任,或其他原因致冲任损伤,或不固,或未充,或渐衰,或亏损,方可致病。冲任无本脏,不能独立行经,二脉并起于胞中,冲为血海,任主胞胎,隶属于肝肾二脏之脉。肝肾同源,肾为先天之本,肾气化生天癸而藏于肾,可激发冲任气血的充盛,肾气盛则冲任足。肝藏血,主疏泄,肝肾协调,精、气、血运行有度。冲任二经得肾精、肝血的濡养,赖肝气条达而盈泻有度,故补肝肾亦即补益冲任。临床常见的妇科病,如经闭、崩漏、带下、滑胎等,既由于冲任损伤,又和肝肾失养有关。因此,在治疗时,常常从肝肾入手,治肝肾以治冲任。肝肾得养,则冲任功能自然恢复。故养肝肾乃治疗妇科疾病的原则之一。

方 14. 通经散（韩冰方 选自《中医妇科验方选》）

【组成】 当归 10g,月季花 10g,桂枝 10g,生鸡内金 10g,干姜 6g,川芎 6g,牛膝 10g。

【用法】 诸药共为细末,每日服 2 次,每次服 9g,黄酒送下。禁食生冷腥腻等物。

【功效】 化瘀通经。

【主治】 血瘀寒凝,冲任不通所致不孕、闭经、月经过少、月经后期及痛经等证。

【按语】 方中鸡内金乃益脾强胃,消食化积之品,然又有化瘀通经之效。张锡纯《医学衷中参西录》曾曰:“盖鸡内金善化瘀血,即能催月信速于下行也。”本方鸡内金与当归为伍,既可健运脾胃以资后天之本,使其中焦受气取汁,变化而为血。又可与桂枝、月季花等物协同,通调冲任,经水来潮。

方 15. 舒肝化育汤（卓雨农方 《卓雨农中医妇科治疗秘诀》）

【组成】 柴胡 9g,当归 9g,川芎 9g,白术 12g,茯苓 12g,香附 9g,牡丹皮 9g,泽兰 12g,艾叶 9g。

【用法】 水煎服。

【功效】 疏肝解郁,养血扶脾。

【主治】 肝郁型不孕症。

【按语】 肝郁型不孕症的主症为婚久不孕,月经愆期,量时多时少,胸闷胁胀,情志抑郁,喜叹息,苔薄白质正常,脉弦。加减法:经量多者,去当归、川芎,加益母草 15g,白芍 12g。

方 16. 不孕乳胀汤(何任方 《跟名师学临床系列丛书·何任》)

【组成】 乌药,制香附,枳实,青橘叶,白术,娑罗子,路路通,郁金,合欢皮。

【用法】 水煎服。

【功效】 疏肝散结。

【主治】 肝气郁滞导致的不孕症等。主要症状为经前乳胀,此即为辨证重点。

● 何任医案

案 1:肠覃、不孕

蒋某,女,32岁,干部,1986年1月18日初诊。病史为婚后多年不孕,月经每34天行,行期短而量多。曾患宫外孕,有慢性阑尾炎。此前曾做过输卵管通液。于1986年1月16日在某医院B超诊断:"子宫平位,正常大,形态正常,宫区回声均匀。于子宫右上方可见鹅蛋大包块,边界清,内可见一分隔,房内见回声。左侧亦可见一桂圆大包块,低回声。提示:双附件囊性块,输卵管、卵巢积水或卵巢囊肿不能排除。建议输卵管造影。"患者无子多年,要求治疗好囊肿,并望得子。

诊见患者神情、面色无异常,月经于本月9日行,量较多,3天而净。苔白脉涩,先予消瘕。

桂枝 9g,茯苓 15g,丹参 12g,桃仁 9g,牛膝 9g,丹皮 9g,白芍 12g,红枣 6g。10 剂。

1986年3月3日二诊:1月18日方服10剂,无任何不良反应。又自行服 20 剂。苔白脉涩。仍予原方加川楝子 9g,嘱再服 10 剂。

1986 年 4 月 24 日三诊:谓 3 月 3 日方连服 20 剂。服 10 剂后,又于当地某县人民医院 1986 年 3 月 18 日 B 超检查:"两侧附件扫查见右侧 23mm×28mm,左侧见 17mm×26mm 之透声暗区。暗区边界清楚。诊断:①子宫未见肌瘤;②两侧卵巢小囊肿"。该患者因囊肿较前明显缩小而续服如上方。以后又将前方连续服用若干剂。于 1986 年 4 月 14 日再做 B 超复查:"两侧附件,右侧见 19mm×27mm 暗区,左侧见 17mm×26mm 暗区。"一侧囊肿又见缩小。诊其月经周期渐准,每月 26 天转,腹不痛,经前乳胀渐解,苔净。仍原方续进。服 20 剂。

尔后,该患者因工作、出差,停止服药一段时期。直延至 1986 年 6 月 7 日始将原方改制成丸剂,每日随带,于出差时连续服用。于 1986 年 8 月 15 日又于当地 B 超复查:"两侧附件扫查,见右侧附件 18mm×22mm 之暗区,边界清(右侧附件小囊肿)。"于 1986 年 8 月 20 日复诊,左侧囊肿消失,右侧囊肿又见缩小。经行准期,但又见经前乳胀明显。于是嘱继续服用前桂枝茯苓丸加味制成之丸剂,不可间断外,再处汤剂疏调。处方:当归 9g,川楝子 9g,白芍 12g,乌药 6g,娑罗子 9g,延胡索 6g,八月札 9g,越鞠丸(包煎)15g。服法为每月经行前 1 周各服 7 剂,月经行即停服。但患者又因出差而只服丸剂,停服汤剂。于 1987 年 4 月 20 日复于当地某县人民医院做 B 超检查:①子宫正常大小;②两侧卵巢可见正常大小。治疗至此,卵巢囊肿全消。随即停服丸剂。

1987 年 4 月 24 日来诊,癥瘕解后,月经如期而行,色初黯后鲜,经前乳胀。基础体温双相不明显。苔白滑,脉涩,宜疏肝解结。枳实 9g,娑罗子 9g,当归 9g,白术 9g,郁金 9g,路路通 9g,乌药 6g,制香附 9g,合欢皮 9g,青橘叶 30g。7 剂。

上方服 14 剂后,经前乳胀已消。又服若干剂后,一度测基础体温已呈双相。但患者又因工作、出差,未能继续服药,亦不测基础体温,较长时间又行停药。由于其家人的嘱促,患者又由于卵巢囊肿治愈后对不孕症之治愈信心倍增,自 1987 年 6 月又自行配服前 4 月 22 日方若干剂。以后为求子心切,又要求配药天天可服,考虑到该同志不时出差,在家时服前方汤药,出差则随带丸剂,不停止治疗。诊其癥瘕净后,月事已调。奔波疲劳,脾虚气血耗损。乃处方如下:制香附 40g,制苍术 40g,藿香 40g,防风 40g,前胡 40g,苏叶 40g,薄荷 40g,川厚朴 40g,草果仁 20g,姜半夏 40g,乌药 40g,陈皮 40g,焦麦芽 80g,春砂壳 20g,炒枳壳 40g,焦山楂 40g,白蔻仁 10g,广木香 30g,茯苓 50g,川芎 20g,羌活 20g,白芷 20g,粉甘草 20g,当归 40g。制法:以上各药研细,和匀再研极细,水泛为丸。每日服 2 次,每次服 12g,温开水吞送。给处本方以后,未见患者再来。直至 1989 年来信致谢。略谓:"我于今年 3 月底怀孕,一切正常。"至此肠覃、无子两证均告治愈。

肠覃为癥瘕之属,见于《灵枢·水胀》,是一种生长于下腹部的肿物,所谓"寒气客于肠外"而月经又能按时而行之证,极似卵巢囊肿,多因气阻血瘀癖结所致。卵巢囊肿,于西医妇科治疗,除略小者可予随访观察外,一般均采取手术治疗,视情摘除。而本例患者初诊时囊肿大者如鹅蛋,直径超过 5cm。因而医院嘱其手术,而病者不愿接受,经人介绍来我处诊治。病者再三要求先治好卵巢囊肿。故根据"癥瘕尽而营卫昌"之说,先治其囊肿。按病史分析,该患者曾得子宫外孕,其不孕亦非原发性,更当先祛其瘀滞癖结。故决然第一步用《金匮要略》桂枝茯苓丸攻坚散寒、行气活血,将丸剂改为汤剂投与。本丸原治"癥痼害",作下癥之用。桂枝通阳,芍药滋阴,茯苓益心气,牡丹皮运血,桃仁攻癥痼,此丸余多年用治癥瘕,包括用治肠覃(卵巢囊肿)、石瘕(子宫肌瘤),能收满意之功效。处方中加丹参和血祛瘀,牛膝活血散血以下行,大枣以调护之。二诊加川楝子者,《本草逢原》谓"疝瘕则寒束热邪",以川楝子苦寒合而成有制之师,故亦所宜。在消除卵巢囊肿自初诊至治愈,共服汤药 60 余剂,丸剂 1 料左右而收功,避免手术摘除之苦。

自 1987 年 4 月 24 日开始,为治疗不孕症阶段。不孕症,中医古籍有"无子""断绪""绝产"等名称,为女子婚后不孕或育孕后未能再次怀孕。一般除先天缺陷外,后天原因常见有肝郁、血虚、痰湿、肾虚、胞寒、血瘀等引起冲任失调,难以摄精受孕。余治不孕症,不作烦琐之不必要分型。而此例病者为继发性不孕,初为瘀滞气郁,囊肿愈后,瘀滞已消,而为肝郁气滞。主要症状为经前乳胀,此为辨证重点。肝气郁滞影响生育,为导致不孕之原因。妇女由此原因而致不孕者,为数甚多。故处方用余自制之"不孕乳胀汤"(乌药、制香附、枳实、青橘叶、白术、娑罗子、路路通、郁金、合欢皮)适当加减以疏肝散结。服 14 剂后,有所转机,乳胀渐消,基础体温出现双相。可惜未能乘胜继续服药。因该病者系当地干部,工作出差整年不断,无法专心治疗。服 10 余剂药后又去外地学习,乃致辍药若干月。

为了适应患者工作出差之特殊情况,认真为其考虑不停止治疗之丸剂,俾与汤剂间隔或交替服用。因视其症状,兼有脾虚气血欠调,乃给丸方。按此丸方为《萧山竹林寺妇科秘方考》之"秘制太和丸"原方,而略调整其药、量。该方治妇女月经不调,经行腹痛,腰酸带下,骨节疼痛,胸闷食少,停经腹胀,脾虚泄泻,积年不孕等症。本丸用药 24 味,有祛表邪者,有温益健脾者,有和胃理气者,有益气调经者,具有阴、阳、表、里、虚、实多种药物组成。其总体有调整阴阳、疏表达里、理气和血之效益,故于"积年不孕"尤见功效。

综观本案诊治之经过,虽终于各收其效,但并无特殊之创造可言,总在多为病家着想,认真考虑为病家设计有益于治愈之步骤方案而已。进而言之,此案病者倘能及时不断治疗,不停服药,其总的疗程,必可缩短多多。

案 2

张某某,女,29 岁。1974 年 3 月 10 日初诊。婚后 5 载未孕,经前乳胀,月经稍延期,以疏肝条达为治。

当归 9g,合欢皮 9g,制香附 9g,枳实 9g,路路通 9g,青橘叶

30g,白术 9g,娑罗子 9g,郁金 6g,乌药 6g。7 剂。

4 月 7 日复诊:经前仍有乳胀,胀连及腋侧,舌尖略绛,脉弦劲。

原方加逍遥散(包煎)30g。7 剂。

4 月 14 日三诊:汛事转准,经量较多,原意再续,略参益肾。

制香附 9g,郁金 6g,菟丝子 9g,补骨脂 9g,当归 9g,淫羊藿 9g,青橘叶 30g,橘核 12g,丝瓜络 12g,紫石英 9g,川续断 6g。6 剂。

5 月 5 日四诊:症渐好转,再以疏肝法调理。

柴胡 4.5g,炒白芍 6g,路路通 9g,当归 9g,制香附 9g,合欢皮 6g,乌药 4.5g,娑罗子 9g,青橘叶 30g,白术 9g,郁金 6g,枳实 4.5g。6 剂。

6 月 9 日五诊:药后乳胀诸症均有轻减,然经前胸胁尚感不舒。以益肾疏肝兼顾治之。

方一:淫羊藿 9g,川芎 4.5g,菟丝子 9g,紫石英 12g,牡丹皮 6g,制何首乌 9g,制香附 9g,川续断 6g,覆盆子 9g,黄芪 9g,当归 9g,杜仲 9g。6 剂。

方二:柴胡 6g,绿萼梅 4.5g,炒白芍 9g,白术 12g,路路通 9g,娑罗子 9g,枳壳 4.5g,青橘叶 30g,蒲公英 12g,乌药 6g,黄芩 6g,合欢皮 6g,郁金 6g,生甘草 6g。4 剂。

该例不孕症患者妇科医院检为宫口较小,曾行输卵管通气术。《类证治裁》曰:"妇科着重孕育,孕育先在调经。"然调经又有理气、和血、补养之分。该患者经前乳胀,脉现弦象,乃是肝郁明证,故以疏肝解郁之剂治之。肾为先天之本,内藏精气,主人体生长发育和生殖功能,故以益肾疏肝相兼为治,使肾气充足,肝气条达,汛事转正而能孕育。药后乳胀减轻,月事亦转准,1975 年随访已有孕。前后 5 次方药,大致按照古人"经前勿补,经后勿攻"的治则,对该症颇为适合(引自《跟名师学临床系列丛书·何任》)。

方 17. 蒺麦散(裘笑梅方 《裘笑梅妇科临床经验选》)

【组成】 白蒺藜 9g,八月札 9g,大麦芽 12g,青皮 3g,橘核 3g,橘络 3g,蒲公英 9g。

【用法】 水煎服。

【功效】 疏肝理气消结。

【主治】 肝郁乳癖,闭经,痛经,不孕症等。

【按语】 方中白蒺藜、青皮、八月札、橘核、橘络均有疏肝理气、解郁散结之功,合蒲公英软坚消结,配大麦芽开胃健脾,合之为疏肝理气消结之剂。肝属木,性喜条达,肝气贵于舒畅而恶郁结。女子善怀多郁,易引起肝郁气滞而出现经、孕、产、育等多方面的病变。所以古人称"女子以肝为先天",说明肝与妇女生理、病理的密切关系。蒺麦散是裘笑梅的有效验方,主要适用于肝郁而致的乳癖、痛经、闭经、不孕等证。只要辨证确切,投之每有卓效。如裘笑梅治一例郭姓患者,35 岁,主诉婚后 7 年未孕,经律正常,每在经前半月两乳作胀疼痛,触之似有散在小核,痛甚连及腋下,手臂伸屈不适,病延近 10 年。外科诊断为"乳房小叶增生"。中医学称为"乳癖"。脉沉细苔薄。治用蒺麦散,服药 2 个月余,乳房结核胀痛显减,其他并无不适,嘱继服前方,时隔 3 个月随访,上证未现,停经 50 天,尿妊娠试验阳性。

方 18. 百灵调肝汤(韩百灵方 《百灵妇科传真》)

【组成】 当归,赤芍,怀牛膝,王不留行,通草,皂角刺,瓜蒌,枳实,川楝子,青皮,甘草。

【用法】 水煎服。

【功效】 疏肝理气,调经通络。

【主治】 肝郁气滞引起的不孕症等。症见胸胁或少腹胀满窜痛,胸闷善太息,烦躁易怒或情志抑郁,妇人可见乳房胀痛、月经不调、痛经等,舌质黯或有瘀点,脉弦或弦涩。

【按语】

1. 肝郁气滞，肝失疏泄，气机不利，冲任失调而致月经过少、月经后期、月经愆期、闭经等。临证中酌加香附、川芎、桃仁、红花以行气活血调经；经行腹痛者加延胡索行气止痛；经血有块者加丹参、益母草活血调经。

2. 肝郁日久化热，热伤冲任，迫血妄行而致月经先期者加栀子、牡丹皮、黄芩以清热凉血；量多者改赤芍为白芍，去王不留行、枳实，加炒地榆、墨旱莲以固冲止血；经行不畅或有血块者加益母草、泽兰活血化瘀调经。

3. 肝气郁结，气滞血瘀，经行气血下注，胞脉更加壅滞而致痛经者，加延胡索、蒲黄、五灵脂以活血化瘀，行气止痛。

4. 肝气郁结，郁久化热，正值经期气血下注冲任，冲气挟肝火上逆而致经行吐衄者加牡丹皮、栀子、小蓟、白茅根以清热凉血止血；便秘者加少量大黄以清热降逆，止血通便。

5. 肝郁化热，阳气浮越致经期发热、产后发热等。临证适加牡丹皮、黄芩、栀子清热凉血；口苦咽干者，加龙胆草清肝泻火。

6. 肝郁化火，上扰心神而致经行情志异常、子烦、经断前后诸症等。头晕目眩者加石决明、木贼草；头痛者加川芎、白芷；失眠者加酸枣仁；五心烦热者加牡丹皮、地骨皮以滋阴凉血；烦躁者加莲子心、麦冬以清心除烦。

7. 肝气郁结，气机不利，脉络不畅，而致经行乳房胀痛者加香附、穿山甲疏肝理气，通络止痛；妊娠腹痛者改赤芍为白芍缓急止痛，加紫苏梗行气宽中安胎；气胀者去通草，加天仙藤以行气消肿；妇人腹痛者加三棱、莪术、延胡索行气活血止痛；胁痛者加郁金、延胡索以调肝理气而除胁痛。症见腰痛、头晕、耳鸣者加熟地黄、枸杞子、山茱萸补肾填精，滋水涵木。

8. 肝郁日久，克于脾土，脾胃不和而致经行泄泻、妊娠恶阻、妊娠泄泻、妊娠肿满等。泄泻者加山药、白术、防风；呕吐者加芦根、竹茹；肿满者加香附、茯苓、天仙藤；妊娠期去通草、皂角刺、枳实。

9. 肝郁气滞,疏泄失常。若疏泄不及而致产后乳汁不下者加漏芦、路路通、穿山甲以通经下乳;若疏泄太过而致产后乳汁自出者,加牡蛎、五倍子、海螵蛸以收涩回乳。

10. 肝气郁结,肝失疏泄,冲任失调而致不孕。若肝郁犯脾症见厌食者加陈皮、白术、茯苓健脾和胃;若肝病日久,累及于肾,即子病及母而见腰酸乏力、头晕耳鸣等症状者加龟甲、枸杞子、女贞子滋肾水以养肝。

11. 肝气郁结,气机不利,气血运行失常,滞于体内而致癥瘕、乳岩、乳痈等。有包块者加鳖甲、龙骨、牡蛎以软坚散结;乳房有肿块者加穿山甲、浙贝母、当归尾、桔梗以通络散结;红肿热痛者加金银花、天花粉。

●韩百灵医案

日本某女士,结婚后数年未孕,经国内外著名医生检查多次,均无疾患,查不出病因。经有关方面介绍,1976 年夏季,患者夫妇求余往诊。余望其形体不甚健康,面色黯滞,精神抑郁,舌苔微黄,语言清晰。问其发病之由,云:性情急躁,无故多怒,胸胁胀满,经期乳房胀痛,血量涩少,色紫暗有块,小腹坠胀,经后乳痛腹胀较轻,手足干烧,呃逆,不欲饮食,喜食清淡而厌恶油腻,大便秘结,小便短赤。诊其脉象弦涩有力。

证候分析:乃属肝气郁滞,脉络不畅,疏泄失常,胞脉受阻而不孕。予以调肝理气通络之方:嘱服 3 剂。7 日后又诊,症无变化,脉象如前,唯食欲缺乏,此因肝气乘脾,脾气不运之故,仍以前方加白术 9g,山药 9g 以扶脾气,又服 3 剂。1 周后又诊,据云:经期胸闷乳痛减轻,饮食增进,但腰酸痛。仍以原处方减皂甲刺、瓜蒌,加川续断 9g,桑寄生 9g 以补肝肾,嘱其久服为佳。

1977 年其夫妇返回日本东京。1978 年春其丈夫来信说,夫妇回国后,其夫人怀孕生一女孩,为纪念中国,借用松花江的"花"字,将这一女孩取名"大石花",并对中国医生治好他夫人的多年不孕症表示衷心的感谢。

此乃肝郁不孕症,是妇女最常见的疾病,也是最难医治的疾病。余通过50余年临床验证,对此症运用该方药,故治愈。

韩老认为,肝郁、肾虚是导致妇女不孕的主要原因,盖肾为先天之本,元气之根,关乎生殖;肝司血海,疏泄为用。封藏固秘,疏泄以时,胞宫蓄溢有常,方能经事如期,摄精成孕。若先天不足,或后天房事所累,或欲念不遂,情志抑郁,则易致肾虚、肝郁而致不孕。治疗不孕症,韩老提出,贵在调经,其具体方法有调肝、补肾、化痰等法,王清任更有逐瘀一说。韩老治疗本案紧锁"肝肾"二脏而立法,疏肝之郁,补肾之虚。运用自拟经验方百灵调肝汤加减治之,川楝子、瓜蒌、丹参、香附以疏肝解郁,理血调经;川续断、桑寄生滋补肝肾,调理冲任;当归、赤芍补血、养血、活血以助调经;白术、山药培补后天,益气养血;妙用王不留行、通草通络下乳之药,取其行走通络之意。诸药共伍,使肝气得调,胃气得和,肾精得益,冲任得畅,则孕育而成。韩老治疗此病,辨证准确,用药精良,加减灵活,充分显示了韩老的诊疗风范及特点。

方19. 开郁种玉汤《傅青主女科》

【组成】 白芍(酒炒)30g,香附(酒附)9g,当归(酒洗)15g,白术(土炒)15g,牡丹皮(酒洗)9g,茯苓(去皮)9g,天花粉6g。

【用法】 水煎。服1个月。

【功效】 调肝开郁,抑火舒脾。

【主治】 嫉妒不孕。症见婚久不孕,怀抱素恶,常有嫉妒之心,烦躁多怒,常叹息,胸胁或乳房胀痛,月经多后期,经量时多时少,行经腹痛,舌质淡,苔薄白,脉弦。

【按语】 此乃肝气郁结所致。肝郁日久,则火易动而血无所藏,冲任失其通盛,带脉失其宽舒。且抑郁寡欢肝失条达,则胸胁胀满;脾受其侮,则被困而饮食少思,精微无所生化,自难摄精成孕。方中重用白芍养血敛阴柔肝,滋养肝之体阴,配当归以养血,且用酒洗以开郁散结,白术健脾而利腰脐之气,茯苓宁心,香附乃解郁散结之圣药,佐牡丹皮以泻郁火,更妙于再配天花粉以润燥生津而利月水。其滋而不滞,利而不伤。此方之妙,解肝气之郁,宣脾气之困,而心肾之气亦因之俱舒。所以腰脐利而任带通达,不必启胞胎之门,而胞胎自启,不但是特治嫉妒不孕之妙方,而且肝气郁结者皆可服之。服之郁结之气开,郁开则无非喜气之盈腹,而嫉妒之心,亦可以一易,自然两相合好,自可毓麟于顷刻之间。

方 20. 加味养精种玉汤(黄绳武方 《中医妇科验方选》)

【组成】 当归 15g,熟地黄 20g,白芍 15g,山茱萸 15g,牡丹皮 10g,龟甲 30g。

【用法】 水煎服,每日 1 剂。

【功效】 滋阴养血,调冲益精助孕。

【主治】 肾阴不足,阴虚火旺不孕症。

【按语】 该方以《傅青主女科》养精种玉汤加味而成。对阴虚火旺之身瘦不孕者有效。倘口燥咽干者加沙参,汗多者加山药。

方 21. 养精种玉汤(《傅青主女科》)

【组成】 熟地黄 30g,当归(酒洗)15g,白芍(酒炒)15g,山茱萸(蒸熟)15g。

【用法】 水煎,服了 3 个月,并节欲 3 个月。

【功效】 滋肾水而平肝木。

【主治】 身瘦不孕。症见婚久不孕,瘦怯身躯,性交之后,即倦怠而卧,月经后期,经量少,色淡或暗褐,头晕目眩,口燥咽干,心中烦热,舌质淡红,少苔或苔薄,脉虚细或细数。

【按语】 贪欲等致肝肾精血不足,制火无权,不能摄精成孕。本方乃四物汤去川芎易山茱萸而成。重用熟地黄以滋肾水,当归、白芍以养肝血,此乃血中补阴。妇女以血为主,经后期阴血不足,故补阴必须结合补血,以适应妇女生理病理之特点。书中养精种玉汤等均属于血中补阴的方剂。血中补阴常以白芍、熟地黄、当归为基础。方中妙在去川芎之辛窜耗精,而易以山茱萸,滋养肝肾而填精血,如此精血充沛,肝肾得养,冲任得调,则摄精成孕,期日可待。

方22. 清骨滋肾汤(《傅青主女科》)

【组成】 地骨皮(酒洗)30g,牡丹皮 15g,沙参 15g,麦冬(去心)15g,玄参(酒洗)15g,五味子(炒研)1.5g,白术(土炒)9g,石斛 6g。

【用法】 水煎。连服 90 剂。

【功效】 壮水之主,以制阳光。

【主治】 骨蒸夜热不孕。症见婚久不孕,骨蒸夜热,遍体火焦,口干舌燥,咳嗽吐沫,月经先后不定期,色暗而量少,甚则闭经,舌红,少苔,脉细数。

【按语】 肾水亏乏,不能制火。任主胞胎属肾,肾水不足,则不能濡养胞宫,自难摄精成孕。此方重用地骨皮直退骨蒸,沙参、麦冬润肺以滋水之上源而疗燥咳,玄参壮肾水,五味子敛阴而养肾精,牡丹皮泄火,白术健脾下养冲任而上益肺金,佐石斛养胃阴而润肺,又可制白术之温。所以稍补其肾,以杀其火之有余,而益其水之不足,便易种子怀麟。

方23. 升带汤(《傅青主女科》)

【组成】 白术(土炒)30g,人参 9g,沙参 15g,肉桂 3g,莘荠粉 9g,鳖甲(炒)9g,茯苓 9g,制半夏 3g,炒神曲 3g。

【用法】 水煎。连服 60 剂。

【功效】 温阳益气,升带消坚。

【主治】 腰酸腹胀不孕。症见婚久不孕,腰酸背楚,胸满腹胀,两胁或乳房胀痛,倦怠欲卧,下腹部有包块,月经后期,经行腹痛,经色暗黑或有血块,块出痛减,舌暗或舌边有瘀点,脉多沉涩。

【按语】 任督俱虚,连累带脉,失于升举,发为疝瘕,病在下焦,影响摄精受孕。升带汤中重用白术以利腰脐,协同人参益气升带,肉桂散寒,莘荠粉磨积,鳖甲消坚,茯苓利湿,配半夏、神曲,祛湿痰而消积滞,尤妙佐沙参一味,治血结而消疝,《本经》曰其治"血结惊气",唐·甄权《药性本草》言其能疗"疝气下坠"。病乃虚实夹杂,组方攻补兼施,有升有散,故能升带而补任督,攻坚而消疝瘕,安有不孕之理?

方 24. 化水种子汤（《傅青主女科》）

【组成】 巴戟天(盐水浸)30g,白术(土炒)30g,茯苓 15g,人参 9g,菟丝子(酒炒)15g,芡实(炒)15g,车前子(酒炒)6g,肉桂(去粗皮) 3g。

【用法】 水煎服 76 剂。

【功效】 温肾阳为主,兼扶脾气。

【主治】 便涩,腹胀,足浮肿,不孕。症见婚久不孕,小水艰涩,腹胀脚肿,四肢不温,腰腿酸软,月经失调,量偏少而色淡,重则闭经,舌质淡,苔白薄,脉沉迟弱。

【按语】 证由肾阳虚衰致水湿之气渗入胞胎之中,而成汪洋之势。汪洋之田,又何能生物? 故不能摄精成孕。方中肉桂大补肾中命门真火,助膀胱气化而上煦脾阳,巴戟天、菟丝子,温肾行水,且温而不燥,柔而不滋,人参、白术、茯苓,健脾扶中,崇土制水,稍佐车前子直利水道,又妙在配芡实之甘涩,兼养脾肾,使温不耗液,利不伤精。全方壮肾气以分消胞胎之湿,益肾火以运化膀胱之水,使先天之本壮,则膀胱之气化;胞胎之湿除,恰如汪洋之田,化成雨露之壤,何愁布种不能生物? 水化则膀胱利,火旺则胞胎暖,安有种子而不怀麟之理?

《傅青主女科》种子十方组方严谨,疗效显著。粗看似平平无奇,细究奥妙无穷。他所指出的"凡种子治法不出带脉、胞宫二经",确属经验之谈。十方中共用药 38 味,其中有 9 方用白术;7 方用人参;5 方用巴戟天;4 方用当归、茯苓;3 方用熟地黄、白芍、肉桂,2 方用山茱萸、黄芪、柴胡、五味子、牡丹皮、半夏、沙参、杜仲、菟丝子、山药、芡实、补骨脂、神曲、麦冬;1 方用枸杞子、莲子、香附、天花粉、甘草、升麻、陈皮、地骨皮、附子、覆盆子、肉苁蓉、玄参、石斛、荸荠粉、鳖甲、车前子。可见用药平和,多用巴戟天、菟丝子、肉苁蓉、枸杞子温润养精;熟地黄、山茱萸、麦冬养阴;健脾重用白术;常以熟地黄、白术、巴戟天为主要调冲任入奇经之药;重视肾、肝、脾在妇女生理、病理方面的作用,重视调补精血。

方25. 宽带汤(《傅青主女科》)

【组成】 白术(土炒)30g,巴戟天(酒浸)15g,补骨脂(盐水炒)3g,人参9g,麦冬(去心)9g,杜仲(炒黑)9g,大熟地黄(九蒸)15g,肉苁蓉(洗净)9g,白芍(酒炒)9g,当归(酒洗)6g,五味子(炒)0.9g,建莲子(不去心)20粒。

【用法】 水煎服,服1个月。

【功效】 大补脾胃气血而利腰脐。

【主治】 少腹急迫不孕。症见婚久不孕,且少腹之间自觉有紧迫之状,急而不舒,月经后期,量少色淡而质稀,倦怠乏力,面色微黄,食少便溏,舌质淡,苔薄白,脉虚弱。

【按语】 证因中土气虚,带脉拘急所致。带脉病则冲任受累;冲任失常,势必影响胞宫,则不能负载孕育。带脉绕腰脐而系于脾,冲任督均受带脉所约,因此冲任督带四脉与胞宫关系至为密切。若脾胃气血冲和,则带脉举而舒弛;脾胃虚弱,则带脉陷而拘急。带脉病则冲任受累;冲任失常,势必影响胞宫,自不能负载孕育。所以方中用人参峻补中气,配麦冬、五味子养心,心气足可生土,使母实子安,且五味子又能养肾精,用其酸以生肾水,一药二用,丝丝入扣。当归、白芍以养肝血,实肝体,肝木柔和则不致侮土;巴戟天、肉苁蓉、补骨脂、杜仲温润肾阳,能上煦脾土,下暖胞宫,并可固冲任而胜负载;白术直补脾土而利腰脐,佐熟地黄滋阴配阳,莲子补带。用之则脾胃气血冲和,带脉举而舒弛,自可正常孕育负载。

方 26. 归芍左归五子汤加减《中国现代百名中医临床家丛书·杨家林》

【组成】 熟地 10g,怀山药 15g,山茱萸 10g,枸杞子 10g,当归 10g,白芍 15g,菟丝子 15g,覆盆子 10g,肉苁蓉 10g,首乌 24g,刺蒺藜 15g。

【用法】 水煎服,日 3 次,两日 1 剂。

【功效】 补肾益精,养血调经助孕。

【主治】 肾虚精血亏虚所致的不孕症。症见腰膝酸软,头晕耳鸣,视物模糊,月经量少,带下甚少,阴部干涩不适,脉沉细弱。

【按语】 精亏甚可于方中加龟甲胶 15g,鹿角胶 15g 或紫河车 10g;阴虚内热者可加知母 10g,地骨皮 15g 清虚热。

方 27. 温胞饮《傅青主女科》

【组成】 白术(土炒)30g,巴戟天(盐水浸)30g,人参 9g,杜仲(炒黑)9g,菟丝子(酒浸炒)9g,山药(炒)9g,芡实(炒)9g,肉桂(去粗皮)6g,附子(制)0.9g,补骨脂(盐水炒)6g。

【用法】 水煎服,1 个月而胞胎热。

【功效】 温补心肾之火。

【主治】 下部冰冷不孕。症见婚久不孕,下身冰冷,非火不暖,交感之际,阴中绝无温热之气,畏寒,头晕耳鸣,腰酸腿软,夜尿频多,大便时溏,月经后期,量少色淡,带下清稀,舌质淡,苔薄白,脉细沉弱。

【按语】 方中白术健脾利腰脐而养化源,巴戟天温肾暖宫,人参益气,杜仲、菟丝子补肾益精,山药养任,肉桂补命门真火而益心阳,附子温肾壮阳,佐芡实入肾益精,兼固任带,明·缪希雍谓其"得水土之阴者能抑火",以防桂附辛热而伤精气,补骨脂温肾。全方重在温补心肾之火,佐以养精益气,使火旺而精不伤,阳回而血亦沛,用之则火生胞暖,孕育有期。

方28. **毓麟珠**(张景岳方 《景岳全书·新方八阵》)

【组成】 人参、白术、茯苓、芍药(酒炒)各60g,川芎、炙甘草各30g,当归、熟地黄、菟丝子各120g,杜仲(酒炒)、鹿角霜、川椒各60g。

【用法】 上为末,炼蜜为丸,一次6～9g,每日2～3次,酒或温水送服;亦可作汤剂,用量按比例酌减。

【功效】 养血温肾,暖宫毓麟。

【主治】 不孕症证属肾阳虚血少者。"治妇人气血俱虚,经脉不调,或断续、或带浊、或腹痛、或腰酸、或饮食不甘,瘦弱不孕"(《景岳全书·妇人规》)。

【按语】 本方原为肾阳虚不孕症之专方,其应用要点在于经行量少、腰酸头昏、小腹自感有冷感、脉细弦、舌质淡苔白等阳虚血少证候。《傅青主女科》明确指出:"寒冰之地,不生草木;重阴之渊,不长鱼龙。今胞宫既寒,何能受孕?"春回大地,钟山毓秀。子宫孕育胎儿之际,必须保持适宜的温度。毓麟珠是血中补阳,或补血补阳之方,是在补血的基础上补阳。"妇人之生,有余于气,不足于血,以其数脱血也"(《灵枢·五音五味篇》),揭示了女子以血为本的生理特点和容易发生"气血失调"的病因病机。正因为女子以血为本,故本方治疗不孕症应用较多,且启迪人们种子、调经必须照顾精血,所以,著名医家张景岳种子始终处处以照顾精血为其思想核心,创补血补阳之法。本方不仅用于治疗不孕症,凡属阳虚血少的各种病症皆可应用,如治疗膜样痛经、子宫内膜异位症、产后虚弱、胎萎不长等属阳虚血少的各种病症。本方对于不明原因的不孕症用之多可取得较好的疗效。其加减以原书为好,张景岳《妇人规》原书指出:"妇人血气俱虚,经脉不调,不受孕者,惟毓麟珠随宜加减用之为最妙……如女子经迟腹痛,宜加酒炒破故纸、肉桂各一两,甚者再加吴茱萸五钱,汤泡一宿炒用。如带多腹痛,加破故纸一两、北五味子五钱,或加龙骨一两醋煅用。如子宫寒甚,或泄或痛,加制附子、炮干姜随宜。如多郁怒气,有不顺而为胀为滞者,宜加酒炒香附二两,或甚者再加沉香五钱。如血热多火,经早内热者,加川续断、地骨皮各二两,或另以汤剂暂清其火,而后服此。"笔者常以此方加紫石英,多年临证体会紫石英暖宫、促进卵子的生长效佳。

方 29. 温土毓麟汤(《傅青主女科》)

【组成】 巴戟天(去心,酒浸)30g,覆盆子(酒浸蒸)30g,白术(土炒)15g,人参9g,怀山药(炒)15g,神曲(炒)3g。

【用法】 水煎。服1个月。

【功效】 补心肾之火而温脾胃。

【主治】 胸满少食不孕。症见婚久不孕,妇人有素性恬淡,饮食少则平和,多则难受,或作呕泄,胸膈胀满,腰膝酸软,畏寒喜暖,月经后期,量少色淡,质稀,舌质淡,苔薄白,脉沉细。

【按语】 心肾火衰,不能温脾和胃。温土毓麟汤重用酒浸巴戟天之温润,以补肾阳而益精气。前述诸方巴戟天皆用盐水浸,本方独用酒浸,须知其妙。盖前用盐水浸者,取其直达肾脏,温阳益精,守而固藏;此处用酒者,取酒性升散助阳,欲其温肾而上煦脾阳。覆盆子甘温益肾,唐·甄权《药性本草》曰"子食之有子",亦用酒浸者,义与此制巴戟天同。人参补心阳而益胃气,白术健脾而利腰脐,此乃气中补阳;既在补肾的基础上补阳,书中不少补阳方剂中均有人参、白术,有类于脾肾双补,但目的在于补阳。《伤寒论》真武汤是气中补阳的祖方,但方药温燥刚烈,而治不孕症、月经病必须顾护精血,故应取温润之方。傅氏巧创温土毓麟汤、化水种子汤等,恰乃温润之剂,有益气助阳、顾及精血之功。山药补任带,稍佐神曲以助化滞。药味不多,而四经同治,共奏心肾火旺,脾胃冲和,饮食调匀,精微敷化,则如蓝天春暖,乃祈嗣佳期。

前论"胸满不思食不孕",此论"胸满少食不孕",两处均言"胸满",一为"不思食",则属食欲不振;一为"少食",则属虽能进食,但纳谷不多。不思食与少食,仅毫厘之差,细推之而病机却大有区分。虽同责之于脾胃虚弱,但一为肾中水火之气不足,使脾胃气失蒸腾;一为心肾火衰,不能温脾和胃。故立法用药不同。

方30. 渗湿汤(韩百灵方 《百灵妇科传真》)

【组成】 熟地黄、山药、白术、茯苓、泽泻、枸杞子、巴戟天、菟丝子、肉桂、附子、鹿角胶、补骨脂、陈皮、甘草。

【用法】 水煎服。

【功效】 温肾助阳,渗湿调冲。

【主治】 肾阳不足所引起的不孕症等,症见畏寒肢冷,腰酸腿软,带下清稀,绵绵不断,头眩健忘,或有浮肿,大便溏薄,小便清长等,舌质淡润,苔白滑,脉沉迟或沉弱。

【按语】

1. 肾阳不足,脾阳虚弱,血无生化,冲任血少,甚则无血可下而致月经后期、月经过少、闭经等,加当归、川芎、香附以养血活血,行气调经。

2. 肾阳不足,命火虚衰,胞脉失于温煦而致痛经、妊娠腹痛、妇人腹痛等。去泽泻,加艾叶、小茴香、炮姜、延胡索以温胞散寒,调经止痛。

3. 肾阳不足,脾失温煦,水湿不运,湿邪泛溢肌肤而致经行浮肿、妊娠浮肿者去熟地黄,加黄芪、桂枝以温阳化气行水;肿甚者加大腹皮;脚肿者加防己。

4. 肾阳不足,脾失温煦,水湿内蕴,下注大肠而致经行泄泻者,减熟地黄、枸杞子,加党参、肉豆蔻、薏苡仁。

5. 肾阳不足,脾阳虚弱,湿邪内停,下注冲任,带脉失约而致带下者,减熟地黄、枸杞子,加芡实、苍术、车前子燥湿固涩止带;若带下如崩者加潼蒺藜、龙骨、牡蛎温肾固涩。

6. 肾阳不足,脾气虚弱,精血匮乏,胞脉失养而致胎萎不长、胎动不安、滑胎、堕胎、小产等。原方减泽泻、附子,加黄芪、杜仲、续断、龟甲、牡蛎等。

7. 素体阳虚,复因分娩损伤肾气,以致肾阳不振,气化失司,膀胱气化不利而致产后小便不通者,加桂枝、怀牛膝、车前子以温阳化气,利水通溺。

8. 素体肾阳虚弱,命火不足,胞宫虚寒,不能摄精成孕者,减泽泻、茯苓、附子,加艾叶、香附、怀牛膝;若阳虚阴无所化而致阴阳两虚者,加女贞子、山茱萸、黄芪、龟甲。

方31. 加减苁蓉菟丝丸(《卓雨农中医妇科治疗秘诀》)

【组成】 肉苁蓉 30g,菟丝子 30g,覆盆子 30g,枸杞子 30g,桑寄生 30g,熟地黄 30g,当归 15g,焦艾 15g。

【用法】 研为细末,炼蜜为丸,如梧桐子大。每服 6g,早晚各 1 次,白开水送下。如作为汤剂,酌情减量。

【功效】 温肾益血,调补冲任。

【主治】 肾虚型不孕症。

【按语】 肾阳不足,小腹冷甚,腰痛如折,小便不禁者,可选加巴戟天、淫羊藿、鹿角霜、补骨脂、肉桂、附片等品,温补肾阳。

方32. 通脉大生丸(《卓雨农中医妇科治疗秘诀》)

【组成】 杜仲 30g,续断 30g,菟丝子 60g,桑寄生 30g,艾叶 24g,砂仁 15g,茯苓 24g,山药 24g,何首乌 24g,鹿角霜 15g,天台乌药 15g,当归 24g,肉苁蓉 15g,车前子 6g,枸杞子 15g,紫河车 30g,荔枝核 15g。

【用法】 研细末,炼蜜为丸,重 3g,每日早晚各服 1 丸,开水送下。

【功效】 温肾养血,调补冲任。

【主治】 肾虚型不孕症。

【按语】 可酌情调量改为汤剂。

方33. 海马温肾散（《朱良春精方治验实录》）

【组成】 海马 4 对。

【用法】 炙研极细末，每服 1.5g，每日 2 次。

【功效】 温壮肾阳、暖宫调经。

【主治】 女子宫冷不孕。

【按语】 女子宫寒不孕，多为肾阳不振，冲任亏虚，怯冷倍于常人，少腹有冷感，性欲减退，苔薄质淡，脉细软弱，结婚数年而不孕者，用善于温壮肾阳、暖宫调经之"海马温肾散"，连服 1～2 个月，多能收效。

方34. 桂仙汤（《裘笑梅妇科临床经验选》）

【组成】 淫羊藿 15g，仙茅 9g，肉桂末（吞）1.5g，肉苁蓉 9g，巴戟天 9g，紫石英 15g。

【用法】 水煎服。

【功效】 温阳暖宫，填精益肾。

【主治】 肾阳不足，子宫虚寒之闭经，不孕症等。

【按语】 冲为血海，任主胞胎。盖血海空虚，胞宫虚寒，尤寒冰之地，不生草木，重阴之渊，不长鱼龙，胞宫既寒，何能化育？故致成不孕或经闭。药用淫羊藿、仙茅、巴戟天、肉桂、肉苁蓉、紫石英，旨在温肾而温心，心肾气旺而火自生，则相火盛，冲任脉充，子宫得暖，胞胎受荫，而寒自散，使之氤氲化成，如春日温和之气，从而经转受孕。若肝郁气滞，加香附、小茴香、延胡索、木香；血虚加当归、丹参；肾虚腰酸，加狗脊、续断、菟丝子。

◉裘笑梅医案

患者于某，38 岁。初诊日期：1973 年 6 月 13 日。停经 1 年半，眩晕腰酸，四肢不温。两脉细弱，舌苔薄白而滑。

诊断为冲任不足型闭经。治宜补肾温宫。药用淫羊藿、仙茅、当归、肉苁蓉、巴戟天、炒赤芍各 9g，紫石英 30g，肉桂末 1.2g，炒川芎 2.4g，河车大造丸（分吞）12g。上方随症加减服 15 余剂，于

1973 年 7 月 1 日经转量少。后仍用桂仙汤加味,以巩固疗效。

桂仙汤温补肾阳,调摄冲任,对冲任虚寒而致的闭经,常获良效。西医学所称的卵巢功能紊乱引起的闭经,应用桂仙汤,疗效亦较满意。

方 35. 麟珠丸(何子淮方　肖承悰·《中医妇科名家经验心悟》)

【组成】　鹿角片 10,淫羊藿 12g,菟丝子 24g,覆盆子 24g,细辛 6g,炙蜂房 10g,当归 12g,川芎 9g,枸杞子 9g,巴戟天 9g,石楠叶 12g,紫石英 24g,蛇床子 12g,韭菜子 12g,紫河车(吞服)3g。

【用法】　上药研末,炼蜜为丸如弹子大,月经净后每日 1 粒,淡盐汤送下。或上述处方,每日 1 剂,均连服 10 天。

【功效】　温肾填精,调经种子。

【主治】　不孕症、崩漏、月经先后不定、闭经等属肾阳不足之证。

【按语】　临证必须辨证为肾阳不足所导致的不孕症等病证。

方 36. 并提汤(《傅青主女科》)

【组成】　熟地黄(九蒸)30g,巴戟天(盐水浸)30g,白术(土炒)30g,人参 15g,黄芪(生用)15g,山茱萸(蒸)9g,枸杞子 6g,柴胡 1.5g。

【用法】　水煎。服 3～4 个月。

【功效】　以补肾气为主,兼补脾胃。

【主治】　胸满不思食不孕。症见婚久不孕,饮食少思,胸膈满闷,终日倦怠思睡,腰膝酸软,小腹冷坠,一经房事,呻吟不已,月经量少,经来一二日即无,经色淡红,舌质淡,苔薄白,脉虚细。

【按语】　证因肾中水火不足所致。肾水不足则胃气失于蒸腾,肾火不足则脾气失于转输,因真水上济,则胃体得润;真火上煦,则脾阳得温。且冲脉隶于阳明,任脉属肾,冲为血海,任主胞胎。肾中水火两衰,则中州运化无权,则食欲缺乏,精微无所化生,冲任亦即失养。故真气愈虚,肾精愈乏,不但性生活不美满,而且不易受孕。方中重用熟地黄、巴戟天,以补肾中水火,并佐山茱萸、枸杞子,酸甘化阴,以填精液,黄芪、人参、白术以补脾胃而益中气,并稍佐柴胡,以举其陷,并疏肝和胃。如此脾肾双补,则肾中水火自足而胃气升腾,胸满得舒,食纳增进,精微运化,胞宫得暖,则可毓麟。

方37. 调经育麟丹[韩冰方 《中医妇科验方选》]

【组成】 当归10g,白芍10g,川芎6g,熟地黄15g,山药15g,菟丝子15g,覆盆子15g,枸杞子15g,白古月6g,肉苁蓉10g,鹿角霜15g,蛇床子10g,丁香5g。

【用法】 于月经第6天开始服用,每日1剂,水煎服。至再次月经前5天,改服理气调冲、和血调经之品。或按方中剂量比例配制丸剂,每丸9克,日服2丸。服用时间,如上法。

【功效】 补肾养血,调经种子。

【主治】 肾虚型女性月经不调、不孕症。

【按语】 方中四物养血和血以调经,余药补肾以益冲任。其中,蛇床子可疗男子绝阳不兴,女子绝阴不产;白古月、丁香温养命门以振奋任督之气,对肾气不足,经血失和,冲任督脉虚馁所致月经不调、不孕,或孕后屡坠诸疾,均有良效。

方38. 治闭经方(邓铁涛方 《邓铁涛临床经验辑要》)

【组成】 晚蚕沙10g,王不留行15g,益母草30g,牛膝15g,海螵蛸18g,茜草根15g。

【用法】 水煎服。

【功效】 行血通经。

【主治】 闭经,月经愆期未至,月经不调。

【按语】 气虚脾虚者加四君子汤;血虚血瘀者合用桃红四物汤;肝气郁结者合用四逆散;气滞血瘀者合用血府逐瘀汤。

方39. 香蛭赞孕丹(庞保珍方 《不孕不育中医治疗学》)

【组成】 香附,水蛭,当归,川芎,枳壳,延胡索,三棱,莪术,菟丝子,甘草。

【用法】 水煎服。

【功效】 疏肝理气,活血毓麟。

【主治】 气滞血瘀所致的闭经、不孕症等病证。

【按语】 所愿不遂,肝气郁结,气滞则血瘀,气血瘀滞,冲任气机不畅,胞脉阻滞,经血不得下行而致血隔闭经等。证见月经数月不行,精神抑郁,烦躁易怒,善太息,胸胁胀满,少腹胀痛或拒按,舌边紫黯,或有瘀点瘀斑,脉沉弦或沉涩。

方 40. 菟蓉合剂(李衡友方 《中医妇科验方选》)

【组成】 菟丝子 12g,肉苁蓉 6g,淮山药 12g,熟地黄 12g,枸杞子 10g,续断 10g,当归 10g,香附 6g,淫羊藿 6~10g。

【用法】 在排卵前期及排卵期(周期第 11~16 天)每日 1 剂。早、晚各 1 次,连服 5~10 剂。在服此方前,于月经干净后,先服乌鸡调经丸、胎盘片 4~6 天。

【功效】 补肾调经助孕。

【主治】 肾虚闭经,月经过少、不孕症。

【按语】 本方治疗:①无排卵月经,黄体功能差,或子宫发育不良不孕症。②崩漏血止后可调整月经周期。偏肾阴虚加女贞子 10g、墨旱莲 12g、麦冬 10g。偏肾阳虚加鹿角霜、巴戟天、艾叶各 6g。

方 41. 活血止痛汤(李振华方 《李振华教授辨治痛经临证经验》)

【组成】 当归,川芎,桃仁,红花,丹参,延胡索,五灵脂,香附,小茴香,乌药,木香,牛膝。

【用法】 水煎服。宜在预期经前 3~5 天,当冲任脉动,气血将行而见少腹及乳房出现胀痛之时,服药 3~5 剂,理气和血,因势利导,如此调治数个行经周期,则经血可调,腹痛可消。

【功效】 行气活血,祛瘀止痛。

【主治】 气滞血瘀所致的痛经、不孕等病证。

【按语】 痛经之机,总由气血为病,或由情志不舒,气机郁滞,胞宫血行郁阻;或由寒湿凝遏胞宫,气血瘀滞;或由气血亏虚,胞脉失养。故痛经之治,总以通调和运气血为旨,使胞宫气血充养有度,循行有常。然气滞血瘀有偏盛之异,气血亏虚有微甚之变,用药之时尤须究心审慎。病由情志不遂,肝气郁结,气滞血瘀,胞宫血行不畅而见经前或经期少腹疼痛拒按,痛引腰脊,月经量少,或血行不畅,忽有忽无,经色紫暗有块,经前乳房胀痛,伴有心烦、口苦、头晕,舌黯有瘀点,苔薄白,脉沉弦或沉涩者。治宜行气活血,祛瘀止痛。方用李振华自拟活血止痛汤治之。药用当归、川芎、桃仁、红花、丹参、延胡索、五灵脂通经活血、祛瘀止痛;香附、小茴香、乌药、木香疏理肝气;牛膝引血下行。偏于气滞而见少腹胀痛,病位游窜不定者,重用香附、小茴香、乌药、青皮、木香等疏肝理气之品;偏于血瘀而见少腹刺痛,痛位不移者,重用延胡索、五灵脂、桃仁、红花、乳香等活血化瘀之品。

方42. 温经止痛汤(李振华方 《李振华教授辨治痛经临证经验》)

【组成】 桂枝,吴茱萸,细辛,白术,木香,甘草,当归,川芎,赤芍。

【用法】 水煎服。

【功效】 温经祛湿,理气活血。

【主治】 寒湿瘀滞所致的痛经、不孕等病证。

【按语】 温清补消为用。痛经之为病,乃由冲任失调,气血失和所致;究其致病之因,又有寒凝、肝郁、气血耗损之别,病性亦有寒热虚实之分,故施治宜以温、清、补、消为法。然取用之时,李老强调,四法宜相机权宜,或分而治之,或温清并举,或消补兼施,不以成法,贵在变通。病由经期产后冒雨涉水或冷水洗浴,感受寒湿之邪,或过食寒凉生冷,寒客冲任,经血为寒邪凝滞而见经前或经期少腹剧痛并有凉感,得热痛减,月经量少,色暗红而紫,舌淡苔薄白稍腻,脉沉紧者,治宜温经祛湿、理气活血之法。方用李老自拟温经止痛汤,药用桂枝、吴茱萸、细辛温经散寒;白术、木香、甘草健脾醒脾、理气燥湿;当归、川芎、赤芍配桂枝温通经血。如寒湿之象偏重而见少腹剧痛难忍,手足不湿,脉象沉迟,舌质淡黯者,酌加附子、炮姜以增强经通阳散寒之力。

方 43. 复方阿胶浆[宋民宪 《新编国家中成药》(2 版)]

【组成】 阿胶,人参,熟地黄,党参,山楂。

【用法】 口服。一次 20ml,一日 3 次。

【功效】 补气养血。

【主治】 用于气血两虚,头晕目眩,心悸失眠,食欲不振及白细胞减少症和贫血。

【按语】

1. 李晶晶等"复方阿胶浆对排卵障碍性不孕患者促排周期子宫内膜及卵泡发育的影响"的研究。

(1)女性生殖功能与肾精、气血密切相关:中医学认为,肾藏精,主生殖。《傅青主女科》云:"女子以血为本""精满则血足,精满则子宫易于摄精;血足则子宫易于容物,皆有子之道也。"《景岳全书·妇人规》云:"妇人所重在血,血能构精,胎孕乃成""凡男女胎孕所由,总在气血……其有不能孕者,无非气血薄弱。"说明女性生殖功能与肾精、气血密切相关。肾虚则阴精不足,气血虚弱则胞脉不充,不能摄精受孕。经后期血海空虚,肾精渐聚,是卵泡生长发育、子宫内膜增殖阶段,卵泡的发育成熟排出、子宫内膜厚度的增加,皆有赖于肾精的充盛和气血的充足。

(2)方解:复方阿胶浆由阿胶、红参、熟地黄、党参、山楂组成。阿胶味甘性平属血肉有情之品,滋阴补血、安胎;熟地黄味甘微苦,味厚气薄,大补血衰,滋培肾水,填骨髓、益真阴;红参,性味甘温,大补元气,生津养血。熟地黄与红参配伍,见张景岳《新方八阵·补阵》中的两仪膏,二药配伍补益精气,体现了阴中求阳、阳中求阴的治肾原则。精与气,一阴一阳,两者互根互生,精能化气,气能化生精血,肾中阴精的产生有阳气作为化生动力而源源不绝。党参,性味甘平,健脾益气,生津养血。山楂,酸甘微温,健脾消食,活血化瘀,既补益脾气化生精微,又能使诸药补而不腻,其活血化瘀作用能改善卵巢局部的血液循环,促进卵泡发育成熟及排出。诸药合用,共奏补肾填精、益气养血之功,既温养先天肾气以生精,又培补后天脾气以生血,使精充血足,冲任得养,为卵泡的生长发育、子宫内膜厚度的增加提供物质基础。

(3)研究结果:李晶晶等将65例排卵障碍性不孕患者随机分为治疗组(34例,59个周期)和对照组(31例,58个周期),治疗组予以复方阿胶浆联合 CC/hMG/hCG,对照组予以 CC/hMG/hCG。观察两组 hCG 注射日子宫内膜厚度、单卵泡排卵周期率、hMG 周期用量、周期排卵率、周期妊娠率、总妊娠率、未破裂卵泡黄素化综合征(LUFS)周期率等方面的效果。结果:治疗组 hMG 周期用量、LUFS 周期率明显低于对照组($P < 0.05$);治疗组 hCG 日子宫内膜厚度、单卵泡发育周期率、周期排卵率、总妊娠率明显优于对照组($P < 0.05$)。结论:复方阿胶浆联合 CC/hMG/hCG 可以减少 hMG 周期用量,降低发生 LUFS 周期率,增加子宫内膜厚度,提高周期排卵率、单卵泡排卵周期率、妊娠率及总妊娠率。该法既减少单纯西药所产生的不良反应,又缩短了单纯中药治疗的漫长周期。

2. 复方阿胶浆提高排卵障碍性不孕患者妊娠率的疗效和机制研究　姚丽雯等研究认为,复方阿胶浆联合克罗米芬可更有效地调节体内性激素水平,促进卵泡发育,健全黄体,促进排卵,改善子宫卵巢血供、增强子宫内膜容受性、显著提高妊娠率。

3. 复方阿胶浆用于女大学生月经不调及痛经的疗效调查分析　顾建军等研究认为,复方阿胶浆用于女大学生月经不调及痛经对于改善经期常见不适症状等有较好效果;同时,复方阿胶浆总体安全性良好,无严重不良反应。

4. 复方阿胶浆可广泛应用于气血两虚所致的多种病证　如

气血两虚所致的月经不调、排卵障碍、女性性欲低下等妇科病;气血两虚所致的男性性功能障碍、少精子症、弱精子症等男科疾病。

第二节　多囊卵巢综合征方

方 1. 归桃理冲汤(朱良春方　《朱良春精方治验实录》)

【组成】　生黄芪 30g,党参、当归各 20g,炒白术、鸡内金、怀山药各 15g,炒白芥子、三棱、莪术各 10g,桃仁(连皮尖)、刘寄奴各 18g,水蛭胶囊(分 3 次吞)1～2g。

【用法】　水煎服。

【主治】　卵巢囊肿。

【按语】　朱良春先生深究张锡纯之"理冲汤丸"之意,合二为一,加减创新,自拟"归桃理冲汤",配合"外治妇瘤散"治疗各种卵巢囊肿,多收满意疗效。

外治妇瘤散:由阿魏、生南星、参三七、海藻、当归尾、王不留行、炒小茴香组成,共碾粗末,干粗末装入长 15 cm、宽 10cm 的细白布袋内,干敷神阙穴偏小腹,外用绷带固定。

方 2. 涤痰祈嗣丹(庞保珍方　《不孕不育中医治疗学》)

【组成】　半夏,茯苓,陈皮,甘草,苍术,胆南星,枳壳,生姜,柴胡,人参,黄芪,淫羊藿,巴戟天。

【用法】　水煎服。

【功效】　温肾补脾,化痰毓麟。

【主治】　痰湿所致的不孕等病证。

【按语】　本方对痰湿所致的多囊卵巢综合征、闭经、无排卵、黄体功能不足、子宫发育不良等有较好的疗效。素体脾肾阳虚或劳倦思虑过度,饮食不节伤脾或肝木犯脾,或肾阳虚不能温脾,脾虚则健运失司,水湿内停,肾阳虚则不能化气行水,湿聚成痰;或嗜食膏粱厚味,痰湿内生,躯脂满溢,遮盖子宫,不能摄精成孕;或痰阻气机,气滞血瘀,痰瘀互结,不能启动氤氲蕴育之气而致不孕。主证多为婚久不孕,多自青春期始即形体肥胖,月经常推后、稀发,甚则停经,带下量多,色白质黏无臭,头晕心悸,胸闷泛恶,面目虚浮,舌淡胖,苔白腻,脉滑。

临床较多见的多囊卵巢综合征(PCOS)常可导致排卵障碍性不孕。其临床主要症状有月经不调(月经稀发、闭经、功血)、不孕、肥胖、多毛等,伴双侧卵巢多囊性增大。这是一组复杂的综合征,患者可具备以上典型症状,也可以只有部分症状,排卵障碍导致不孕是 PCOS 的主要临床表现之一。PCOS 的发病原因目前尚不清楚,可能与下丘脑-垂体-卵巢轴功能障碍、高雄激素血症、胰岛素抵抗及高胰岛素血症等有关。该病在中医学中无记载,根据其症状特点可归属于中医学"月经后期""闭经""不孕"等范畴。因PCOS 患者有肥胖的体征,近代妇科临床多倾向本病为痰湿不孕,苍附导痰汤、启宫丸是常用方剂。古人对肥胖伴闭经、不孕亦有论述。元·朱震亨《丹溪心法》云:"若是肥盛妇人,禀受甚厚,恣于酒食之人,经水不调,不能成胎,谓之躯脂满溢,闭塞子宫,宜行湿燥痰。"并有"躯脂满经闭"之论述,首倡痰湿闭经与不孕,并提出了行湿燥痰的治法,用导痰汤或胆南星、半夏、苍术、川芎、防风、滑石、羌活等药物。清·傅山《傅青主女科》谓:"妇人有身体肥胖,痰涎甚多,不能受孕者,人以为气虚之故,谁知是湿盛之故乎!夫湿从下受,乃言外邪之湿也,而肥胖之湿,实非外邪,乃脾土之内病也。然脾土既病,不能分化水谷以养四肢,且其身躯瘦弱,何以能肥胖乎?不知湿盛者多肥胖,肥胖者多气虚,气虚者多痰涎,外似健壮而内实虚损也……夫脾本湿土,又因痰多,愈加其湿,脾不能受,必浸润于胞胎,日积月累,则胞胎竟变为汪洋之窟矣!且肥胖之妇,内肉必满,遮隔子宫,不能受精,此必然之势也。"

痰是水液代谢障碍所形成的病理产物,正常生理条件下,津液的代谢是通过胃的摄入,脾的运化和转输,肺的宣散和肃降,肾的蒸腾和气化,以三焦为通道输送、转化、排泄。肾中精气的蒸腾气化,实际主宰着整个津液代谢,肺、脾等内脏对津液的气化均依赖于肾中精气的蒸腾气化。脾阳根于肾阳,肾阳不足,阳虚火衰,则无以温煦脾阳;脾阳久虚,又可损及肾阳,而成脾肾阳虚之证,运化功能失职,湿聚为痰,故肾阳虚是 PCOS 患者出现痰湿表现(如肥胖)的根本。并不是所有的 PCOS 患者皆出现肥胖的症状,而PCOS 亦不能与痰湿不孕相等同。痰湿是标,肾阳虚、脾虚是本,所以单用化痰法治疗 PCOS 效果不理想。温肾补脾、化痰毓麟则是治本之法。

方 3. 五子苍附归芎二陈汤(《中国现代百名中医临床家丛书·杨家林》)

【组成】 枸杞子 10g,菟丝子 15g,覆盆子 10g,苍术 10g,香附10g,当归 10g,川芎 10g,茯苓 12g,陈皮 10g,法半夏 10g,山楂15g,枳实 10g。

【功效】 补肾活血,祛痰除湿调经。

【用法】 水煎服,每日 3 次,2 日 1 剂。

【主治】 月经稀发、肥胖、闭经及多囊卵巢综合征,辨证属肾虚痰湿阻滞者。

【按语】 肾虚偏寒者可加补骨脂 10g,鹿角胶 10g 温肾助阳;痰湿化热出现口干苦可加黄芩 10g;活血通络可加鸡血藤 18g。

方 4. 加味补中益气汤(傅青主方 《傅青主女科》)

【组成】 人参 9g,黄芪(生用)9g,柴胡 3g,甘草 3g,当归(酒洗)9g,白术(土炒)60g,升麻 1.2g,陈皮 1.5g,茯苓 15g,半夏(制)9g。

【用法】 水煎服。

【功效】 益气升提。

【主治】 肥胖不孕。症见婚久不孕,身体肥胖,痰涎甚多,口黏少食,大便溏泻,神疲乏力,月经不调,带下量多,色白如涕,舌质淡,苔白腻,脉滑。

【按语】 多囊卵巢综合征辨证属此证者酌情加减应用疗效较

好。中气不足,脾气不举,运化失常,痰湿留滞,积于下焦,阻塞胞宫而成。本方乃补中益气汤与二陈汤合成。方中人参、黄芪益气,佐柴胡、升麻举陷而升清阳,白术健脾以化湿,当归养血以行气,二陈汤利湿化痰,妙在不必用消化之品以损其肥,而肥自无碍,不必用峻决之味以开启窍,而窍自能通。阳气充足,湿邪散除,自可摄精受孕。

方5. 天龙散(哈荔田方 《中医妇科验方选》)

【组成】 女贞子 15g,墨莲草 10g,菟丝子 20g,仙茅 15g,石楠叶 15g,龙胆草 7g,牡丹皮 9g,瞿麦穗 9g,天龙散(大蜈蚣 1 条、九香虫 5g)研面冲服。

【用法】 上方前 8 味药水煎服,每日 1 剂,天龙散一料,分 2 次冲服,于月经净后连服 10 日。

【功效】 补肾壮阳,清肝燥湿。

【主治】 用于形体肥胖,神疲乏力,头晕心悸,月经量少,白带增多之痰湿不孕症。

【按语】 多囊卵巢综合征属痰湿不孕者可加减应用疗效较好。痰湿不孕多责于脾,然脾之运化需赖肾阳温煦。本方不以补脾而重在温肾壮阳,药用二至、菟丝子、仙茅、石楠叶等。更借蜈蚣、九香虫温中走窜之力,疏导脏腑气血之凝集。郁久化热,故少佐龙胆草、牡丹皮、瞿麦穗以清热利湿。俟肾充脾健,运化复常,自能受孕矣。

方6. 温肾养血除湿汤(柴松岩方 柴松岩以自拟温肾养血除湿汤治疗多囊卵巢综合征的经验. 北京中医药)

【组成】 菟丝子 15g,当归 10g,杜仲 10g,蛇床子 3g,川芎 5g,益母草 10g,月季花 6g,夏枯草 10g,车前子 10 g,薏苡仁 12g,白术 10g,香附 10g。

【用法】 水煎服,每日 1 剂。

【功效】 温肾养血,除湿调经。

【主治】 肾虚血虚痰湿瘀阻所致的多囊卵巢综合征等病证。

【按语】

1. 对多囊卵巢综合征病因病机的认识　柴老认为多囊卵巢综合征（PCOS）为本虚标实之证。本虚是指肾虚血虚，标实是指痰湿瘀阻。

肾虚：肾为生长发育经孕之本，《素问·上古天真论》云："女子七岁，肾气盛，齿更发长，二七而天癸至，任脉通，太冲脉盛，月事以时下，故有子……"PCOS 患者之肾虚多为先天禀赋不足，表现为多发于青春期，子宫偏小，卵子不能发育成熟排出，而见月经稀发、闭经、不孕。

血虚：女子"以血为主，以血为用"，血是生长发育经孕之物质基础，PCOS 患者之血虚为后天损伤，表现为部分患者继发于人工流产、药物流产、服避孕药后见经量少、经闭，继发不孕。

痰湿：丹溪云："若是肥盛妇人，秉受甚厚，悠于酒食之人，经血不调，不能成胎，谓之躯脂满溢，闭塞子宫，宜行湿燥痰。"PCOS 患者之痰湿，为先天体质因素加之后天喂养不当、饮食不节，表现为痤疮、肥胖、多毛。

2. 方解　本方君药为菟丝子、当归。菟丝子，性辛平味甘，入肝肾经，补肾，偏于温补肾阳；当归，性辛温味甘，入肝、心、脾经，养血、活血。柴老用二药共同作为君药，说明在治疗 PCOS 时，温肾与养血同等重要，要温肾养血并举。臣药为杜仲、蛇床子、川芎、益母草、月季花。杜仲，性温味甘，归肝肾经，具有温补肝肾之效，《本草汇言》："凡下焦之虚，非杜仲不补。"柴老认为杜仲有走下之性，入下焦冲任，在此助菟丝子温肾调经；蛇床子，性辛温味苦，具有温肾壮阳燥湿之功效，对于 PCOS 湿浊重者效佳；川芎、益母草、月季花为妇科养血活血调经之要药，助当归养血活血调经。佐药为夏枯草、车前子、薏苡仁、白术。夏枯草清肝热散郁结；车前子走下清热通利；薏苡仁最善利水；白术健脾燥湿。柴老用夏枯草、车前子做为佐药，因此二药性微寒与温肾养血之君药相佐，可缓其燥性，夏枯草有散性、车前子有通利走下之性兼可调经。柴老认为 PCOS 为本虚（肾虚血虚）而标实（痰湿）之证，薏苡仁、白术除湿浊之实邪，与温肾养血补虚之法相佐。

使药香附。香附性辛平味微苦微甘,归肝、脾、三焦经,辛能通行、苦能疏泄、微甘缓急,为妇科要药。《本草纲目》:"乃气病之总司,女科之主帅也。"柴老用香附作为使药,调动诸药发挥作用。

本病前来妇科就诊病患以闭经、不孕者居多,另有以痤疮、肥胖者往皮科、内科就诊。一经确诊为PCOS则大多在妇科就诊。根据PCOS"本虚而标实"的这一病机特点,柴老以益肾养血除湿汤作为基础方,根据患者主诉及四诊合参,随症加减治疗:①湿浊重时先除湿,以舌象为依据,尤其是初诊用药,舌苔厚腻者,方中重用薏苡仁30g或加土茯苓20g,枳壳10g;②除湿后补虚,以脉象为依据,脉细弱无力者,温肾养血,不急于活血,尤其不可破血加阿胶珠12g、丹参12g;③待肾脉旺盛血海充盈即可活血调经促孕。方中加苏木10g,三棱10g。

医嘱:闭经者忌酸;肥胖者忌甜;痤疮者忌辣;不孕者忌苦。

● 柴松岩医案

患者,女,36岁。初诊时间:2007年11月2日。主诉:不孕11年,闭经6个月。现病史:患者已婚11年,未避孕未孕11年,孕0产0,曾于2005年、2006年与2007年三次试管婴儿均失败。以往月经4天/3~6个月,量少,痛经(-)。现闭经6个月,BBT单相,舌黯淡,苔白厚腻,脉细弦无力。查促卵泡生成素(FSH)4.22mU/ml,促黄体生成素(LH)13.59mU/ml,雌二醇(E_2)68.34ng/ml,睾酮(T)1.52mg/ml,孕酮(P)0.7ng/ml,泌乳素(PRL)13.16ng/ml;B超:PCOS。中医诊断:不孕症,闭经;西医诊断:多囊卵巢综合征。中医辨证:肾虚血虚痰湿证。辨证分析:患者未避孕未孕11年,闭经6个月,证属中医学"不孕""闭经"范畴,患者曾人工助孕未果,现闭经6个月,舌黯淡,苔白厚腻,脉弦细无力,均为肾虚血虚兼痰湿之象。治法:益肾养血,除湿调经。处方:温肾养血除湿汤加土茯苓20g、枳壳10g,水煎服,每日1剂,20剂,忌酸辣。

二诊(2007年11月30日):患者服药后于11月22日经潮,

量少,色黑,行经 3 天,无腹痛,BBT 单相,舌黯,苔白,脉细弦滑。患者经一诊除湿益肾养血治疗后,月经来潮初见成效,但基础体温单相无排卵,二诊加强温肾养血,益肾养血除湿汤＋寄生 20g、阿胶珠 12 g,20 剂。

三诊(2007 年 12 月 27 日):患者 12 月 20 日月经来潮,基础体温双相,舌黯淡,苔薄白,脉细滑。12 月 23 日查:FSH 6.24mU/ml,LH 7.72mU/ml,E_2 51.56ng/ml,T 0.86ng/dl。患者经益肾养血除湿治疗,疗效显著,卵巢排卵功能恢复,肾脉渐盛血海充盈可稍加活血以促孕,予益肾养血除湿汤加苏木 10g ,14 剂,嘱月经后第 5 天服。

追访(2008 年 4 月 22 日):患者 2008 年 1 月 21 日、2008 年 2 月 20 日均月经来潮,BBT 均双相,现孕 2 个月,2008 年 4 月 15 日 B 超检查示早孕,单活胎。

第三节　黄体功能不全方

方 1. 促孕丸(李祥云方 《李祥云治疗妇科病精华》)

【组成】　当归 9g,川芎 4.5g,鸡血藤 12g,生、熟地黄各 12g,淫羊藿 15g,山药 15g,香附 12g,赤芍 9g,白芍 9g,川楝子 12g。

【用法】　水煎服。

【功效】　养血活血,补肾健脾。

【主治】　①黄体不健型不孕症;②月经不调,经期不准;③经期腹痛,排卵障碍。

【按语】　带下量多,质稀,加海螵蛸 12g、生茜草 4.5g、白果 9g;月经量多,面色少华,加仙鹤草 15g、黄芪 12g;有乳房小叶增生,加柴胡 9g、预知子 9g;月经不调加丹参 12g、泽兰 9g;基础体温上升不良加附子(先煎)9g、肉苁蓉 12g;腹痛加延胡索 12g、小茴香 4.5g;宫寒加紫石英 12g、川椒目 4.5g。本方是不孕症、月经不调的基本方,经临床观察可促使卵泡发育。治疗期间坚持测量基础体温,能为医师提供观察疗效与调整用药的依据。

方 2. 助黄汤(李祥云方 《李祥云治疗妇科病精华》)

【组成】 熟地黄 12g,枸杞子 12g,肉苁蓉 15g,菟丝子 15g,淫羊藿 15g,鸡血藤 12g,红花 9g,肉桂 3g,香附 9g。

【用法】 水煎服。

【功效】 补肾疏肝,活血调经。

【主治】 ①黄体功能不足;②排卵障碍,卵泡发育不良及黄素化卵泡不破裂综合征(LUFS);③月经不调。

【按语】 气虚加党参、黄芪;肝郁甚加娑罗子、橘叶、橘核。脾虚湿甚者慎用。忌辛辣油腻之品。

方 3. 左归蠡斯丹(庞保珍方 《不孕不育中医治疗学》)

【组成】 当归,白芍,熟地黄,山茱萸,龟甲,鳖甲,紫河车,肉苁蓉,菟丝子,牡丹皮。

【用法】 水煎服。

【功效】 滋肾养血,调补冲任。

【主治】 肾阴虚所致的不孕不育等病症。

【按语】 本方对肾阴虚所致的无排卵、闭经、黄体功能不足、卵巢早衰、子宫发育不足、宫颈黏液异常等均有较好的疗效。本方虽为治疗肾阴虚所致不孕不育症的专方,但对肾阴虚所致的各种妇科、男科病辨证加减应用效佳。

第四节 卵巢早衰方

方 1. 滋水疏木丹(庞保珍方 《不孕不育中医治疗学》)

【组成】 熟地黄,山药,枸杞子,五味子,沙参,当归,白芍,牡丹皮,郁金,炒柴胡,川楝子,炙远志。

【用法】 水煎服。

【功效】 滋阴养血,解郁宁神。

【主治】 肝郁肾虚所致的卵巢早衰、不孕、不育等病证。

【按语】 肾阴亏虚,则肝血不足,而气郁者,与肝有关,肝体阴用阳,用阳不及,气机不得舒达升散,故致气郁。用阳不及,在于肝之体阴不足。另外,长期不能有效排解的情志变化,会严重影响人的身心健康,对女性而言还会严重干扰肾-天癸-冲任-胞宫轴的功能活动。情志不舒,肝失疏泄,气机郁结,郁久化火,暗耗气血,气血不足,不能荣肾添精滋润冲任,下养胞宫,且肝失条达,影响中焦升降纳运之功,纳谷运化功能低下,精微不生,气血亏虚,先天失充,天癸匮源,冲脉精血竭,任脉之气衰,胞宫胞脉失养,肾-天癸-冲任-胞宫轴不能维系正常功能,经血无主,血海空虚,渐致卵巢早衰等。

方 2. 地淫毓麟丹(庞保珍方 《不孕不育中医治疗学》)

【组成】 熟地黄,淫羊藿,山药,山茱萸,巴戟天,菟丝子,紫石英,仙茅,紫河车,当归,知母,黄柏。

【用法】 水煎服。

【功效】 调补阴阳,达和毓麟。

【主治】 阴阳两虚所致的卵巢早衰、不孕不育等病证。

【按语】 先天禀赋不足,素体阴阳两虚,或阴虚及阳等致肾之阴阳两虚,则天癸竭,冲任不足,发为卵巢早衰等。阴阳两虚之卵巢早衰的主证可见继发性闭经,或月经后期量少,渐至闭经,阴道干涩,性交疼痛,时而烘热汗出,烦躁不安,时而畏寒怕冷,纳谷不香,腰背酸痛,神疲乏力,舌苔薄,脉沉细。

第五节　无排卵性功血方

方 1. 健脾止血汤(李振华方 《李振华教授治疗崩漏经验》)

【组成】 黄芪 30g,党参 15g,白术 10g,茯苓 15g,当归 10g,

醋白芍 15g,远志 10g,炒酸枣仁 15g,醋柴胡 6g,升麻 6g,黑地榆 12g,阿胶 10g,广木香 6g,炙甘草 6g,米醋(晚煎)120ml。

【用法】 水煎服。

【功效】 健脾益气。

【主治】 脾虚失统所致的崩漏等病证。

【按语】 李老认为,脾虚失统是崩漏发病之本,其主要病机为脾胃虚弱,气虚血脱。病因多为饮食不节,思虑过度,劳倦太过,或久病不愈,致使脾胃虚损,中气不足,则血失统摄,气随血陷,冲任不固,发为崩漏。脾不统血,气不升摄则见突然出血,下血如冲,或淋漓不断,血色淡红质稀;脾胃虚弱,气血不足,纳运失常则胸脘满闷,食少便溏,舌体胖大,边见齿痕;血虚衰,脾气受损,统摄无权,可致崩漏反复发作,久延不愈。崩漏虽为妇科疾病,但其发病机制与脾胃有着密切关系,故曰脾虚失统为崩漏发病之本。

由于崩漏病机主要为脾胃虚弱,中气下陷,导致脾不统血,气不升摄,血海不固,气虚血脱而成。故针对其病机,李老强调治疗应以健脾益气为原则,法用健脾益气、举陷止血、在补中益气汤和归脾汤基础上加减变化而成健脾止血汤。方中黄芪、党参、白术、茯苓、炙甘草健脾益气;醋柴胡、升麻升阳举陷,固脱止血,与黄芪、四君子汤配合,可增强统血摄血之力;阿胶、远志、炒酸枣仁养血止血,安神宁志;黑地榆配阿胶凉血止血;米醋酸涩收敛,可达迅速止血之目的。米醋一则可直折横逆之肝气,使肝不犯脾,以利脾气的恢复;二则健脾调中;三则收敛固涩,直损出血之势。与健脾益气诸药配伍,米醋标本兼顾,实为治疗出血的良药。诸药合用,共奏健脾益气,举陷固脱,养血止血之功。若脾虚日久,土壅木郁,肝郁气滞腹痛者,加醋香附 10g,延胡索 10g,郁金 10g 以疏肝理气;气滞血瘀,出血色暗,夹有血块者,加三七粉(冲服)3g,丹参 15g 以活血化瘀;气郁化火,肝火内盛者,加牡丹皮 10g,栀子 10g,川楝子 12g 以疏肝清热;脾虚湿盛,胸脘满闷,食少便溏者,加薏苡仁 30g,泽泻 10g,砂仁 8g 以健脾祛湿;脾肾阳虚,腹中冷痛,四肢不温者,加炮姜 5g,制附子 10g 以温补脾肾;出血量多势急者,党参改为人参 10g,加海螵蛸 15g,茜草炭 10g 以益气固脱,收敛止血。

方 2. 血竭化癥汤(何子淮方 肖承悰·《中医妇科名家经验心悟》)

【组成】 血竭(研末另吞)5g,炙穿山甲片 6g,桃仁 10g,参三七(吞)3g,五灵脂 12g,制大黄 10g,制没药 5g,片姜黄 10g,炙甘草 5g。

【用法】 水煎服。

【功效】 活血散结,破瘀消癥。

【主治】 癥瘕、崩漏、痛经、闭经、产后或人工流产后腹痛、恶露不绝等血瘀实证。

【按语】 适应证必须为血瘀实证。

方 3. 宫血饮(欧阳惠卿方 肖承悰·《中医妇科名家经验心悟》)

【组成】 川续断,山茱萸,补骨脂,海螵蛸,党参,白术,甘草,茜草,蒲黄,三七,白花蛇舌草。

【用法】 水煎服。

【功效】 补肾益气,化瘀止血。

【主治】 肾虚血瘀所致的崩漏。

【按语】 欧阳惠卿认为肾虚血瘀是崩漏的基本病机。功能失调性子宫出血,简称功血,是内分泌失调引起的子宫异常出血,为非器质性病变。临床表现为月经周期长短不一、经期延长、经量过多或不规则阴道出血,病情严重时可导致失血性贫血,直接威胁患者身心健康。按发病机制的不同,功血可分为排卵型和无排卵型两类,约 85% 病例属无排卵型功血。目前对无排卵型功血西药非手术疗法多用合成孕激素来进行内膜转化,从而起到"药物性刮宫"的作用,但对患者全身证候的改善作用不明显。少数患者出现胃肠道不适、体重增加、乳房胀痛、不规则出血等不良反应,不利于坚持治疗。无排卵型功血属中医学"崩漏"范畴。欧阳惠卿教授通过对该病的长期观察和研究,认为肾虚冲任不固是崩漏发生的根本原因,而血瘀则贯穿于其病变的始终。肾为先天之本,元气之根,主藏精气。精能生血,血能化精,精血同源而相互资生,成为月经的物质基础。"胞络者,系于肾""冲任之本在于肾""五脏之真,唯肾为根",故肾气充盛则天癸至,任通冲盛,月事以时下。若因先天禀赋不足,肾气稚弱,天癸初至,冲任未盛,或因年老肾气渐衰,久病重病及肾,肾气虚则封藏失司,冲任不固,不能制约经血,乃成崩漏;若肾阴虚,则阴虚失守,虚火扰动血海,致成崩漏。诚如《兰室秘藏》所云:"妇人血崩,是肾水阴虚,不能镇守胞络相火,故血走而崩也。"另一方面,离经之血便是瘀血,《血证论》言:"凡系离经之血……此血在身,不能加于好血,而反阻新血之化机。"瘀阻冲任,新血不得归经则漏下不止,日久阴血暗耗,则虚火更炽,迫血妄行,共则为崩。如是肾虚血瘀,恶性循环,使病变进一步加重。

欧阳惠卿教授创造了补肾活血用于治疗肾虚血瘀型崩漏的宫血饮,以补肾益气,化瘀止血立法,临床研究结果表明其疗效优于西药治疗组,尤其在改善临床证候方面,有显著优势,体现了中医学整体观念和辨证论治的特点。本方针对崩漏病机"虚、瘀、热"之特点,以川续断、山茱萸、补骨脂、海螵蛸补肾固冲、收涩止血以治本;党参、白术、甘草益气摄血以加强补肾固冲之力;茜草、蒲黄、三七活血化瘀止血;瘀血蕴蓄日久,每易郁而生热,血被热烁又可成瘀,是以白花蛇舌草凉血逐瘀,加强祛瘀止血之效。本方宗《黄帝内经》补肾化瘀治疗血证之法,在四乌鲗骨一蘆茹丸的基础上,结合崩漏的病理特点配伍组成。现代药理研究表明,方中各药均有不同程度的收缩子宫、促进凝血、抑菌、抗炎等作用。全方配伍,化瘀止血以塞流,补肾益气而澄源,气血兼顾,升降同用,清化兼施,又寓攻于补,使逐瘀血不伤正,补肾而不留瘀,则冲任得固,气血和平而其病自愈。

●欧阳惠卿医案

李某,26岁,1997年11月18日初诊。

主诉:月经41天未净。曾用中西药物治疗未能止血,既往有崩漏病史。本次出血从 1997 年 10 月 8 日开始,行经初期最少,至行经第 5 天量增多,暴下如注,治疗后量又减少。妇科检查:子宫大小正常,双侧附件未见异常。10 月 30 日行诊断性刮宫,刮出物病理检查结果为子宫内膜增生过长(单纯型与腺囊型混合)。就诊时出血量多,色暗红,有血块,腰骶酸痛,舌黯红,有瘀点,苔微黄稍腻,脉滑数。中医诊断为崩漏,证属肾虚血瘀。拟补肾益气化瘀为治法,投宫血饮 7 剂。11 月 22 日再诊,出血已止,再以宫血饮调治 3 周。12 月 23 日行经,经量已恢复正常,7 天干净,停药随访 3 个月,月经的周期、量和经期均正常。

崩漏既是妇科常见病,又是疑难重症,治疗大法有塞流、澄源、复旧三法。塞流即止血,是治疗崩漏的重要环节。肾虚是导致本病的主要病机,肾虚则封藏失职,冲任不能固摄经血,故妄行而为崩漏。"离经之血则为瘀血",又因失血,气随血去,气虚无力运血,必加重血脉之瘀滞,故本病多夹血瘀,瘀而郁热,经血受热煎熬,则瘀结更甚,因此尤以病程较长,反复发作者多见肾虚夹瘀证候。宫血饮以补骨脂、续断补肾固冲以治本。现代药理研究表明,补骨脂对子宫有明显的收缩作用,能缩短出血时间,故有减少子宫出血量的效果。三七、蒲黄化瘀止血以治标。实验室研究证实,三七、蒲黄水提取物均能缩短凝血酶原时间,因而有凝血作用。蒲黄对离体子宫有兴奋作用,大剂量能使子宫呈痉挛性收缩,因而对子宫出血有治疗效果。党参益气行血,白花蛇舌草凉血祛瘀,配伍使用,以加强行瘀散结止血之效。全方攻瘀而不伤正,补肾而不留瘀,用于治疗崩漏之肾虚血瘀者,可收到较好的止血调经效果。

方 4. 将军斩关汤(朱南孙方　肖承悰·《中医妇科名家经验心悟》)

【组成】　蒲黄炭(包煎)12g,炒五灵脂(包煎)12g,熟大黄炭 6g,炮姜炭 6g,茜草 12g,益母草 12g,仙鹤草 15g,桑、海螵蛸各 12g,三七粉(冲服)2g。红茶汁送服。

【主治】　虚中夹实(血瘀)之崩漏。

【按语】 将军斩关汤由先祖父南山先生所创,系朱氏妇科家传验方。全方补气血而驱瘀邪,祛瘀而不伤正。适用于虚中夹实之严重血崩症。方中以蒲黄炭、熟大黄炭为君,蒲黄炭合炒五灵脂(失笑散)祛瘀止血定痛,五灵脂生则活血,炒则止血,且能制约蒲黄散血之过。熟大黄炭"不仅无泻下作用,反而能厚肠胃,振食欲,并有清热祛瘀之力,合炮姜炭,一热一寒,一攻一守,通涩并举。益母草伍仙鹤草,亦为通涩之剂,且仙鹤草乃强壮止血剂,通补兼施。茜草活血化瘀而止血;桑螵蛸配海螵蛸益精摄冲;三七粉化瘀止血之圣药。全方通涩并用,以通为主,寓攻于补,相得益彰,对于产后恶露不绝的癥瘕出血、崩漏不止属虚中夹实,瘀热内滞者,用之奏效。

方5. 补肾固摄汤(《跟名师学临床系列丛书·张琪》)

【组成】 熟地黄30g,山茱萸20g,山药20g,枸杞子15g,茯苓10g,龙骨20g,牡蛎20g,白芍20g,海螵蛸20g,酒黄芩15g,焦山栀10g,牡丹皮15g,棕榈炭20g,茜草10g。

【用法】 水煎服。

【功效】 滋补肝肾,清热凉血固摄。

【主治】 肝肾阴亏,相火妄动,冲任不固而致崩漏。

【按语】 《素问·阴阳别论》曰"阴虚阳搏谓之崩",此阳搏非实火乃由阴血亏耗、虚火妄动、迫血妄行而致血外溢,形成崩漏,常因房事不慎,失于节制,相火妄动,或素体肾阴亏耗、冲任虚损而致,临证表现为腰骶酸痛、下肢软弱、心悸气短、手足心热、咽干口燥、月经淋漓不断或下血量多色红,脉虚数或浮大无力按之空豁。张琪治疗此类崩漏,则用滋补肝肾、清热凉血固摄法。方中熟地黄、山茱萸补肝肾之阴以涵木,白芍敛阴柔肝以和营,龙骨、牡蛎、海螵蛸、茜草、棕榈炭收敛固摄以止血;热不除则血难谧,故佐以牡丹皮清血中伏热,黄芩、栀子清热止血,从而标本兼顾,用于此类崩漏疗效颇著。

●张琪医案

1995 年 5 月治一马姓妇女,48 岁,素有经漏症,于上月突然子宫出血甚多色鲜红,入某院经检查诊断为子宫功能性出血,曾用苯甲酸雌二醇,出血量无明显减少,持续 1 个月不止,该院建议切除子宫以免大出血,病人未接受,而来中医治疗。病人面灼热,腰脊酸痛,两腿痿软,心悸怔忡,五心烦热,月经量多色红,舌红苔薄,脉虚数。此乃肝肾阴亏、冲任不固、血为热扰所致,投以上方加龟甲 20g、女贞子 20g。连服 6 剂,月经量大减,腰脊痛下肢软诸症均有好转,又于上方加人参 15g,继服 10 剂血止,继续调治而愈。

方 6. 清经止血汤(广西中医学院瑞康医院李莉方)

【组成】 牡丹皮 10g,黄柏 10g,青蒿 15g,生地黄 15g,地骨皮 15g,紫珠草 15g,旱莲草 15g,益母草 15g,马齿苋 15g,炙甘草 6g。

【用法】 每日 1 剂,分 2 次清水煎服。每日 2 次,病重者可每日 2 剂,每 4 小时 1 次内服。

【功效】 滋阴清热,凉血止血。

【主治】 月经量多、崩漏、经期延长属血热者。症见阴道流血量多,色鲜红或深红、质稠或夹块,伴口干、大便干结、小便黄赤,舌红,苔薄黄,脉细数或弦数。

【按语】 经者,血也,喜温而恶寒,寒则涩而不行,温则消而去之。素体阳盛或外感邪热,或肝郁化火,血中蕴热,血热迫血妄行。方中用牡丹皮、黄柏、青蒿清营凉血而止血,生地黄、地骨皮、墨旱莲(即原方旱莲草)滋阴清热而止血,两组药物合用,则血中实火、虚火俱清,邪火既清则血海自能平谧。紫珠草、墨旱莲、益母草、马齿苋四草合一,止血功专力宏,凉血而无缩血之苦,止血而无留瘀之弊。诸药合用清火降火,泻火而不伤阴,热退血安,其血自止。

方 7. 固冲温补汤(《朱良春精方治验实录》)

【组成】 炙黄芪 30～60g,山茱萸 24g,炒白术 20g,乌梅、海螵蛸、艾叶各 15g,阿胶、茜草、炙甘草各 10g,血余炭(研细用药汁分

3次送服)9g。

【用法】 水煎服,每日1剂。

【功效】 补肾益气,固摄冲任。

【主治】 崩漏之气阳两虚证。气虚者症见面白微浮,舌质淡,苔薄白腻或舌边有齿痕,脉象多细软无力,且见气短、畏寒、自汗或四肢肿胀、纳减、便溏、月经过多、经血稀薄等。脾肾阳虚则见面浮、舌淡、脉多沉软、右部更甚,且有恶寒肢冷、大便晨泻、腰背酸痛、月经淋漓、量时多时少、血色稀淡等。

【按语】 加减法:脾肾阳虚者酌加制附子10g,炮姜炭8g,鹿角霜30g,此方不但对中气虚弱、气不摄血之崩中证多应手取效,而选加后三味药治疗脾肾阳虚之崩漏亦屡屡获效神速。此方为朱老在"固冲汤"的基础上演变而成。朱师宗其法而加减原方,自拟"固冲温补汤",用艾叶、阿胶、血余炭以取代煅龙骨、煅牡蛎、棕榈炭、五倍子,此乃以清代浊,以廉代贵,以简代繁之思,盖煅龙骨、煅牡蛎、棕榈炭煎后药味浑浊,颇难过口,且棕榈炭常缺货或药店无备,五倍子价昂货缺,乡村药店少备。用阿胶、艾叶乃取《金匮要略》胶艾汤温经升举、固阴和阳之意,颇合阳虚而气化不固,冲任滑脱之崩漏证型。血余炭祛瘀止血,乃治崩漏效药,当代临床家邓铁涛教授常以一味血余炭治崩漏,每次服3g,每日3次,每次发病重复使用一味血余炭亦能根治。此乃邓老和朱老博研古方,深悟《千金要方》一味血余炭治崩中漏下,赤白不止之妙。张锡纯认为冲任脉相连,气化相通,又为肾之辅弼,故肾虚不藏,冲脉不敛,即致滑脱,可见经血大下,胎元不固。"固冲汤"用黄芪、白术补气升陷;山茱萸、杭白芍益肾敛肝固脱,且能滋阴养血;海螵蛸、茜草、煅龙骨、煅牡蛎固涩下焦。朱老指出,海螵蛸、茜草相伍,能涩、能行,大有协调之功,海螵蛸主女子赤白漏下,又能涩精秘气;茜草既能止血治崩,又能补益精气,涩中寓通,二药相伍不仅能固涩下焦,且能通利血脉。为何要通?盖非"通"则经气不能行,非通不能入脉,这是调理奇经的一个重大法则,足以启迪后人。张锡纯力主酸敛以救欲脱之候,朱老在此方演变中用乌梅易白芍,更增酸敛救脱之力以助山茱萸敛肝疏脾,更助固阴和阳、固涩下焦之力。

◉**朱良春医案**

赵某,46 岁。因劳累,月经常时多时少,淋漓不净,中西药治疗 2 个月未效,近因由漏转崩,急邀笔者诊治。刻诊:血流如注,色淡质清,小腹冷痛,四肢不温,气短心悸,心烦不安,舌淡脉沉软,重按觉芤,证属肾阳欲脱,冲任失固,气不摄血。急拟温肾回阳,益气固冲,投朱师之"固冲温补汤"加鹿角霜 30g、炮姜炭、制附子各 10g,药服 1 剂,即出血明显减少,四肢转温。3 剂血止,去血余炭、炮姜炭,加补骨脂、菟丝子各 20g,生白芍、炒酸枣仁各 15g。又 5 剂后诸症消失,继投四君子汤加当归、白芍、鸡血藤、淫羊藿 15 剂善后。

方 8. 安冲清补汤(《朱良春精方治验实录》)

【组成】 生黄芪、炒白术、生地黄、川续断、白头翁各 18g,茜草、生白芍、海螵蛸各 10g,贯众、生地榆各 30g。

【用法】 水煎服,每日 1 剂。

【功用】 益气养阴,凉血止血。

【主治】 阴虚血热之崩漏。症见经血非时而下,量多色赤,心烦潮热,咽干口燥,手心灼热,舌红,苔少,脉细数。

【按语】 生黄芪、炒白术益气摄血;川续断补肝肾,生新血,破瘀血;生地黄、生白芍养阴清热,合白头翁、茜草、贯众、生地榆等清热凉血止血;海螵蛸固涩止血。诸药合参,治阴虚血热之崩漏恒有良效。

◉**朱良春医案**

陈某,女,31 岁。3 年来经行超前,时有 1 个月两行,量多色红,此次经血如注,前医投"胶艾四物汤""十灰丸""丹栀逍遥散""温经汤"等方半个月不已。症见两颧色赤,目眵多,舌红苔黄,脉细数,手心灼热,心烦盗汗,口渴饮冷,小便短赤。证属阴虚血热,热扰血分,血热妄行致崩。急投朱师之"安冲清补汤",原方剂量如上,2剂后血止,诸症减轻,再投原方5剂,诸症基本消失,继以"六神汤"(四君子汤加怀山药、白扁豆)加制何首乌、生地黄、枸杞子、淫羊藿、鸡血藤10剂善后。

方9. 双补止崩汤(哈荔田方　肖承悰·《中医妇科名家经验心悟》)

【组成】　党参15g,炙黄芪15g,当归9g,白芍9g,续断9g,菟丝子9g,艾叶炭9g,棕榈炭9g,香附9g,女贞子12g,桑寄生12g,阿胶(烊化)15g。

【用法】　水煎服。

【功效】　补心健脾,益气摄血止血。

【主治】　劳伤心脾,气血两亏,统摄失职之崩漏。

【按语】　劳伤心脾,主统失职,化源匮乏,致下血甚多。方中以人参、黄芪、当归、白芍、阿胶怡养心脾,气血双补;续断、桑寄生、菟丝子、女贞子固肾藏精,以调冲任;艾叶炭、棕榈炭、香附理气止血,以塞其流。全方以健脾养心,固肾止血,俾中气得立,心血得生,根株得固,则血即止。

方10. 补肾调经汤(韩冰方　《中医妇科验方选》)

【组成】　菟丝子15g,金樱子10g,覆盆子10g,山药15g,桑寄生15g,补骨脂10g,熟地黄30g,杭白芍10g,山茱萸10g,紫河车10g。

【用法】　崩漏血止后,每日1剂,水煎服。至再次月经前5～6天,则应视辨证情况,予以遣方用药。

【功效】　补益肝肾,调补冲任。

【主治】　崩漏之证月经净止后,用以恢复周期。

【按语】　崩漏之证,证型不一,病因可有数端,或寒,或热,或虚,或实;变化亦有所异,或脏,或腑,或气,或血,然其要一,其本在肾。正如前贤所言:"经水出诸肾"(《傅青主女科》)"月经全借肾水施化"(《医学正传》)。本方之力,功在肝肾。肝肾滋养,冲任得调,经水必能应期而至。

方 11. 育阴种子汤(郑长松方　滨州郑氏妇科)

【组成】　生龙骨、生牡蛎(捣)各 30g,生地黄 30g,旱莲草 30g,山药 15g,建莲子 15g,白芍 15g,女贞子 15g,阿胶(烊化)12g,茺蔚子 12g,黄芩 12g,枸杞子 12g,藕节 30g。

【用法】　水煎服。

【功效】　育阴清热,摄固冲任。

【主治】　辨证为阴虚血热,冲任失摄的不孕症。

◉郑长松医案

宋某某,女,28 岁,已婚。初诊日期:1974 年 9 月 26 日。结婚 4 年,从未受孕。经候提前,常 1 月两行,经期 5～7 天,血来量多,经期面热潮红。自 13 岁月事初至起,即月经量多,先期而下,近 3 年来更甚于前。

检查:形体瘦弱,面色微红,苔薄白中微黄,脉弦滑而稍数。

立法:养阴凉血,摄固冲任。

处方:生地黄 30g,藕节(切)30g,白芍 15g,寸冬 15g,牡丹皮 12g,茜根 12g,地骨皮 12g,阿胶(烊化)9g,胡黄连 9g,黄芩 9g。水煎 2 遍,共取 500ml,分 2 次温服,每晚 1 次。嘱经期停药。

二诊(10 月 16 日):经前服药 6 剂,今次月经周期延至 21 天,带经 7 天,经行面热已解,经来依然量多。宗原意酌增敛营止血之品。按前方去地骨皮、胡黄连。加生龙骨、生牡蛎(捣)各 30 克、墨旱莲(即原方旱莲草)30 克。煎服法同前。

三、四诊(11 月 12 日、12 月 10 日):两次经前共服药 11 剂,今次月经周期 27 天,带经 7 天,血量基本正常。既得效机,仍宗原意出入,更拟下方,以冀冲任相资,举之成孕。

生龙骨、生牡蛎(捣)各 30g,熟地黄 30g,墨旱莲 30g,山药 15g,建莲子 15g,白芍 15g,女贞子 15g,阿胶(烊化)12g,茺蔚子 12g,黄芩 12g,枸杞子 12g。水煎 2 遍,共取 500ml,分 2 次服,每晚一次。嘱经前服。

效果:共服药 22 剂,诸症蠲除,相继怀孕。

按:本案自月事初至即经行先期,血量偏多,结婚之后,更甚于前,知为素体阳盛,血热妄行;热邪久羁,阴血暗耗,则形体瘦弱,舌苔微黄,经前面热潮红,脉象弦滑稍数。方中生地黄、藕节、黄芩、地骨皮、胡连清热益阴,凉血固经;熟地黄、白芍、墨旱莲、女贞子、阿胶、山药、枸杞子、莲子、寸冬养血益阴,调补冲任;茺蔚子、牡丹皮、茜根祛瘀生新;龙骨、牡蛎固涩精气。

第六节　无排卵方

方 1. 蔡小荪不孕症周期疗法(蔡小荪方　肖承悰·《中医妇科名家经验心悟》)

以育肾为主,根据月经周期,设孕Ⅰ、孕Ⅱ为基本方,每于月经净后开始服孕Ⅰ方 7 剂。约至中期(排卵期)换服孕Ⅱ方 8 剂,经行时如有必要可随症调治。再于经净后重复使用前法。肾阴虚者在两方中加入麦冬、龟甲、枸杞子等。肾阳虚者酌情加入肉桂、附子及乌鸡白凤丸、河车大造丸等。

孕Ⅰ方:云茯苓 12g,生地黄、熟地黄各 9g,怀牛膝 9g,路路通 9g,炙穿山甲片 9g,公丁香 2.5g,淫羊藿 12g,石楠叶 9g,制黄精 12g,桂枝 3g。

孕Ⅱ方:云茯苓 12g,生地黄、熟地黄各 9g,石楠叶 9g,紫石英(先煎)12g,女贞子 9g,狗脊 12g,淫羊藿 12g,仙茅 9g,胡芦巴 9g,鹿角霜 9g,肉苁蓉 9g。

加减运用:

肝郁型:月经愆期,先后无定,或有崩漏,色红质稠。平时可有少腹疼痛,经前乳房胀痛,烦躁不安,且常伴有痛经。脉弦,苔薄黄腻。可守前法,酌减温阳之品,加入柴胡、白芍、香附、金铃子、逍遥丸、四制香附丸等疏理肝气。

痰湿瘀滞型:月经稀行或闭阻。躯体肥胖,喉间痰多,神倦困重,腰酸,带下色稠,或见毛发稠密,脉滑,苔腻。可用苍莎导痰方加减,亦可守前法,去黄精、熟地黄等腻滞之品,选加石菖蒲、白芥子、制胆南星、仙半夏、苍术、白术、海藻、夏枯草、指迷茯苓丸等,燥湿化痰。

寒湿瘀滞型:月经后期或闭阻,小腹冷痛,形寒肢冷。脉沉迟,苔薄质淡或胖。仍可守前法,去生地黄、女贞子之类,入苍术、艾叶、吴茱萸、艾附暖宫丸等,温宫散寒。

湿热瘀滞型:经期尚准或超前,量较多,色红。平时少腹两侧隐痛,腰酸,带下色黄气秽,脉弦,苔薄黄腻质偏红。湿热瘀滞型轻症尚可宗前法,去熟地黄、黄精等,入败酱草、红藤、鸭跖草等清热化湿;湿热重症则另置清热化湿方,以清下焦湿热、凉血行瘀。待症状减轻或消除后,复用孕Ⅰ、孕Ⅱ方加减调治。

清热化湿方:云茯苓12g,桂枝2.5g,柴胡梢4.5g,赤芍9g,败酱草20g,牡丹皮9g,鸭跖草20g,金铃子9g,红藤15g,延胡索9g,怀牛膝9g。

经血瘀滞型:内有血瘕癥积之患。经期尚可,行则量多,杂有瘀块,经痛剧烈,或经后疼痛不止。平时可有肛门坠痛,腰部酸痛,脉弦细或涩,苔薄边尖或有紫斑瘀点。经血瘀滞型每因经血瘀滞,留络不去,瘕血成形,遂成血瘀、癥积之患,与西医所称子宫内膜异位症相类。故另设内异Ⅰ、内异Ⅱ、内异Ⅲ三方。内异Ⅰ方用于经痛剧烈者;内异Ⅱ方用于月经过多者,随症选用其一,于临经前2~3天起连服7剂,净后即服用内异Ⅲ方10剂,以化瘀散结。病情好转后,可按需选用孕Ⅰ、孕Ⅱ方,育肾调理。

内异Ⅰ方:炒当归9g,丹参12g,川芎4.5g,川牛膝9g,制香附9g,延胡索9g,赤芍9g,血竭3g,制没药6g,苏木9g,失笑散(包煎)15g。

内异Ⅱ方:炒当归9g,丹参6g,赤、白芍各9g,生蒲黄(包煎)

30g,血竭 3g,三七末(吞)1.5g,怀牛膝 9g,制香附 9g,震灵丹(包煎)12g。

内异Ⅲ方:炒当归 9g,丹参 12g,制香附 9g,桃仁泥 9g,干漆 4.5g,血竭 3g,莪术 12g,炙穿山甲片 9g,桂枝 2.5g,皂角刺 30g,土鳖虫 9g,川牛膝 9g。

对于临床诊断生殖系统结核者,月经净后可服用抗痨方 10 剂,然后再行辨证分型论治。

抗痨方:丹参 12g,百部 12g,王不留行子 9g,山海螺 15g,鱼腥草 12g,功劳叶 15g,夏枯草 12g,皂角刺 12g,怀牛膝 9g,大生地黄 9g,路路通 9g。

凡发现患者平时少腹拘急而痛,带下多色黄气秽,妇检附件增厚,或输卵管通畅试验提示输卵管阻塞、不完全阻塞及积液者,可将通络方参入各型方中,通利胞络,但在月经中期以后不宜服用。

通络方:皂角刺 15g,王不留行子 9g,月季花 9g,广地龙 9g,降香片 3g。

为加强疗效,对湿热瘀滞和经血瘀滞及输卵管阻塞者另行设计灌肠方,湿热者可在此方基础上增加清热化湿之品,酌减活血化瘀之药,经血瘀滞者则与之相反。灌肠方还可用于胃虚不能长期服药者。

灌肠方:炒当归 12g,丹参 15g,桂枝 4.5g,皂角刺 20g,赤芍 12g,川牛膝 12g,桃仁 9g,生大黄 9g,石见穿 30g,败酱草 30g,莪术 15g。

对痛经患者或平素少腹拘急冷痛者,可掺七厘散少许于香桂活血膏胶面中央,然后贴敷患处或关元穴。

【按语】 蔡小荪诊治不孕症的思路。

(1)调经是成孕致育的先决条件。古有"调经种子"之说,调经是孕育的先决条件。《女科要旨》云:"妇人无子,皆因经水不调。经水所以不调者,皆由内有七情之伤,外有六淫之感,或气血偏盛,阴阳相乘所致。种子之法,即在于调经之中。"但必须肾气旺盛,任脉通畅,冲脉充盈,月事才得以如期来潮,从而具备孕育的功能。

月经失调,有先期、后期、先后不定期,过多、过少、崩漏、经闭、痛经等。可根据各种致病原因分别治疗,为孕育创造条件。有些病例,经事调准,随即怀孕。如子宫内膜异位症,部分患者常经来过多如注,或腹部剧痛,用化瘀活血调经法,症状好转后,遂即受孕。因该症多宿瘀内结,在盆腔内引起生殖器官粘连和输卵管阻塞,以致运卵通道不畅或不易受精,累及卵巢则引起卵巢功能失调,故不受孕的发病率较高,用活血化瘀法,能使上述情况改善,对受孕很有帮助。

(2)益肾可促排卵,健黄体。《黄帝内经》云:"肾者主蛰,封藏之本,精之处也。"《圣济总录》又说:"妇人所以无子者,冲任不足,肾气虚寒也。"陈士铎云:"胞胎之脉,所以受物者,暖则生物,冷则杀物矣",诚为确论。基础体温的测量,可证明这一点。黄体功能不足者,基础体温双相曲线都不典型,月经后期每呈阶梯形上升,升亦不稳。因黄体产生之黄体酮,乃是一种致热原,黄体酮分泌不足,致使基础体温后期低于正常水平,而影响受孕。即或受孕,亦有堕胎之虞,甚且屡孕屡堕,形成滑胎。故临床运用益肾通络,益肾温煦法的实践证明,分别能起促排卵、健黄体的作用。

方 2. 护卵汤(尤昭玲方 湖南中医药大学中西医结合学院)

【组成】 熟地黄 10g,生地黄 10g,沙参 10g,覆盆子 10g,石斛 15g,山药 15g,百合 10g,紫石英 20g,橘叶 10g,黄精 10g,何首乌 10g,莲子肉 15g,莲子心 5g,桑椹 10g,月季花 10g,甘草 5g。

【用法】 于月经第 9~16 天服用,每日 1 剂,分 2 次温服。

【功效】 益肾健脾,暖巢增液,助养泡膜,宣散脉络,促泡速长,顺势而出;滋补肾精,助膜长养。

【主治】 主要治疗因卵巢功能低下、卵泡发育不良、排卵障碍导致的月经不调、多囊卵巢综合征、排卵障碍性不孕等。亦可用于辅治体外受精-胚胎移植过程中取卵数量少、卵子质量差、子宫内膜容受性差。

【按语】 护卵汤是尤昭玲教授根据多年的临床经验总结,在治疗排卵障碍性不孕患者及采用中医药辅治体外受精－胚胎移植(IVF-ET)患者过程中所创。该方旨在益肾健脾、暖巢增液,助养泡膜,宣散脉络,促泡速长,顺势而出;滋补肾精,助膜长养,在临床运用中获得了较为满意的疗效。

肾藏精,主生殖,为先天之本,人的生长发育赖于肾精,卵泡和内膜的生长发育亦赖于先天之精的滋养;肾-天癸-冲任-胞宫生殖轴作为女性内分泌调节的关键,肾作为生殖轴的基础,直接影响天癸、冲任、胞宫的功能。文献表明,补肾中药对卵巢功能及子宫内膜具有类激素样作用,可调整下丘脑-垂体-卵巢轴功能;促卵泡生长和促排卵;调控相关细胞因子及其受体水平;整体调节性激素及其受体水平;改善子宫内膜促受孕等,对卵泡和内膜的生长发育有着重要的促进作用,是先天的物质基础。脾主运化,主升清,为后天之本,脾能运化水谷,升散疏布精微,为卵泡和内膜充填水谷精微物质,助其生长,是卵泡和内膜生长发育的后天物质基础。因此,肾、脾作为先、后天物质基础,是主要的脏腑定位。近来有学者提出妇产科内治应以"调"为主,因而护卵汤以调补肾脾为首要调治原则。现代研究表明,卵泡液的增加对卵泡壁张力的提高及溶解卵巢表面形成破口至关重要,所以滋阴增液亦为重要的治则。通过调补脾肾,滋阴增液以达到暖巢增液、助养卵泡、促泡速长的目的。肝藏血,主疏泄,与冲脉相连,肝气条达,则胞宫脉络得以宣通,血流通畅,卵泡方能顺气血之势离巢而出。心主神明,主宰人体一切功能运动,心血属君火,系胞宫脉络,相交于肾,心火肾水相济则阴阳平秘,辅助肾,助卵泡正常生长发育、成熟及排出。因此,肝、心是次要的脏腑定位,疏肝宣络、清心宁神为辅助治则。

缪希雍在《本草经疏》中曰:"地黄乃补肾家之要药,益阴血之上品。"《中药应用鉴别》:"地黄既能补血,又善滋阴,且能生精益髓,为补益肝肾,培元固本之要药。"熟地黄味甘,微温质润,归肝肾经,既能补血滋阴,又能补精益髓,为卵泡生长发育提供先天精髓。生地黄性凉味甘,入肾肝心经,清火滋阴,凉血止血,生津。《本草求真》曰:"石斛,入肾而涩元气。"《别录》:"益精"。石斛味甘、性微寒,入肾经,有滋肾阴、降虚火之功。桑椹甘酸微寒,入心肝肾经,补益肝肾,滋阴养血,生津增液。沙参甘,微苦寒,归肺胃经,养阴清热。百合甘,微寒,归肺心胃经,养阴润肺,滋补精血,清心安神。诸药合用,重在滋阴增液,助卵泡液增加,协同补肾益阴,使卵泡有所濡养而迅速增大、成熟。山药甘平,入肺脾肾经,有健脾,补肺,固肾,益精之功效。莲子肉甘涩、平,归脾肾心经,能补脾止泻,益肾涩精,养心安神。黄精性平味甘,补脾,润肺生津。何首乌味苦、甘涩微温,入肝肾经,可补益精血,解毒润肠。此四药连用既能通过调补脾肾,助卵泡得先后天之精微而生长,同时也可使胞宫得精微物质濡养,助子宫内膜长养,容受性增强。紫石英甘、温,归心肺肾经,温肾助阳,镇心安神。覆盆子味甘酸、性平,入肝肾经,补肝肾,助阳固精。两者合用可温助肾阳,使胞宫得肾阳温煦,为卵泡的生长发育及受精卵的着床提供良好的生理环境。月季花甘温,归肝肾经,活血调经,疏通气机。橘叶苦平,入肺肝经,祛痰驱寒,轻宣顺气。两者合用胞脉气血得宣而走行通畅,有利于卵泡顺气血之势而出。莲子心甘涩平,归脾肾心经,固精止带,益肾养心,配合莲子肉、生地黄、紫石英以清心养心,宁心安神,心肾相济,甘草调和诸药。现代药理研究表明,石斛具有显著的抗氧化活性和抗衰老功能;熟地黄、黄精、何首乌、桑椹、山药、百合可调节内分泌水平;生地黄、覆盆子、紫石英有雌激素样作用,有增强卵巢功能、促进卵巢雌激素分泌的功效,能促进卵泡发育成熟,使子宫内膜增生。

综观全方,调补脾肾助先后天之精血,滋阴增液助卵泡发育成熟、排出,诸药配伍温而不燥,滋而不腻,补而不峻,结合女性生理周期因时调和阴阳;脏腑辨证,兼顾气血,主次分明,整体调治。

● **尤昭玲医案**

王某,女,26 岁。2009 年 12 月 29 日初诊,月经稀发 6 年,结婚 3 年,夫妻性生活正常,未避孕未孕。月经 2～4 天/1～6 个月,末次月经 11 月 16 日至 11 月 20 日,量少,色暗。经行第 1 天腹痛,无腰酸,纳寐可,二便调。舌红苔黄,脉细滑。2007 年 3 月患者在外院检查示多囊卵巢综合征,查 LH/FSH＞2.5。孕 0 产 0,丈夫行精液常规检查正常。患者曾多方寻求治疗,疾病仍反复发作,经人介绍找到尤昭玲教授求治。当时症见形体肥胖,面色萎黄,腰膝酸软,易疲劳,情志抑郁,毛发浓密,纳可,睡眠欠佳,二便正常,舌质蓝紫,边有齿痕,苔薄白,脉细滑。西医诊断:原发性不孕,多囊卵巢综合征;中医诊断:不孕症。中医辨证:肾脾不足,气血两虚。尤教授运用中西医结合疗法将其月经调至规律,4～6 天/30～33 天,经量较前增多。2010 年 11 月患者欲怀孕,尤教授于卵泡期给予护卵汤治疗助卵泡生长排出,助内膜增长,且于月经周期第 7 天起行 B 超监测排卵。第 7 天:B 超下未见卵泡,子宫内膜厚 4mm;第 10 天:见 16mm×13mm 卵泡,内膜厚 7mm;第 11 天:见 18mm×18mm 卵泡,子宫内膜厚 8mm,于第 12、13 天肌内注射 hCG 并指导同房,排卵后益气健脾,配合耳穴及饮食治疗。患者于 2010 年 12 月 8 日复诊,体温呈高相,测尿 hCG 示阳性,遂住院保胎治疗,于怀孕第 56 天行 B 超检查见胎心搏动后出院回家养胎。

　　方 3. 右归广嗣丹(庞保珍方 《不孕不育中医治疗学》)

　　【组成】 熟地黄,附子,龟甲,鹿茸,巴戟天,补骨脂,菟丝子,肉桂,杜仲,白术,山药,芡实,人参。

　　【用法】 水煎服。

　　【功效】 温补肾阳。

　　【主治】 肾阳不足所致的不孕不育等病证。

　　【按语】 本方对肾阳不足所致的无排卵、黄体功能不足、卵巢早衰、未破裂卵泡黄素化综合征、席汉综合征、子宫发育不全等均有较好的疗效。

肾藏精,精化气,肾中精气的盛衰主宰着人体的生长、发育与生殖。先天肾气不足,或房事不节、大病久病、反复流产损伤肾气,或高龄,肾气渐虚。肾气虚,则冲任虚衰不能摄精成孕;或素体肾阳虚或寒湿伤肾,肾阳亏虚,命门火衰,阳虚气弱,则生化失期,有碍子宫发育或不能触发氤氲蕴育之气,致令不能摄精成孕;或素体肾阴亏虚,或房劳多产、久病失血,耗损真阴,天癸乏源,冲任血海空虚;或阴虚生内热,热扰冲任血海,皆不能摄精成孕。

"肾主生殖"乃是本病的理论基础,只有肾精充足,生殖功能才能正常。若禀赋不足,肾气虚弱,命门火衰,可致阳痿不举,甚至阳气内虚,无力射出精液;病久伤阴,精血耗散,则精少精弱;元阴不足,阴虚火旺,相火偏亢,精热黏稠不化等均可导致不育。

本方对肾阳虚所致的子宫发育不全、无排卵、黄体功能不足、少精子症、弱精子症、性功能障碍等均可辨证加减应用。

方 4. 调经种子汤(蔡连香方 肖承悰·《中医妇科名家经验心悟》)

【组成】 菟丝子,熟地黄,覆盆子,黄芪,当归,鸡血藤,茺蔚子,女贞子,山茱萸,山药,紫石英,紫河车,香附,柴胡。

【用法】 水煎服。

【功效】 补肾填精养血,调经种子获麟。

【主治】 无排卵性不孕症。

【按语】 女性无排卵性不孕症是妇科常见病和疑难病,以下丘脑-垂体-卵巢轴功能失调为常见。蔡连香以肾轴理论为依据,用养血补肾填精法治疗无排卵性不孕取得较满意的效果,其经验有四。

1. 肾虚是不孕的根本,补肾填精养血为其治疗大法。调经种子汤补肾而不滋腻,填精又养血,使精血同补,肾气得化,肾轴功能协调,月经正常,妊娠有望。

2. 灵活应用中药人工周期,把握阴阳转化规律。中药人工周期是模仿妇女月经周期的生理改变而分期用药的方法。通过调节下丘脑-垂体-卵巢轴改善性腺的功能,诱发 LH 高峰,促进排卵,使月经恢复正常。通过多年的临床应用,蔡连香老师认为中药人工周期不是替代卵巢功能,而是一种调节作用。利用月经周期的 4 个不同阶段中阴阳转化的规律,灵活应用补肾滋阴温阳法,阴阳适时转化,胞宫藏泻有序。蔡老师的特点在于不人为地规定各期的治疗天数,因为排卵障碍的月经周期多数不规律或卵泡期长,黄体期短,以 BBT、宫颈黏液、阴道脱落细胞检查结果来调整治疗方案更为客观。

(1)卵泡期:此为月经干净后至排卵前,为阴长阳弱期。由于肾虚精亏,血海空虚,阴长缓慢,卵泡常常发育不良,卵泡期长。蔡连香老师以宫颈黏液及阴道脱落细胞涂片来观察卵泡发育情况,必要时行 B 超监测。此期多表现为腰酸疲乏,白带少,面色晦黯,性欲低下,宫颈黏液无典型羊齿状结晶出现,阴道脱落细胞涂片表层角化细胞指数低。其治疗以养血补肾填精为法。蔡老师常用调经种子汤加减治疗。气虚者加党参、白术、茯苓、甘草,血虚者加白芍、何首乌、桑椹,阳虚者加肉苁蓉、鹿角霜、巴戟天、续断、杜仲,血瘀者加丹参、桃仁、红花、莪术,痰湿者加半夏、陈皮、茯苓、胆南星、苍术、白术等,气滞者加郁金、木香、川楝子。患者经过治疗,至 20 天以上仍不排卵,则行 B 超检查子宫内膜的厚度及有无优势卵泡出现。就子宫内膜来说,当子宫内膜厚度小于 1.0 cm 时,则藏而不泻,蔡老师认为可以继续养血补肾填精,冲任得滋,胞宫充盈,当子宫内膜厚度大于 1.2 cm 时,常用活血化瘀、行气通经法治疗,使胞宫该泻则泻,以期开始下一周期的治疗。自拟通经汤:当归、川芎、赤芍、鸡血藤、泽兰、生蒲黄、桃仁、川牛膝、莪术、三棱。

(2)排卵期:此期为重阴转阳期,阴精蓄积充足,阴液满溢,阳气躁动,只待化生。此期患者多表现为白带透明,量增多,情绪兴奋,性欲增强,下腹略有胀痛,宫颈黏液出现典型羊齿状结晶(+++),Insler 评分能达 8 分以上,阴道脱落细胞角化指数可达 50%~60%,蔡老师在此期主张补肾助阳活血通络。常用调经种子汤酌加巴戟天、肉苁蓉、丹参、桃仁、红花、泽兰、刘寄奴、路路通、皂角刺等。温肾助阳可以促进其转化,活血可以增加卵巢的血流量,加速卵泡发育至成熟而排卵。

(3)黄体期:此期为阳长阴弱期,阴精化为阳气,温煦子宫,以利于孕卵生长。如阴精不足,肾阳亏虚,则宫寒不能成孕,由于卵泡发育欠佳导致黄体功能不足,BBT 多呈爬坡状,持续时间少于12 天。此时白带减少转黏稠,多有腰痛、乳胀、烦躁等症状。治疗要以补肾助阳为主,但要加疏肝健脾之品,调畅冲任气机,气血和调,胞宫得充而能藏。健脾是为培补后天之本,以养先天,充实胞宫而利于孕卵着床生长。蔡老师常用调经种子汤酌加肉苁蓉、巴戟天、鹿角霜、柴胡、佛手片、党参、白术、炙甘草来维持黄体功能。另外,当归芍药散经现代研究有促进黄体细胞分泌孕酮、维持黄体功能的作用,所以又经常用当归芍药散酌加菟丝子、女贞子、覆盆子、肉苁蓉、巴戟天、柴胡、香附、紫河车等治疗黄体功能不足患者。

(4)月经期:未受孕者黄体退化,子宫内膜脱落进入月经期。此期经血来潮,月经量或多或少,伴有腰酸腹痛等症,蔡老师主张养血活血行气通经,以疏通冲任、祛瘀生新。方用四物汤加益母草、枳壳、泽兰、鸡血藤、香附、延胡索、柴胡、羌活等。气血两虚用八珍益母汤加减治疗。

3. 辨证与辨病的治疗。蔡连香老师不仅以养血补肾填精为法,应用中药人工周期模式来促进卵泡发育和排卵,维持黄体功能,达到调经促孕的目的。而且根据体质和临床表现不同进行辨证施治,灵活用药。体胖多痰者在补肾调经的同时,加祛湿化痰健脾和胃之品;体虚乏力、心悸失眠者为气血不足加用益气养血之品。久不受孕肝郁气滞者注意疏肝理气,调节心绪;血瘀者活血化瘀。

不孕症患者治疗中还须辨病:①如多囊卵巢患者,针对其卵巢增大,包膜厚,加入夏枯草、穿山甲、皂角刺、浙贝母、白芥子等软坚散结之品,促进包膜软化,使卵巢血供丰富,卵泡成熟而排卵;②子宫内膜异位症亦是引起不孕的重要疾病之一,不仅引起排卵障碍,而且引起输卵管粘连、前列腺素增高、免疫缺陷等,认为此类患者属血瘀癥瘕范畴,辨证为肾虚血瘀,治以补肾活血化瘀,无排卵者促排卵,卵管不通畅者,松解粘连,疏通卵管,免疫缺陷者增强免疫功能;③月经周期正常,BBT 双相,宫颈黏液及阴道脱落细胞有周期性改变而无妊娠者,经 B 超连续监测发现卵泡破裂、黄素化存在,可能与子宫内膜异位症、前列腺素增高、卵泡发育不良及卵巢局部的功能改变有关。蔡老师以活血化瘀、软坚散结、补肾益气为法,方用膈下逐瘀汤,不同时期酌加巴戟天、续断、菟丝子、女贞子、肉苁蓉、生黄芪、莪术、丹参、皂角刺、生龙骨、生牡蛎、浙贝母、穿山甲、威灵仙、路路通等治疗。

4. 情志因素不可忽视。蔡老师认为久不受孕往往导致患者焦躁不安,影响中枢神经系统及性腺轴功能。应常与患者耐心交谈,消除其不良情绪,使其配合治疗,并注重疏通肝气,安神定志。

● **蔡连香医案**

申某,女,36 岁,干部。

初诊于 1999 年 11 月 16 日。主诉:继发不孕 10 年。现病史:患者 26 岁结婚,婚后 1 年内人工流产 2 次,此后 2 天/60～90 天,月经量少,2 天即净。夫妇同居未避孕一直未孕。1997 年在协和医院查 HSG 结果:输卵管欠通畅,宫腔部分粘连。末次月经(LMP)10 月 9 日,2 天净,量少,前次月经日期(PMP)7 月 1 日,2 天净,平素头晕乏力,时有少腹痛,纳食尚可,二便调,舌质黯红,苔薄白,脉弦。妇科检查:外阴及阴道(一),宫颈轻度糜烂,子宫前位偏左,正常大,活动略差,左侧附件增厚,双侧压痛(一),FSH 7.33mU/ml,LH 13.45mU/ml,E_2 383.34pmol/L,PRL 354.15μU/ml,T 0.97nmol/L。BBT 单相,宫颈黏液羊齿状结晶(＋＋),阴道脱落细胞:表中层细胞为主,部分平铺,形小,$K_1$40%。在本院两次通液都提示输卵管有梗阻。B 超:子宫双附件未见异常。中医诊断:不孕症,证属肾虚气血瘀阻。西医诊断:继发不孕,慢性盆腔炎(输卵管不通),月经不调。治以补肾填精,活血通络,调经种子汤加减:菟丝子 20g,女贞子 12g,枸杞子 10g,覆盆子 10g,山药 20g,山茱萸 12g,紫石英 10g,当归 12g,黄芪 15g,丹参 12g,刘寄奴 10g,败酱草 15g,王不留行 12g。6 剂内服。中药剪碎,布包蒸热外敷两侧少腹部,1 次/日,每次 20 分钟,10 天一疗程。经验方如下:生艾叶 50g,透骨草 50g,细辛 3g,白芷 10g,千年健 12g,蜀椒 10g,路路通 12g,威灵仙 12g,忍冬藤 30g,红花 10g,赤芍 10g,柴胡 10g。二诊于 1999 年 12 月 2 日,服用上方 12 剂并外敷后,腹痛减轻。前几日有透明白带,现乳胀 3~4 天,舌苔薄白,质黯,脉软。测宫颈黏液结晶(一),椭圆体(++),阴道细胞涂片:表中层细胞,形略小,CI 30%,部分边卷成堆。治以补肾助阳,疏肝理气。上口服方加续断 12g,鹿角霜 12g,柴胡 12g,乌药 10g,6 剂。外敷药方不变继用。此后患者坚持治疗 2 个月余,经期服血府逐瘀胶囊,经后服调经种子汤加赤芍、败酱草、忍冬藤、汉防己、白花蛇舌草等,排卵期加用活血通络之王不留行、路路通、丹参、刘寄奴等,黄体期用调经种子汤合当归芍药散加减治疗,外敷药方不变。治疗后,患者月经能正常来潮,后产一女婴。

患者堕胎伤肾,精亏血少,冲任不充,血海不能按时满溢,则月经后期,甚则闭经。堕胎后正气虚,邪气侵入胞脉,气血瘀滞而卵管不通,两者相加不能成孕。蔡老师抓住其"肾亏"和"络不通",辨证结合辨病,调经的同时,输通卵管,内服外敷并举,治疗 3 个月妊娠。

方 5. 坤和毓麟丹(庞保珍方)

【组成】 鹿茸,杜仲,肉桂,枸杞子,续断,熟地黄,阿胶,白芍,当归,延胡索,益母草,红花,柴胡。

【用法】 上药研末为水丸,每次服 9g,每日 3 次。月经第 5 天开始,连服 20 天。闭经者采用连服 20 天,停服 10 天,再连服 20 天,再停 10 天的服药方法。

【功效】 补肾活血,排卵毓麟。

【按语】 中医认为肾主生殖,肾为天癸之源,冲任之本,肾气的盛衰决定着月经是否按时来潮,从而构成了"肾-天癸-冲任-子宫"的中医生殖轴。西医学认为,排卵障碍主要是由于卵巢功能障碍,中医学认为排卵功能障碍主要是肾虚,肾阴阳失调所致。月经正常是卵泡正常发育、成熟及排出的外在表现,同时也是形成胎孕的前提条件,若卵泡发育不良、成熟延迟、萎缩、排出障碍及黄体功能不足等可引起诸多月经不调等病症,"有诸内者,必行之于外",故卵巢功能障碍性不孕的主证常表现为月经异常。"经水出诸肾"(《傅青主女科》)"月水全赖肾水施化"(《医学正传》),因此月经的产生以肾为主导。肾主藏精,就女子而言,肾所藏之精,包括其本身生殖之精,似与西医学之"卵子"同属;又精血同源,精能化血,精是形成月经的物资基础。肾中精气充盛,则天癸产生,而达冲任,使任通冲盛,聚阴血以注于胞宫,周而复始,形成一月一行之月经。故肾中精气不足,乃排卵障碍性不孕的基础病机,故卵巢功能障碍的不孕患者,都有着不同程度的肾虚、血瘀表现,所以坤和毓麟丹中以鹿茸、杜仲、肉桂、枸杞子、续断、熟地黄补肾;阿胶补肝血滋肾水;当归补血,白芍补血柔肝;肾阳不足则阴寒内盛,冲任虚寒,血失温煦推动而致血瘀;肾阴不足,虚火内生,内热灼血亦可致瘀;而肾水不足,不能涵木,则肝失条达,疏泄失常,气血不和而致冲任瘀阻。血瘀可导致卵子发育、排出、精卵结合障碍而不孕,活血可促进卵子的生长与排出,可促进子宫输卵管正常运动,促进精卵结合,可增强补肾药物的功效,"非通不能入",故方中用延胡索、益母草、红花活血化瘀;柴胡疏肝理气,共奏补肾活血、排卵毓麟之功。

方6. 温肾调周方(许润三方 肖承悰·《中医妇科名家经验心悟》)

【组成】 淫羊藿15g,仙茅6g,紫河车10g,枸杞子15g,女贞子15g,党参15g,当归10g,白芍10g,香附10g,益母草10g。

【用法】 水煎服。

【功效】 补肾促排卵。

【主治】 肾虚型崩漏血止后,调整月经周期,促排卵。

【按语】 排卵障碍性不孕皆可以此方辨证加减应用。

方 7. 滋养冲任汤(徐志华方 肖承悰·《中医妇科名家经验心悟》)

【组成】 生地黄 10g,熟地黄 10g,黄精 10g,白沙参 16g,白芍 10g,龟甲胶 10g,山药 10g,山茱萸 6g,桑椹 6g,女贞子 6g,旱莲草 6g,何首乌 10g,玉竹 10g,阿胶 10g。

【用法】 水煎服。

【功效】 滋肾养肝,调冲助孕。

【主治】 排卵障碍性不孕症。

【按语】 衷中参西,唯求一效。医者治病,唯求一效。对于疑难顽疾,常方常药不效者,结合西医辨病,实则宏观与微观之关系。《黄帝内经》云:"有诸于内,必形诸于外。"西医也常以外在局部表现而测知病情内在变化。中西医理,实有融会贯通之处。中医妇科诊病之优势之一,常是西医诊断明确,然至目前为止,尚无确切有效方法的常见病、多发病、疑难病,如生殖内分泌疾病、内生殖器炎症等。徐氏治疗此类疾病,原则有二。①衷中参西:谨守病机,审因论治,同时参考西医检测结果,开拓拟方思路。②中西医结合:详细审病辨证,或舍病从证,或舍证从病,灵活变通,以效为绳。排卵障碍久不孕,滋肾养肝调冲任。对于排卵功能障碍性不孕者,多以经验方滋养冲任汤,方以熟地黄、黄精、女贞子、墨旱莲、桑椹、龟甲胶滋肾补阴;白芍、阿胶、何首乌、山茱萸养血柔肝敛精;沙参、山药、玉竹、生地黄益气补脾生津。全方滋肾阴、养肝血、生津液,肾阴盛、肝血旺、津液充,而成"重阴必阳"之转化,产生"氤氲蕴育"之气。

● **徐志华医案**

蔡某,女,33 岁,职员,已婚。初诊日期 2000 年 7 月 11 日。

已婚 8 年,停避孕 5 年未孕。

婚后曾交替采用避孕药(妈富隆)及避孕套避孕 2 年。现停避孕 5 年未孕。月经初潮 14 岁,周期 6～7 天/37～40 天,末次月经7 月 3 日至 7 月 10 日,量中偏少,色紫黯,行而不畅。经行自觉口干肤燥。平时带下偏少色白。曾自测基础体温呈不典型双相型,查血性激素六项正常,多次 B 超监测排卵均示卵泡发育迟缓,成熟障碍,最大卵泡直径<17mm。排卵前后子宫内膜 B 级。妇科检查及子宫、输卵管碘油造影均未发现异常。

西医曾用克罗米芬＋hCG 常规疗法无效。半年前治以人工授精及试管婴儿各一次均失败。

舌质淡红,苔薄白,脉细弱无力。

治法:中西医结合,分期论治。经后期:滋肾养肝调冲——滋养冲任方;经间期:滋肾养肝通络——滋养冲任方合理气通络药;经前期:滋肾养肝温阳——滋养冲任方合温阳益肾药;经行期:滋肾养肝调经——滋养冲任方合活血调经药。

处方:滋养冲任方加当归 10g,12 剂,嘱其自测基础体温,并 B 超监测排卵。

二诊:2000 年 7 月 23 日。药后平和。现值周期第 20 天,BBT 持续 36.4～36.5℃,带下量略增,色白质稀如蛋清,B 超监测最大卵泡 15mm×13mm×12mm,内膜厚 8mm。舌脉同前。

治法:滋养冲任方去墨旱莲、熟地黄、阿胶,加川牛膝 10g、白术 10g,5 剂。

三诊:2000 年 7 月 30 日。现值周期第 25 天,BBT 上升 1 天,36.8℃,昨日 B 超监测最大卵泡 17mm×15mm×13mm,内膜厚9mm,带下量少,色白,黏稠。舌脉同前。

治法:滋养冲任方去墨旱莲、生地黄,加巴戟天 10g、淫羊藿10g,10 剂。

四诊:2000 年 8 月 9 日。周期第 37 天,BBT 高温不稳,波动在 36.7～36.8℃已 11 天,乳房微胀。舌象同前,左脉寸微弦、尺滑利。现经将至。

治法:滋养冲任方去生熟地黄、二至(女贞子、墨旱莲)、阿胶、龟甲胶,加当归 10g,川芎 10g,三棱 10g,莪术 10g,香附 10g,5 剂。

如此调理 8 个月,经调受孕。后足月分娩一女婴。

朱丹溪曰:"妇人久无子者,冲任脉中伏热也,夫不孕有因血少,血少则热,其原起于真阴不足。"楼氏曰:"求子之法,莫先调经,每见妇人之无子者,其经必或先或后,或多或少……不调则血气乘争,不能成孕矣。"胎之源于男女之精凝结而成,女精之要者为肾精,"经血源于肾""肾主生殖""肾荫胎"。故徐氏认为,对于排卵障碍之不孕症,以滋补肾精为主法。然后根据月经周期,参考西医检测,灵活变通。病证合参贯穿全程,中医辨证要点有三:①无舌苔厚腻、胸膈满闷等痰湿证;②无舌质紫黯、胁胀腹痛之血瘀证;③无舌红苔黄、口苦便秘之实火证。本案虽无明显阴虚证候,但源于久婚不孕、月经后期、经量少、经行口干咽燥、舌脉俱虚等证候,当以滋肾为主,至于经色淡黯、行而不畅也源于虚滞。中西结合诊断时要考虑:卵泡期即中医月经后期,此期血海空虚,肾精渐长,治当滋肾,又因经血同源,故必兼以养肝健脾补血;排卵期肾中阴阳转化,胞宫气血变化急骤之时,然肾精充沛是阴阳转化之必备条件,故滋肾阴佐以通络之品,以候气血调畅,百脉既济,以助肾阳蒸腾,产生"蕴育之气";经前期肾中阳盛阴秘,水荫木旺,肝气疏泄以使经水如候,故此期需注意温肾阳以助肝气疏达,故佐以温阳之品;经期血以下行为顺,治宜和血调经,因势利导,但仍需滋肾益肾,以防血下阴伤。

徐老治疗此疾始终抓住"肾精"为关键,认为肾气、肾阳均需在肾精充沛前提下产生。用药以甘平滋补为原则,注意柔肝木以养子益母、健脾土以益血之源、益气血以助阴精之渊源。并根据经血之节律性,灵活参考西医检测,审因治本而取效。

方 8. 滋肾调肝汤(胡文金方　湖北省荆州市中医医院)

【组成】　紫河车 15g,淫羊藿 15g,菟丝子 15g,枸杞子 15g,覆盆子 15g,鸡血藤 30g,川牛膝 15g,益母草 15g,柴胡 10g,赤芍、白芍各 15g,当归 15g,黄芪 20g。

【用法】 水煎服。

【功效】 补肾填精,疏肝活血。

【主治】 肾气不足,肝郁气滞所致的排卵功能不良或排卵功能障碍所致的月经后期、月经量少、闭经、不孕等病症。症见月经后期,量少色淡,或逐渐闭经,不孕症,伴尿频,四肢不温,带下量少,或伴胸胁、乳房胀痛,舌质淡红或暗红,或边有瘀点,脉沉细或沉弦。

【按语】 本方意在以滋肾调肝为基础达到排卵的目的。临床上不孕症的主要病机归为冲任气血失调、肾气虚弱、气滞血瘀、胞宫虚寒等,其中以精血衰少、肝气郁滞为要,其治疗则从肝肾入手,故创滋肾调肝汤促进排卵,调理冲任,调整月经来治疗月经病、不孕症以满足临床需要。

其认为建立正常的月经周期是治疗不孕症的关键,肾藏精主生殖,肝藏血、主疏泄,冲为血海、任主胞胎,受孕植胎的前提必然是肾精充肝血足,经由冲任二脉下注胞宫,形成月经;肾气充盛,天癸成熟,冲任二脉畅通无阻,胞宫才能"月事以时下",具备孕育胎儿的作用,正如《素问·上古天真论》曰:"女子七岁,肾气盛,齿更发长;二七而天癸至,任脉通,太冲脉盛,月事以时下,故有子……"《万氏女科》谓:"女子无子,多因经候不调。"朱丹溪曰:"经水不调,不能成胎。"所以不孕症的治疗当审证论治,以调其经。

滋肾调肝汤,是从"中药人工周期"法中逐步提炼而来。中药人工周期通过调节肾-天癸-冲任-胞宫间的平衡关系来改善性腺的功能,即通过下丘脑-垂体-卵巢轴功能的改善而发挥治疗作用,促进月经恢复及排卵。1 个月经周期分为行经、经后、经间、经前四期。经前期即分泌期,经前期的生理特点在于阳长为主,但阳长至重,依赖阴的基础,同时还依赖气的支持,故此期治宜阴阳平补调理气血。

行经期是新的周期活动的开始,阴阳消长的特点是重阳转阴,是祛旧生新的变化,此期以经血排泄通畅为主要特点,关键在"通",则治疗宜活血行滞调经。

经后期即增生期,此时开始阴长阳消的变化。阴血的增长,奠定了物质基础,推动了月经周期的演变。女子生殖之阴精,相当于卵泡、卵子,在阴长的基础上发育成熟。阴长不仅通过血以养精,也可以促精之成熟,而且阴长亦有助于排卵。血、阴、精源于肾之先天,得后天水谷滋养,为经后期至重阴的物质基础,此期治宜补肾填精。

经间期即排卵期,排卵必须经过重阴,阴长到高峰已达到生理极限的不平衡状态,通过转化进行较剧烈的血气活动,排出卵子,临床可见带下量多且透明拉丝,基础体温上升等排卵期症状。重阴必阳是月经周期中极为重要的转化,完成排卵的任务。此期藏中有泻、动中有静,则治宜补肾填精、调肝活血,促发排卵。

综上所述滋肾调肝汤主要适用于经间期或经后期。全方补肾益精,疏肝活血,促进卵巢排卵,对卵巢功能不足者,起激活诱导作用。方中紫河车、当归、白芍滋阴养血奠定物质基础;淫羊藿、菟丝子补肾助阳,在于阳中求阴,顺应重阴必阳的需求;赤芍、益母草、川牛膝及鸡血藤活血化瘀,促进经间排卵期的氤氲气血活动,以推动重阴必阳的顺利转化;柴胡、白芍调理气机,疏肝解郁,使气血运行通畅,使肾(心)-天癸-冲任-胞宫之间功能平衡协调;方中还加入了黄芪,黄芪为补气之要药,推动药力,改善身体功能,协助排卵。

若见潮热、五心烦热、骨蒸劳热等症状,加地骨皮、青蒿、生地黄。若烦躁、胸闷、乳胀者可加香附、炒栀子、青皮。

方 9. 温肾排卵汤(赵松泉方 肖承悰·《中医妇科名家经验心悟》)

【组成】 淫羊藿 10g,肉苁蓉 10g,鹿角霜 15g,女贞子 10g,覆盆子 10g,菟丝子 10g,枸杞子 10g,柴胡 6g,赤芍 10g,白芍 10g,泽兰 10g,益母草 10g,木香 6g,香附 10g,鸡血藤 10g,牛膝 10g,生蒲黄(包煎)10g。

【用法】 独创中药调周序贯服药法,借鉴基础体温测定指导服药。赵老在多年临床工作中逐步探索,打破常规,形成独特的服药方法,对月经不调者,以建立正常月经周期或不干扰正常月经为原则,采用调周序贯服药法,并通过基础体温测定和观察月经周期指导服药。具体方法如下。

(1)月经周期规律者:在月经第1、2、3天连续服汤药3天,每日1剂,意在清理子宫内膜;停药观察7天或根据病情服用中成药7天;再于月经第11、12、13天连续服汤药3天,每日1剂,为排卵创造良好条件;停药观察或根据病情服用中成药至下一月经期。

(2)月经先期者:在月经第1、2、3天连续服汤药3天,每日1剂,将月经第11~13天的服药时间提前至月经的第9、10、11天服药。

(3)月经错后、稀发、闭经者:根据基础体温服药,若基础体温在36.5℃以下,就诊当日起连服3天汤药,每日1剂,以调节卵巢功能,促进卵泡生长;停药观察或根据病情服中成药3~5天;若基础体温持续低相,再连服汤药3天,观察或服用中成药3~5天;直到月经来潮,则按第1种方法服药。若基础体温温差上升超过0.3~0.5℃,保持36.5℃以上5~7天未下降,即可停药观察或给予培育汤。若基础体温持续在高相期大于16天以上,嘱患者进行必要的检查以确定是否妊娠,如确认妊娠则酌情服用保胎药,以防流产。

(4)崩漏者:以经期服药为主,经血量多时每日1剂,经血量少淋漓不止时,可隔日服药,血止即停,血止后可按周期服药。这种边服药、边观察、边指导性生活的服药方法,既起到调经促排卵、助孕育的目的,又能帮助医生及时分析病情,还能最大限度地减少盲目服药,具有一定的科学依据。

【功效】 温肾疏肝活血,排卵调经毓麟。

【主治】 肾阳偏虚兼肝郁血瘀者,多见月经错后、稀发,甚至闭经,经血量少,第二性征发育不良,性欲淡漠,经妇科内分泌检验,雌激素水平低下或黄体功能不健者。

【按语】 淫羊藿、肉苁蓉、鹿角霜温补肾阳,温煦化生;女贞子、覆盆子、枸杞子、菟丝子滋补肝肾之阴;柴胡、木香、香附疏肝解郁;白芍敛阴柔肝,赤芍、白芍有推陈致新而调经的作用;赤芍通经行血,配生蒲黄行血化瘀,有增强子宫收缩作用;鸡血藤补血活血,疏通经脉,以治血枯经闭,与益母草相伍调经,并化瘀生新;泽兰入厥阴肝经血分,疏肝气以和营血;牛膝引药下行,走而能补,即能益肝肾又可强筋骨,使气血得以畅行。以上诸药意在温补肾阳,兼补肝肾之精,疏肝肾之郁,使气舒精足血畅,从而月经自调。

随症加减:畏寒、腰脊冷,加补骨脂 10g,紫河车 10g;面色苍白、唇甲色淡,加当归 10g,何首乌 12g;气短、乏力,加生黄芪 10g,党参 10g,白术 6g,炙甘草 10g;手足心热、颧红,加青蒿 10g,地骨皮 10g,生地黄 12g,玄参 10g,知母 6g;心烦、乳胀、胸闷,加青皮 6g,橘叶 6g,王不留行 10g;闭经日久,加苏木 10g,刘寄奴 10g,红花 10g,茜草 10g;舌下静脉紫粗或唇舌有紫色瘀斑,加桃仁 6g,当归尾 10g,三棱 10g,莪术 10g,水蛭 6g;性欲减退,加仙茅 10g,巴戟天 10g;痛经腹胀,加青皮 10g,延胡索 6g,川楝子 6g;纳差,加焦三仙(焦山楂、焦神曲、焦麦芽)各 30g,草豆蔻 6g;浮肿,加冬瓜皮 12g,茯苓皮 12g;肥胖有痰,加茯苓 12g,半夏 10g,陈皮 10g;寐差,加何首乌 12g,炒酸枣仁 10g,远志 10g,茯苓 12g;小腹冷,加肉桂 3g,吴茱萸 6g,小茴香 10g,胡芦巴 10g,橘核 10g,荔枝核 10g;舌苔黄腻,加炒知母 6g,炒黄柏 6g;黄带有味,加败酱草 12g,鱼腥草 10g,草河车 10g;带下量多,加椿根皮 10g,鸡冠花 10g。

◉**赵松泉医案**

丁某,女,30 岁,售货员。

病史及症状:患原发不孕 5 年,月经不调错后,经行量少,血色暗红,有血块、痛经。子宫内膜病理诊断:增殖期内膜。超声检查:子宫前位 4.3cm×4.0cm× 1.7cm,左附件可见有一圆形 3.0cm

×2.3cm 回声团,内部回声欠均,周围稍厚,右输卵管肿粗,右卵巢可见 3.2cm×1.7cm 肿块,提示左附件囊实性肿块,左卵巢稍大,符合多囊卵巢。通液检查欠通畅,查内分泌:E_2 48.7pg/ml,FSH 26.7U/L,LH 101.7U/L,PRL 19.9 ng/ml,T 153ng/dl,BBT 一直单项。脉象弦滑,舌苔薄黄,舌尖有瘀斑,唇色紫黯,乳晕有毛,腹中线有毛。症状为心烦易怒,胸闷痞满,腹痛拒按,月经错后,量少,色暗有黏块,口不渴,白带黄稠,大便干,痛经,诊为多囊卵巢及男性化、无排卵不孕症,证属久病入络,拟以排卵汤加红花、茜草、三棱、穿山甲、莪术,服药 5 个月后诸症减轻。后停经 34 天,BBT 高相 17 天,查尿 hCG(+),脉象滑,确诊已怀孕。于孕期服培育汤以保胎 2 个月,随访足月正常分娩一男婴,母子皆健。

方 10. 滋肾排卵汤(赵松泉方　肖承悰·《中医妇科名家经验心悟》)

【组成】　生龙骨(先煎)25g,生牡蛎(先煎)25g,乌贼骨(先煎)15g,龟甲 12g,女贞子 10g,墨旱莲 10g,地骨皮 10g,柴胡 6g,白芍 10g,川续断 10g,山茱萸 10g,菟丝子 10g,枸杞子 10g,生地黄 10g,牡丹皮 10g,石斛 10g,椿白皮 10g,侧柏叶 10g,阿胶(烊化)12g。

【用法】　独创中药调周序贯服药法,借鉴基础体温测定指导服药。赵老在多年临床工作中逐步探索,打破常规,形成独特的服药方法,对月经不调者,以建立正常月经周期或不干扰正常月经为原则,采用调周序贯服药法,并通过基础体温测定和观察月经周期指导服药。具体方法如下。

(1)月经周期规律者:在月经第 1、2、3 天连续服汤药 3 天,每日 1 剂,意在清理子宫内膜;停药观察 7 天或根据病情服用中成药 7 天;再于月经第 11、12、13 天连续服汤药 3 天,每日 1 剂,为排卵创造良好条件;停药观察或根据病情服用中成药至下一个月经期。

(2)月经先期者:在月经第 1、2、3 天连续服汤药 3 天,每日 1 剂,将月经第 11～13 天的服药时间提前至月经的第 9、10、11 天服药。

(3)月经错后、稀发、闭经者:根据基础体温服药,若基础体温在 36.5℃以下,就诊当日起连服 3 天汤药,每日 1 剂,以调节卵巢功能,促进卵泡生长;停药观察或根据病情服中成药 3~5 天;若基础体温持续低相,再连服汤药 3 天,观察或服用中成药 3~5 天;直到月经来潮,则按第 1 种方法服药。若基础体温温差上升超过 0.3~0.5℃,保持 36.5℃以上 5~7 天未下降,即可停药观察或给予培育汤。若基础体温持续在高相期大于 16 天以上,嘱患者进行必要的检查以确定是否妊娠,如确认妊娠则酌情服用保胎药,以防流产。

(4)崩漏者:以经期服药为主,经血量多时每日 1 剂,经血量少淋漓不止时,可隔日服药,血止即停。血止后可按周期服药。这种边服药、边观察、边指导性生活的服药方法,既起到调经促排卵、助孕育的目的,又能帮助医生及时分析病情,还能最大限度地减少盲目服药,具有一定的科学依据。

【功效】 滋肾调经,排卵毓麟。

【主治】 肾阴偏虚者,多见月经先期,经期延长,经血量多,崩中漏下,功能失调性子宫出血。

【按语】 生龙骨、生牡蛎、龟甲滋养肾水,涵潜浮阳;海螵蛸味咸走血分,收涩止血;墨旱莲、地骨皮清虚热,泻阴分伏火;柴胡疏理肝气,解郁调经;川续断、山茱萸、菟丝子、枸杞子、女贞子补肝滋肾,填精益髓,助命门;石斛、生地黄甘寒养阴;阿胶、白芍相伍敛阴养血;牡丹皮荡涤郁热,凉血活血,清而通之,使离经之血尽化其滞,使应脱之内膜脱落而不留瘀;椿白皮、侧柏叶收涩固冲任,使经脉之血得以安宁。全方调理肾之阴阳和冲任气血,以冀精髓充足,温煦化生,以奏冲任调和蕴育排卵之效。

随症加减:无力、气短、思卧,加黄芪 10g,党参 10g,升麻 6g,五味子 10g,减龟甲、地骨皮、生地黄、牡丹皮;出冷汗、精神萎靡,红参 6g 水煎频服;畏寒、腰脊冷痛,加补骨脂 10g,胡芦巴 10g,肉桂 3g,熟附子 10g,紫河车粉(冲服)10g,减龟甲、地骨皮、生地黄、牡丹皮、石斛、女贞子;出血过多,加赤石脂 15g,五倍子 6g,五味子 10g,三七粉(冲服)3g,地榆炭 15g,侧柏炭 15g,棕榈炭 15g,贯众炭 15g;赤带有味,加荆芥 6g,蚕沙 10g,椿白皮 10g,马鞭草 10g,知母 10g,黄柏 10g;面色苍白、唇甲色淡,加熟地黄 10g,当归 10g,何首乌 10g,减牡丹皮;颧红潮热,加青蒿 10g,地骨皮 10g,减菟丝子;汗多,加五味子 6g,浮小麦 30g;性欲低下,加仙茅 10g,巴戟天 10g,淫羊藿 10g;心烦急躁,加香附 10g,木香 6g;血块多,加益母草 10g,五灵脂 10g,蒲黄炭(包煎)10g,茜草炭 10g。

方 11. 培育排卵汤(赵松泉方 肖承惊·《中医妇科名家经验心悟》)

【组成】 桑寄生 12g,菟丝子 12g,川续断 10g,杜仲 10g,椿白皮 10g,石莲子 10g,苎麻根 10g,芡实 12g,山茱萸 10g,升麻 6g,熟地黄 10g,山药 15g,太子参 10g。

【用法】 黄体发育不足者于排卵后每月服 5~9 剂。习惯性流产的患者,在怀孕后可继续连服培育排卵汤 2~3 个月,以固胎元。服药 3 个月为 1 个疗程。

独创中药调周序贯服药法,借鉴基础体温测定指导服药。赵老在多年临床工作中逐步探索,打破常规,形成独特的服药方法,对月经不调者,以建立正常月经周期或不干扰正常月经为原则,采用调周序贯服药法,并通过基础体温测定和观察月经周期指导服药。具体方法如下。

(1)月经周期规律者:在月经第 1、2、3 天连续服汤药 3 天,每日 1 剂,意在清理子宫内膜;停药观察 7 天或根据病情服用中成药 7 天;再于月经第 11、12、13 天连续服汤药 3 天,每日 1 剂,为排卵创造良好条件;停药观察或根据病情服用中成药至下一个月经期。

(2)月经先期者:在月经第 1、2、3 天连续服汤药 3 天,每日 1 剂,将月经第 11~13 天的服药时间提前至月经的第 9、10、11 天服药。

(3)月经错后、稀发、闭经者:根据基础体温服药,若基础体温在 36.5℃以下,就诊当日起连服 3 天汤药,每日 1 剂,以调节卵巢功能,促进卵泡生长;停药观察或根据病情服中成药 3～5 天;若基础体温持续低相,再连服汤药 3 天,观察或服用中成药 3～5 天;直到月经来潮,则按第 1 种方法服药。若基础体温温差上升超过 0.3～0.5℃,保持 36.5℃以上 5～7 天未下降,即可停药观察或给予培育汤。若基础体温持续在高相期大于 16 天以上,嘱患者进行必要的检查以确定是否妊娠,如确认妊娠则酌情服用保胎药,以防流产。

(4)崩漏者:以经期服药为主,经血量多时每日 1 剂,经血量少淋漓不止时,可隔日服药,血止即停。血止后可按周期服药。这种边服药、边观察、边指导性生活的服药方法,既起到调经促排卵、助孕育的目的,又能帮助医生及时分析病情,还能最大限度地减少盲目服药,具有一定的科学依据。

【功效】 补脾肾益气血,固胎元促培育。

【主治】 脾肾不足,气血亏虚所致久不受孕者,或胎元不固先兆流产者,或反复自然流产不育者,或黄体功能不足者,不孕症治愈保胎。

【按语】 桑寄生、菟丝子固肾安胎;川续断、杜仲强阴益肾固胎;椿白皮、苎麻根收涩固冲任;山茱萸秘精气,补肾阴;石莲子、山药、芡实补任脉之虚,补脾益肾固冲;升麻提举中气;熟地黄、太子参益气养血以助胎元。全方固摄胎元,培育长养。

随症加减:畏寒、腰背冷,加补骨脂 10g,鹿角胶(烊化)10g;身热、口渴思饮,加女贞子 10g,墨旱莲 10g,枸杞子 10g,桑椹 10g,生地黄 10g,减熟地黄;面色苍白、唇甲色淡,加当归 10g,何首乌 10g,阿胶(烊化)10g,大枣数个;颧红、五心烦热,加地骨皮 10g,黄芩 10g,生地黄 10g,减熟地黄;身倦懒言、乏力,加黄芪 10g,党参 10g,白术 10g,炙甘草 10g;出血,加川续断炭 10g,杜仲炭 10g,升麻炭 6g,减川续断、杜仲、升麻;血多,加地榆炭 15g,莲房炭 15g。

●赵松泉的学术精粹

(1)对女性生殖内分泌轴的认识:肾是贮藏五脏六腑精华之舍,为"水火之宅""生命之根"。肾贮藏着生命的基本热能和动力,温煦化生着生殖功能。肾上通于脑,下连冲任二脉,系胞宫,是人体生长发育盛衰和繁衍生殖演变的根源,肾、脑、冲任、胞宫相互之间有着十分密切的联系。肾气旺盛,性腺发育成熟,男子能生成良好的精子,女子能培育出优质的卵子。正如王冰所说:"肾气全盛,冲任流通,精血渐盈,应时而下。"因此女性生殖功能的调节是通过"脑-肾-冲任-胞宫"这条生殖轴来进行的,这与西医妇产科学中女性生殖功能的内分泌调节主要通过"中枢神经系统-下丘脑-垂体-卵巢"生殖轴的理论十分相似。在这条生殖轴中肾的生理功能又起着决定性的作用。

(2)对肾阴、肾阳与排卵关系的认识:天癸是促进男精女血产生的物质,其来源于先天肾气,即"肾间动气"。肾为先天之本,主水藏精。天癸的天是指先天真气,癸是指壬癸之水,壬为阳水,癸为阴水。天癸者为先天肾中动气化生癸水至胞中,癸水为阳气所化,是谓阴从阳化也。先天藏于肾中之精气,不断发育成熟,肾中阳气内动,阴阳精气相互转化,即所谓精化气,气化精也。天癸的出现表明人体性腺功能趋于萌动并逐渐成熟。肾阴肾阳都以肾的精气为基础,所以肾精充盛,精可化气,振奋肾阳,肾阴依靠肾阳温煦生化,阳化气,阴成形。肾精是排卵的物质基础,冲任、经脉、气血和畅是形成规律排卵的条件。肾中阴精转化为阳气,阳气内动则能排卵。因此调节肾阴、肾阳的消长、转化是诱发排卵、激活卵巢功能的内在依据。所以说肾阴、肾阳消长转化失常是卵巢功能失调病理机制的关键所在。如肾气亏损、命门火衰,肾阴不足、精血亏虚,胞宫失养皆不能摄精受孕,临床表现为无排卵月经不调或黄体功能不足的不孕症。

赵老所创立的三个排卵汤,即温肾排卵汤、滋肾排卵汤、培育排卵汤,均体现了以肾为本的思想。在辨证施治上采取温煦生化、消长偏盛偏衰的方法,达到肾阴肾阳相互转化,肾阴肾阳消长平衡。正如《景岳全书》所述"阴中复有阳,阳中复有阴""阴阳之道,本贵和平,则气令调而万物生,此造化生成之理也。"体现了"肾之阴阳,相生互济为用"的整体观点。"阴生于阳,阳生于阴""阴阳互根",协同共济,将失去动态平衡的内分泌功能调节到"以平为期","阴平阳秘"的平衡和谐状态,体现了补肾以调理阴阳、逐步达到恢复和建立周期排卵的目的。

(3)对冲任二脉与月经关系的认识:月经常而不变,信而有期,是秉承肾气、天癸、冲任、胞宫共同生理活动的体现。肾阴、癸水是月经的物质基础,肾阴、癸水需通过肾阳的鼓动,经经脉汇于血海而达胞宫。正如《医学源流考》云:"冲任二脉,皆起于胞中,上循脊里,为经络之海,此皆血之所从生,而胎之所由系。"冲脉上渗诸阳,下灌三阴,与十二经相通。冲脉与胃经交会,以得后天精气滋养;与肾经相并,以得先天精气的煦濡;与肝经相络,肝之余血纳入冲脉,且受肝的调养。先天之精气与后天之气血汇聚于冲脉,故有"冲为血海"之称。冲脉还起着蓄溢调节五脏六腑十二经脉气血的作用,当脏腑经络气血有余时冲脉能蓄藏,脏腑经络气血不足时冲脉能灌注,因此又称"经络之海",故月经之本重在冲脉。任脉亦起胞中,受纳妊养一身之阴经,凡精、血、津、液都属任脉总司。冲脉与任脉同源相资,冲脉聚脏腑之精血,任脉司全身之阴液,二脉依时由满向溢,月经则如期而至。

赵松泉认为女性不孕症不是独立的疾病,而是由多种原因引起的、病因复杂的一个临床表现。因此在治疗前应当充分了解病史,参考西医妇科检查结果及诊断,根据临床症状和体征认真辨证施治。

(4)对受孕机制的认识:赵老认为受孕是一个复杂的生理过程。首先要具备肾气旺、真阴足;同时要肝气舒、血脉畅;在任脉通调,冲脉旺盛的基础上,才能排卵和受孕,因此月经正常是受孕的首要条件。肾气旺盛是人身阳气之根本,真阴充足是一身阴液的源泉。正如傅山曰："妇人受妊,本于精气之旺也。"《灵枢经·决气》曰："两神相搏,合而成形,常先身生,是谓精。"肾精是机体生殖起源的基本物质,即所谓"受精结胎,阴主成形,阳主生化,胎孕乃成。"胎孕的形成,男女双方又都需具备一定的条件。《女科正宗·广嗣总论》云："男精壮而女经调,有子之道也。"他指出,"女经调"指女子月经周期、行经时间、经量、经色、经质均要正常。任何原因导致的月经不调,包括月经周期不准,如崩漏、频至、稀发、后错、经闭;经血量过多、过少;经血颜色过于黯黑、浅淡、褐色;多量血块;经期腹痛难忍等,都反映了冲任失调,从而影响受孕。同时受孕还要掌握一定的时机,《女科准绳·胎前门》曰:"天地生物,必有氤氲之时,万物化生,必有乐育之时……凡妇人一月经行一度,必有一日氤氲之候,于一时辰间……此的候也……顺而施之,则成胎矣。"所谓"的候"即排卵之日,是男女交媾易于受孕之时。基于以上理论,他在临床治疗中特别重视调理月经,重视结合基础体温测试来指导服药、指导性生活。

(5)排卵功能障碍是女性不孕症的根本原因:《黄帝内经》认为肾为先天之本、生殖发育之源,是藏真阴而寓元阳之脏。赵老认为生之本,本于阴阳,阴阳二气相互既济,以平为顺。命门、真阴乃阴阳合一的具有高层调节作用的生命物质,是人体功能活动的总枢纽。肾上通于脑,下连冲任二脉,是贮藏五脏六腑精气之宅,为生命之根。肾对生殖功能的调节是通过"脑-肾-冲任-胞宫"来完成的。所以肾精滋长是排卵的基础,冲任经脉气血和畅是排卵的条件,肾阴肾阳消长转化失常是卵巢功能失调病机的关键所在,是排卵功能障碍的根本原因。若肾精充盈,精化阳气,阳气内动,即为排出成熟卵泡的真机期。抓住调节肾阴肾阳的消长转化,就抓住了治疗本病的根本。通过调整肾阴肾阳,使阴阳二气达到相对平衡的常阈。肾精旺盛,肾阴充实,促进天癸、冲任、气血的功能,卵巢才能温煦生化出成熟的卵泡,激活排卵期,以达到排卵受孕的目的。

(6)月经紊乱是卵巢功能失调的临床表现:经者,经常也。妇女月经三旬一见,如月之盈亏,周而复始,信而有期。这种生理功能秉承于肾气的温煦濡养,天癸、冲任、胞宫共同协调而产生。王冰曰:"肾气全盛,冲任脉通,经血渐盈,应时而下,冲为血海,任主胞胎,二者相资,故能有子。"肾阴癸水是经血的物质基础,血是月经的主要成分。肾气封藏有度,肝气疏泄有序,经血通过经脉,汇于血海,达于胞宫,血充气畅,应时而下。冲任二脉隶属肝肾,肝藏血,肾藏精,乙癸同源,精血互生。脾统血,为后天之本,气血生化之源。女子又以肝为先天,以血为本。肝脾肾三脏与气血、经络的相互协调共同作用,对女子的成长、发育、月经、排卵、生育、哺乳有十分重要的意义。如肾气虚损,命门火衰;肾阴不足,精血亏虚;肝失条达,疏泄无度;脾不健运,生化失常,固摄无力等,均可导致冲任失调,胞宫失养,月经紊乱,排卵功能障碍,婚后久不受孕,或孕后流产。

(7)生殖器官炎症是影响摄精受孕的另一个重要原因:生殖器官炎症多属于中医脏腑辨证中的肝脾湿热。本病的发生多因六淫之邪由外入侵,或手术感染,或房劳所伤,或情志不遂。但无论内因、外因致病,均可导致气血失调、脏腑功能失调及冲任二脉损伤,进而影响摄精受孕。如外感湿邪,湿易困脾,或脾病生湿,湿郁化热,湿热壅遏,伤及气血经络;或七情内伤,肝气郁结,木克脾土,脾失运化,湿从内生,湿热互结,下注胞络,气滞其血,血滞其气,损伤脏腑冲任;热邪与血相搏,伤及血脉,或迫血妄行,或血聚成痈成癥,即古人云"血之壅也,热甚则肿,血聚成痈,肉腐成脓"。症见腹痛,腰痛,赤白带下,甚者形成痈肿、癥瘕。脏腑功能失调和冲任二脉损伤是影响精卵结合,或影响孕卵着床而不能孕育的主要病机。因此,治疗应采取疏肝理脾、清热利湿、清热解毒、活血化瘀、疏通脉络等方法。

(8)女性不孕症治疗的基本思路:赵老效法"种子必先调经,经调自易成孕"的医训,在治疗中始终遵循一个基本原则——调理月经。月经不调因冲任失调,冲任失调多因肾气不足,肝气郁结,所以在治疗上注重益肾、疏肝、养血。他认为某种意义上补肝肾就是调冲任。补先天之真阴,益后天之化源,可使肾气足,血脉畅,冲任调和,月经自然以时而下。

此外,不孕症患者长年不孕多伴有情志抑郁,肝气不舒,正如《素问·举痛论》所云"百病生于气也"。心情郁闷,气机失常,机体发生病理变化。因此治疗女性不孕症一定要注意疏肝理气。

他强调,治疗前必须正确辨证,治病必求于本,但在具体选用药物时也要顾及到标。既要重点解决原发病又要兼顾现有症状,还要根据病情发展的不同阶段采用相应的治疗。以上这些对治疗月经病有很重要的意义。例如对月经稀发、闭经属排卵障碍的患者先选用温肾排卵汤治疗,基础体温显示高相后(黄体期)改服培育汤;在治疗功能失调性子宫出血出现崩漏时,首先选用滋肾排卵汤及大量的收涩药及炭药固涩冲任止血,血止后再调经,若又出现闭经时,再给予温肾排卵汤调理月经促排卵,基础体温出现高相后改服培育汤。

他特别提出,在妇科病的治疗中,尤其在不孕症的治疗中,既要注重中医辨证,也要参考、借鉴西医的检查手段、检验结果、病理报告等;既要注意一般治疗规律,也要注意特殊病例的特点,结合得好就能显著提高疗效。这是赵老在几十年工作当中总结出来的体会,也是区别于传统中医治疗的特色所在,更是他在临床取得满意疗效的原因所在。例如:针对西医明确诊断的输卵管不通,在中医辨证施治的基础上加用活血通络的药物;子宫内膜异位症,加用软坚散结的药物;子宫发育不良,加用补肾的药物,等等。从对中医妇科生理、病理的认识,从辨证用药到服药方法都体现了遵古不泥古、中西医结合的思想。

(9)排卵汤的演化过程:"温肾排卵汤""滋肾排卵汤""培育排卵汤"三个"排卵汤"是赵老几十年临床经验总结的精华。三个"排卵汤"基本形成于20世纪70年代末期,成熟于80年代,于90年代初形成较完整的具有个人特色的理论体系。在最初的《妇女不孕症的治疗经验——附 250 例初步小结》中,赵老对女性不孕症的中医辨证分型有肝肾阴虚、肝郁气滞、肝脾湿热、脾肾两虚、心脾两虚、寒湿凝滞 6 个证型。在 20 世纪 60－70 年代卵巢功能失调性子宫出血患者较多,当时西医妇科激素治疗药物相对较少,所以患者多由西医转来。80 年代以来月经稀发、闭经的患者不断增加,尤其对多囊卵巢综合征有了初步认识,在辨证论治中将肝郁气滞型逐渐演化为肝郁肾虚型,随着病种及患者体质的变化而变化,也反映出赵老不断学习不断总结,活到老学到老的精神。

方 12. 石英毓麟汤(李广文方　肖承惊·《中医妇科名家经验心悟》)

【组成】　紫石英 15～30g,淫羊藿 15～30g,蜀椒 1.5g,菟丝子 9g,肉桂 6g,续断 15g,当归 12～15g,白芍 9g,川芎 6g,枸杞子 9g,赤芍 9g,川牛膝 15g,香附 9g,牡丹皮 9g。

【用法】　水煎服,每日 1 剂,2 次分服,连服 3 天停药 1 天,至BBT 升高 3 天停药。

【功效】　温补肾阳,调经助孕。

【主治】　排卵功能障碍性不孕症。

【按语】　排卵障碍是女性不孕症的主要原因之一,占 25％～30％,它常表现为月经不调,如月经稀发、闭经、功能失调性子宫出血等。中医学认为,女性的生殖功能以肾-天癸-冲任为主轴线,肾是主导。肾藏生殖之精,泌至天癸,使任通冲盛,为月经产生的物质基础,肾虚血海不能按时满溢可见月经后延;源流断竭则表现为月经停闭;肾气虚,封藏失职,冲任不固,不能制约经血,致月经不按周期而妄行。肾虚致天癸功能异常,冲任气血亏虚,直接影响孕育功能,导致不孕。临床所见排卵障碍患者常有腰膝酸软、性欲淡漠等肾虚表现。李教授认为,排卵障碍性不孕乃由肾虚所导致,补肾促排卵是治疗的关键,故治疗排卵障碍性不孕以补肾为大法。通过补肾而达泌天癸、补冲任、调经助孕的目的。近年来"肾主生殖"的临床与实验研究亦表明,补肾药尤其是温补肾阳药对人下丘脑-垂体-卵巢轴具有多元性作用,有助于使紊乱的神经内分泌调节功能恢复正常,对性腺轴功能失调引起的排卵内分泌障碍作用是肯定的,并认识到补肾调节性腺轴的作用在下丘脑或更高的部位。

临床较多见的多囊卵巢综合征(PCOS)常可导致排卵障碍性不孕。其临床主要症状有月经不调(月经稀发、闭经、功血)、不孕、肥胖、多毛等,伴双侧卵巢多囊性增大。这是一组复杂的综合征,患者可具备以上典型症状,也可以只有部分症状,排卵障碍导致不孕是 PCOS 的主要临床表现之一。PCOS 的发病原因目前尚不清楚,可能与下丘脑-垂体-卵巢轴功能障碍、高雄激素血症、胰岛素抵抗及高胰岛素血症等有关。

李教授指出,该病在中医学中无记载,根据其症状特点可归属于中医学的"月经后期""闭经""不孕"等范畴。因 PCOS 患者有肥胖的体征,近代妇科临床多倾向本病为痰湿不孕,苍附导痰汤、启宫丸是常用方剂。古人对肥胖伴闭经、不孕亦有论述。元·朱震亨《丹溪心法》云:"若是肥盛妇人,禀受甚厚,恣于酒食之人,经水不调,不能成胎,谓之躯脂满溢,闭塞子宫,宜行湿燥痰。"并有"躯脂满经闭"之论述,首倡痰湿闭经与不孕,并提出了行湿燥痰的治法,用导痰汤或胆南星、半夏、苍术、川芎、防风、滑石、羌活等药物。清·傅山《傅青主女科》谓:"妇人有身体肥胖,痰涎甚多,不能受孕者,人以为气虚之故,谁知是湿盛之故乎!夫湿从下受,乃言外邪之湿也,而肥胖之湿,实非外邪,乃脾土之内病也。然脾土既病,不能分化水谷以养四肢,宜其身躯瘦弱,何以能肥胖乎?不知湿盛者多肥胖,肥胖者多气虚,气虚者多痰涎,外似健壮而内实虚损也……夫脾本湿土,又因痰多,愈加其湿,脾不能受,必浸润于胞胎,日积月累,则胞胎竟变为汪洋之窟矣!且肥胖之妇,内肉必满,遮隔子宫,不能受精,此必然之势也。"

李教授认为"痰"是水液代谢障碍所形成的病理产物。正常生理条件下,津液的代谢是通过胃的摄入,脾的运化和转输,肺的宣散和肃降,肾的蒸腾和气化,以三焦为通道输送、转化、排泄的。肾中精气的蒸腾气化,实际主宰着整个津液代谢,肺、脾等内脏对津液的气化均依赖于肾中精气的蒸腾气化。脾阳根于肾阳,肾阳不足,阳虚火衰,则无以温煦脾阳;脾阳久虚,又可损及肾阳,而成脾肾阳虚之证,运化功能失职,湿聚为痰,故肾阳虚是 PCOS 患者出现痰湿表现(如肥胖)的根本。李教授还指出并不是所有的 PCOS 患者皆出现肥胖的症状,而 PCOS 亦不能与痰湿不孕相等同,并以自己在长期的临床实践中得出的单用化痰法治疗 PCOS 疗效不理想的结论为反证,认为 PCOS 的发生主要是由于"肾-天癸-冲任"轴之间相互调节失约,肾、肝、脾功能失调所致。古云"经水出诸肾""肾水本虚,何能盈满而化经水外泄",肾中精气亏虚不能促进天癸的泌至,则无以促使任通冲盛,诸经之血不能汇集冲任而下,故无经血产生而闭经。而肾阳虚是 PCOS 发病的主要环节,胞络者系于肾,胞宫全赖肾阳之温煦,肾阳虚衰,胞宫失煦,不能摄精成孕。治疗应以温补肾阳为主,温补肾阳方为治本之法。特创石英毓麟汤,方中紫石英、淫羊藿补肾壮阳,温暖胞宫为君;菟丝子、肉桂、续断补益肾阳为臣,以加强主药的治疗作用;当归、枸杞子、白芍养阴补血,阴中求阳,川芎、赤芍、川牛膝、香附通行气血调经,牡丹皮凉血活血消瘀,并制约温热药之燥性,共为佐药;蜀椒专入督脉,取其温肾补火之功为使。全方重在补肾阳,佐以养精血,并调畅气血,使火生胞亦暖,阳回血亦沛,月经如期,则能摄精成孕。

组方思路及依据:肾主生殖,为生胎之源,肾与排卵功能及受孕有直接关系,肾虚则胎孕难成,治疗女性不孕从肾入手,是古今医家公认之法。中医古籍论述较多的肾阳亏虚所致的宫寒不孕,是临床常见的证型。清·陈士铎《石室秘录》曰:"胞胎之脉所以受物者也,暖则生物,而冷则杀物矣。"晋·王叔和《脉经》谓:"妇人少腹冷,恶寒久,年少者得之,此为无子。年大者得之,绝产。"宋·赵佶《圣济总录》曰:"妇人所以无子,由于冲任不足,肾气虚寒故也。"

清·傅山《傅青主女科》云:"夫寒冰之地,不生草木,重阴之渊,不长鱼龙,今胞胎既寒,何能受孕?"李教授认为,肾主系胞,小腹为胞宫所居之地,子宫脉络与肾相通,胞宫赖肾阳温煦和肾精滋养才能孕育胎儿。禀赋素弱,肾气不足,或后天摄生不慎,均可损伤肾中真阳,肾阳虚衰,不能温煦胞宫,宫寒则不能摄精成孕。临床所见排卵障碍所致不孕患者,多有肾阳虚衰的表现,故石英毓麟汤以温补肾阳为主。女子以血为用,月经、胎孕均以血为主,故配以养阴补血,实为善补阳者,必阴中求阳,则阳得阴助而生化无穷。古谓督脉为病,女子不孕,所以选用蜀椒以温督脉。临床及动物实验表明,紫石英有兴奋卵巢功能和提高性欲的作用,淫羊藿可使正常大鼠垂体前叶、卵巢、子宫重量增加。温肾药物加养血活血药可以促使排卵。

对月经正常且无明显症状,经系统检查亦非输卵管、子宫、宫颈、阴道及免疫等因素的原因未明者,亦从肾论治。李教授用毓麟珠加紫石英、淫羊藿、香附、赤芍,以鹿角胶易鹿角霜,每月服 6 剂,自月经周期的第 7 天开始服,每日 1 剂,连服 3 天停 1 天,服完最后 1 剂的当天同房(恰好为排卵期),1～2 天后再同房 1 次。许多患者 6 剂而孕。

◉李广文医案

案 1 刘某,女,29 岁,因结婚 8 年未避孕未孕,月经后延 15 年,于 1997 年 5 月 6 日初诊。夫妻同居,性生活正常,2～3 天一次,未避孕一直未孕。月经 15 岁初潮,40 天至 6 个月一行,经期、经量正常,色红,有少量血块,无腹痛。末次月经 4 月 26 日(黄体酮撤药,距上次月经 4 个月)。白带量少,色白,平日腰酸痛,手足凉,纳眠可,二便调。曾用人工周期、克罗米芬及中药治疗,仍未孕。2 年前输卵管通液示通畅。B 超示 PCOS,形体正常,体毛不多,挤压双乳房无溢乳。舌淡红,苔薄白,脉细,妇科检查无异常。男方精液化验,不液化。中医诊断:①不孕症;②月经后期。西医诊断:原发性不孕。治宜温肾助阳,调经助孕,予石英毓麟汤加减:

紫石英 30g,淫羊藿 30g,赤、白芍各 9g,当归 15g,续断 15g,菟丝子 9g,枸杞子 9g,制何首乌 12g,香附 9g,肉桂 6g,川牛膝 15g,川芎 6g,桃仁 9g,蜀椒 1.5g。12 剂,水煎服,每日 1 剂,连服 3 天停 1 天。克罗米芬 100mg,每日 1 次,连服 5 天,已烯雌酚 0.25mg,每日 1 次,连服 10 天。男方予液化汤(李教授经验方)24 剂。

1997 年 6 月 4 日二诊:服药平妥,月经于 6 月 3 日来潮,距上次 38 天,经前腰酸,恶心,纳差。舌脉同前。上方加姜半夏 12g,15 剂。

1997 年 7 月 11 日三诊:末次月经 7 月 6 日,距上次 34 天,无明显不适。上方继服 12 剂。

1997 年 8 月 14 日四诊:服药平妥,末次月经 8 月 8 日,5 天干净。舌脉同前。上方继服 12 剂。

1997 年 9 月 24 日五诊:月经 40 余天未行,轻微恶心 3 天,纳可,无腹痛。舌质淡红,苔薄白,脉细滑。尿 hCG 阳性。诊断:早孕。嘱禁房事,调饮食,适寒温。

后丈夫来报:其妻于 1998 年 4 月 19 日顺产双胞胎,男孩 2550g,女孩 2700g。

案 2 李某,女,26 岁,因结婚 3 年未避孕未孕,于 1997 年 5 月 19 日初诊。夫妻同居,性生活正常,3～4 天一次。月经 18 岁初潮,30 天一行,经期、经量正常,经行小腹隐痛,腰痛,末次月经 5 月 13 日。白带正常,纳眠可,二便调。曾用人工周期治疗,用药时月经紊乱。4 个月前在当地医院行输卵管通液检查,结果不详。舌淡红,苔薄白,脉细,妇科检查无异常。中医诊断:不孕症(肾虚);西医诊断:原发性不孕。治宜补肾益气,调经助孕,毓麟珠加味:紫石英 18g,淫羊藿 18g,菟丝子 9g,蜀椒 1.5g,川芎 6g,香附 12g,当归 12g,赤白芍各 9g,炒杜仲 12g,鹿角胶(烊化)6g,党参 18g,白术 9g,茯苓 9g。6 剂,水煎服,每日 1 剂,连服 3 天停 1 天。

1997 年 9 月 29 日复诊:服上方 6 剂,月经未行,6 月下旬恶心,在当地医院查为"早孕"。就诊时停经 4 月余,查体:宫底脐下

2 指,胎心正常。

方 13. 排卵助孕汤(李淑玲方 《山东中医药大学学报》)

【组成】 熟地黄,当归,何首乌,菟丝子,山药,茯苓,女贞子,枸杞子,淫羊藿,川芎,黄芪,党参,甘草。加减:月经后 12～16 天服药时去熟地黄、当归、黄芪、党参,加柴胡、鸡血藤、泽兰、川牛膝、益母草。

【用法】 水煎服,每日 1 剂,25 天为 1 个疗程。

【功效】 补肾活血,调经种子。

【主治】 肾虚或肾虚血瘀型无排卵不孕症。

【按语】 肾虚兼血瘀可导致闭经。"肾脉……微涩为不月"(《灵枢·邪气脏腑病形》)。肾精不足兼有血少瘀滞较为多见。因"经水出诸肾",微为精血不足,涩则气血运行不畅,如轻刀刮竹。肾虚可致血瘀,虚则无有不滞。血瘀化精乏源,又加重肾虚。故肾虚和血瘀相关并存是常见的基本病理改变。本方可用于肾虚或肾虚血瘀所致的各种病证。

方 14. 定坤丹(《新编国家中成药》第 2 版)

【组成】 人参 18mg,鹿茸(酒制)18mg,熟地黄 90mg,当归(酒制)90mg,西红花 2.7mg,红花 24mg,三七 23mg,阿胶 18mg,鹿角霜 45mg,白芍(酒制)27mg,枸杞子 27mg,益母草 4.5mg,鸡血藤膏 23mg 五灵脂(醋制)4.5mg,茯苓 3.7mg,白术(土炒)27mg,茺蔚子 4.5mg,川芎(姜炙)2.7mg,香附(醋制)4.5mg,柴胡 3.7mg,乌药 2.7mg,延胡索(醋制)4.5mg,黄芩(酒制)1.8mg,砂仁 1.8mg,杜仲(炭)3.7mg,干姜(炭)3.7mg,细辛 1.3mg,川牛膝 2.7mg,肉桂 1.8mg,炙甘草 4.5mg(每克含药量)。

【用法】 口服。一次 1 丸,每日 2 次(每丸重 6g);一次半丸至 1 丸,每日 2 次(每丸重 10.8g)。

【功效】 滋补气血,调经舒郁。

【主治】 用于月经不调,经行腹痛,崩漏下血,赤白带下,贫血衰弱,血晕血脱,产后诸虚,骨蒸潮热。

【按语】

1. 注意

(1)本品含马兜铃科植物细辛,应在医生指导下服药,定期复查肾功能。

(2)伤风感冒时停服。

(3)孕妇忌服;忌食生冷油腻及刺激性食物。

2. 刘丹卓等对定坤丹组方研究及临床应用现状分析

(1)定坤丹的传说:相传大清乾隆年间,后宫嫔妃深居宫中,精神抑郁,不思饮食,身体衰退,影响皇室嗣衍,借吴谦为首的大医编撰《医宗金鉴》之际,乾隆皇帝降旨研究此一系列妇科疾病的处方,集思广益得一处方,疗效颇佳,尔后乾隆帝取"安定坤富"赐名"定坤丹",寓意"坤宫得到安定",慈禧太后为定坤丹御笔亲题"平安富贵",并列为"宫帏圣药",后流入山西太谷而落于民间的家庭药店"太谷广盛号"。1957 年定坤丹被国务院列为国家中药一级保密处方(中国中药四大秘方之一),现日益成为历代医师治疗妇科疾病的首选良药,临床用之每获奇效。

(2)定坤丹组方分析:关于定坤丹药物组成,文献报道不一,叶水泉报道由 21 味中药组成,康廷国等报道由 29 味中药组成,张西芝等报道由 32 味中药组成,这可能与生产厂家不同有关。山西广誉远国药有限公司(原山西中药厂)作为中国从事中药生产最古老的中药企业之一,曾与北京同仁堂、杭州胡庆余堂、广州陈李济,共誉为"清代四大药店"。按其定坤丹药物组成,有红参、白术、茯苓、炙甘草、白芍、熟地黄、当归、川芎、枸杞子、阿胶、鹿茸、鹿角霜、肉桂、香附、延胡索、柴胡、乌药、茺蔚子、西红花、三七、血藤、红花、益母草、五灵脂、干姜、细辛、砂仁、黄芩、杜仲、川牛膝 30 味药,并辅料为蜂蜜。其说明书功能与主治:"补气血,调经舒郁。用于气血两虚,气滞血瘀所致的月经不调、行经腹痛",依据药物分析,有学者持定坤丹是清·竹林寺僧《竹林女科证治》"补经汤"加减而成,有学者持南宋陈自明《妇人大全良方》"续嗣降生丹"加减而成,可见定坤丹最基本的主治应是两方面,一是月经不调,二是不孕。现从方剂学角度加以剖析,方中人参、白术、茯苓、甘草合为四君子汤,白芍、熟地黄、当归、川芎合为四物汤,两方相合即八珍汤,专补气血。枸杞子、阿胶滋阴养血,鹿茸、鹿角霜、肉桂扶阳化气,加香附、延胡索、柴胡、乌药以理气舒郁调经,配茺蔚子、西红花、三七、鸡血藤、红花、益母草、五灵脂以活血调经止痛。适加细辛、干姜、砂仁温上焦肺而化饮、中焦胃而化湿浊,酌加黄芩清郁热除烦躁,杜仲、川牛膝强腰膝,蜂蜜调和诸药,川牛膝又引药下行直达病所。全方配伍,共奏补气血,助阳益阴,理气舒郁除烦,活血化瘀调经并止血,兼化湿止带,使肾气阴阳平衡,气血充盛,理气活血,冲任调达,寓补中行,补而不滞,养而不腻,疏而不散,破恶血,养新血,月经舒畅而至,开阖有度。依据方药的主治,主要对妇女体虚、不孕、月经不调、痛经等病症具有较好疗效。《金匮要略·妇人杂病篇》云:"妇人之病,因虚、积冷、结气,为诸经水断绝,至有历年……",张仲景对妇人杂病致病原因概括为因虚、积冷、结气三个方面,不少医家将其作为代表妇人杂病病因的总纲,细品定坤丹,气血阴阳双补,理气活血,温经化湿,恰恰针对因虚、积冷、结气三病机,所以本方应是妇科诸般疾病的基本方、首选方,其主治范围应外延。对妇女体虚多病、经期腹痛、月经先后不定期、月经量过多或过少、闭经、宫寒不孕、性欲冷淡、腰膝酸软、食欲缺乏、更年期提前、带下清稀量多、情绪抑郁烦躁、皮肤多斑、崩漏下血、乳癖、癥块及产后恶露不行等诸般病症,均有良效。四季常服,还可使身体矫健,抗病力增强,更年期安然度过,避免杂病缠身,起一定的预防及保健作用。由于本方含砂仁燥湿理气、黄芩清热泻火、杜仲补肾强腰等安胎药物,又有三七、五灵脂等化瘀止血药物,虽有红花、鸡血藤等活血药,但起到破恶血、养新血之作用。正如《黄帝内经》云:"有故无殒,亦无殒"。因此,按理说还能治疗先兆流产、习惯性流产、胎动不安等,并非孕期不可运用。定坤丹组方还有一妙用之处就是人参与五灵脂共用,人参畏五灵脂之说,从古典医籍一直沿用至今,按中医药配伍理论原则,人参、五灵脂属于"相畏",但临床发现,人参与五灵脂相配得当,同用最能浚血,一补一通,益气摄血而无留瘀,活血化瘀而无伤正,并醒脾进食,化瘀定痛,化积消癥。凡见瘀血日久,正气已虚者,二者合用,收效甚捷。纵观本方,药多偏温,所以部分患者可能会出现口鼻干燥、面部生疹、大便偏干等燥热征象,应调其药量为宜或适配药引。

定坤丹药物组成复杂,其蕴含方药较多,不仅内含四君四物之八珍汤,现据方中药物再分析,还蕴含八珍益母汤、逍遥散、柴胡疏肝散、理中汤、胶艾汤、当归芍药散、芍药甘草汤、肾著汤等诸多名方。八珍益母汤即八珍汤加益母草,善治脾胃虚弱、不思饮食并见月经不调及痛经。逍遥散出自《太平惠民和剂局方》,为肝郁脾虚血少而设,疏肝解郁、健脾养血;柴胡疏肝散出自《景岳全书》,专治肝郁气滞,情绪抑郁烦闷;理中汤出自《伤寒论》,善治中焦虚寒、水湿不化及阳虚失血;胶艾汤出自《金匮要略》,云:"妇人有漏下者,有半产后因续下血都不绝者""妇人经水淋沥,及胎产前后下血不止者……胶艾汤主之",善治崩漏、妊娠胎动、产后恶露等;当归芍药散出自《金匮要略》,原文说:"妇人怀妊,腹中疠痛,当归芍药散主之",又说"妇人腹中诸疾痛,当归芍药散主之",可见仲景专为妇人"腹痛"而设,有养血柔肝、健脾化湿作用。芍药甘草汤出自《金匮要略》,酸甘化阴,善治腿抽筋;肾著汤出自《金匮要略》,善治腰酸背痛。所以从这些方药的功效及主治来看,本方临床应用则更为广泛,在种子期促进卵巢排卵,精卵相合;妊娠期促进受精卵着床,有安胎之举;产后有利于恶露排出,善治产后恶露不行,产后诸虚等。二百多年的临床应用和现代药理研究,也为其疗效提供了充分的科学依据,补肾中药能调整人体神经内分泌及提高巨噬细胞的吞噬能力,增强细胞免疫功能。活血化瘀中药能改善盆腔局部微循环,降低全血比黏度及血浆比黏度,增加血流量,改善组织缺氧状态,减少纤维合成,促进炎症的吸收及粘连纤维组织吸收。定坤丹可以明显改善排卵后子宫内膜厚度,改善子宫内膜容受性,促进胚胎着床;调节雌性激素样作用;缓解子宫平滑肌收缩而镇痛等药理作用。

定坤方组方精当,集历代数名方于一炉,但不盲目堆砌,而是步步围绕"女子以肝为先天""女子以血为本,以血为用""肾者闭藏,主生殖"的生理特征,并时时紧扣"妇人之病,因虚、积冷、结气"的典型病机,可以说有此一方在手,妇科百病皆走,不但是坤宫得到安宁,还能消除妇女百病缠身的烦恼,使妇女得以安宁、心情轻松。

(3)定坤丹临床应用:用于痛经或月经不调;用于不孕症;用于更年期综合征;用于子宫内膜异位症;用于其他:乳腺增生病、痛经及产后腹痛、贫血、脱发、黄褐斑、腓肠肌综合征、阳痿等。

(4)定坤丹临床前安全性研究:侯霄等对小鼠进行急性毒性实验,结果小鼠最大给药量为 31.12g/kg,相当于临床成人用药量的686 倍,其中枢神经系统、呼吸系统、心血管系统、胃肠系统、泌尿系统和皮毛、眼,以及一般状态未见异常,无明显毒性。并对大鼠灌胃进行长期毒性试验,连续灌胃大鼠 90d,观察大鼠生长发育、血液学、生化学、组织病理学等指标,也未见明显异常和毒性反应。

中成药中重金属污染问题越来越引起人们的广泛关注,铅作为一种有害元素,其在人体内蓄积到一定量后会可以出现功能障碍、麻痹及脑病等症状,田南卉等运用石墨炉原子吸收光谱法测定定坤丹中铅的含量,结果显示定坤丹中铅的含量很小,未见明显毒性。

此外,定坤丹作为怀妊前后用药,虽然未见历代医家有其致畸报道,但也缺少对其进行生殖及遗传安全性流行病学的追踪调查,因此今后还应进一步加强对其生殖及遗传安全性实验的研究。

(5)阴虚体质者,则必须谨慎使用:由于本方药物多为温性之药,难免过于温燥,对于妇女偏于阴虚体质者,则必须谨慎使用。

3. 定坤丹用于男科病 彭慕斌用于肾阳不足、精血亏虚之男科病,对阳痿、早泄、不育,疗效较好。刘健英指出,定坤丹具有治疗阳痿、早泄和前列腺肥大的作用。

4. 定坤丹的实验研究 任占川等研究 LH 细胞最初可能广泛存在于脑的不同区域,以后随着年龄的增长,脑某些部位的 LH 细胞开始出现合成功能减退,甚至完全消失的现象;定坤丹可维持和延长 LH 细胞的正常功能,中脑中央灰质内的 LH 细胞与性行为反射有关;宋玉荣等研究认为定坤丹对 PCOS 模型大鼠具有促排卵、提高子宫内膜容受性作用,其机制可能与调节多囊卵巢模型大鼠体内性激素水平、减少卵巢中 VEGF 表达、增加子宫 HOXA10 表达有关。

5. 关于定坤丹的主治范围 根据中医"异病同治,同病异治"的原则。现代研究定坤丹可用于气血阳虚,气滞血瘀所致的各种病证。

(1)妇科病:定坤丹可用于气血阳虚,气滞血瘀所致的不孕症、月经不调、更年期综合征、子宫内膜异位症、妇女体虚多病、经期腹痛、性欲冷淡、腰膝酸软、食欲缺乏、更年期提前、带下清稀量多、情绪抑郁烦躁、皮肤多斑、崩漏下血、乳癖、癥块及产后恶露不行等诸般病症。

(2)男科病:定坤丹可用于气血阳虚,气滞血瘀所致的早泄、阳痿、不育症、前列腺疾病等男科病症。

(3)中医辅助生殖:定坤丹可用于气血阳虚,气滞血瘀所致的体外受精胚胎移植中的卵巢反应功能低下(用于调节自身卵巢功能等)、子宫内膜容受性差等。尤其用中医的思维辨证应用定坤丹对身体整体调节,特别是调节自身卵巢功能,诱导排卵与提高优质卵泡数,改善子宫内膜容受性,提高妊娠成功率与试管婴儿出生率,并有效降低西药的不良反应等方面有一定优势。用中医的思维辨证酌情应用定坤丹 3 个月后,再行辅助生殖可提高辅助生殖的成功率。

(4)优生:用中医的思维辨证应用定坤丹 3 个月后再受孕,利于优生。

（5）其他：如美容，用于气血阳虚、气滞血瘀所致的黄褐斑、面色微黄等。

第七节　子宫内膜异位症方

方 1. 化瘀理冲汤（韩冰方　《中医妇科验方选》）

【组成】　蒲黄炭 15g，大黄炭 6g，花蕊石 10g，三七 10g，茜草 10g，血余炭 6g。

【用法】　每日 1 剂，水煎服。若属寒凝血瘀者，本方去大黄炭，加炮姜、艾叶炭、肉桂；若兼气滞者，加白芍、橘核；若腹内有包块，或疼痛较剧者，可加三棱、莪术。

【功效】　化瘀止血，理冲调经。

【主治】　瘀血内停，阻滞冲任，血不循经，溢而妄行所致崩漏证。

【按语】　瘀血所致之崩漏证，临证并非少见。若误清，误补，必瘀阻益甚。当详察病机，瘀者，化之；寒者，温之；热者，清之；虚者，补之。化瘀理冲汤组方之妙，于化瘀而止血，故可适用于瘀血性功能性子宫出血、子宫肌瘤、子宫内膜异位诸症。

方 2. 阳和汤（王维德方　《外科证治全生集》）

【组成】　熟地黄 30g，肉桂（去皮，研粉）3g，麻黄 2g，鹿角胶 9g，白芥子 6g，炮姜炭 2g，生甘草 3g。

【用法】　水煎分服，每日 1 剂。

【功效】　温阳补血，散寒通滞。

【主治】　阳虚寒凝所致的不孕症、乳癖、乳岩、贴骨疽、脱疽、流注、痰核、鹤膝风等。原书治鹤膝风、贴骨疽及一切阴疽，症见患处漫肿无头，酸痛无热，皮色不变，口中不渴，舌苔淡白，脉沉细等。

【按语】　本方一以温补营血不足；一以解散阴凝寒痰，使其阴破阳回,寒消痰化。治证是属于寒凝痰滞的阴证。阳和汤是中医外科临床上治疗一切阴疽的代表方,正如《外科证治全生集》王洪绪所言,阴疽的治疗"非麻黄不能开其腠理,非肉桂、炮姜不能解其寒凝,此三味虽酷暑不可缺一也,腠理一开,寒凝一解,毒亦随之消失。"确属可贵经验之谈。据此笔者常用阳和汤治疗寒凝痰滞所致的子宫内膜异位症、多囊卵巢综合征等导致的不孕症。

方 3. 子宫内膜异位症周期疗法(蔡小荪方 肖承悰·《中医妇科名家经验心悟》)

目前一般认为子宫内膜异位症的病理实质是血瘀,而造成血瘀的原因及血瘀形成后的病理变化又较复杂。明·张景岳在《景岳全书》中曾对此作了简要概括:"瘀血留滞作癥,唯妇人有之。其证则由经前或产后,凡内伤生冷或外受风寒;或恚怒伤肝,气逆血留;或忧思伤脾,气虚而血滞;或积劳积弱,气弱不行,总之血动之时,余血未净,而有所逆,则留滞日积而渐成癥矣……妇人久癥宿痞,脾肾必亏,邪正相搏,牢固不动,气联于子脏则不孕。""气滞阴寒则为痛为痹。"薛立斋也认为癥瘕"多兼七情亏损,五脏气滞乖违而致,气主煦之,血主濡之,脾统血,肝藏血,故郁结伤脾,恚怒伤肝多患之,腹胁作痛,正肝脾两经证。"(《女科经纶》)月经过多亦正是肝脾统藏失司,循行无度所致。

根据子宫内膜异位症的病理转归和临床表现,血瘀多由气滞、肝郁、热结、寒凝、湿热、气虚、阴虚等原因所致。气为血帅,气滞则血运不畅,肝郁则气结血留为瘀;"血受寒则凝结成块,血受热则煎熬成块"(《医林改错》);湿热内蕴与血相搏,则交结为瘀;"阴足则火不动"(《血证论》),阴虚则阳火易动,气逆火盛而煎熬成瘀。同时瘀血壅滞,又易生他变。如血瘀则气滞不畅,血瘀则水湿不化,久瘀化热,久瘀伤气,久瘀则津枯阴虚。血瘀能与多种病理机制发生相互影响,相互转化,互为因果,所以在治疗上必须随症应变。

子宫内膜异位症中表现为肝郁气滞、瘀血阻络者占较大比例,正如《血证论》中指出:"瘀之为病,总是气与血交结而成,须破血行气以推除之。"对子宫内膜异位症的治疗,蔡氏主要依据历代医家治疗"血瘕""癥结"的经验,以理气通滞、活血化瘀为大法,并注意到整体辨证,结合病因治疗,以调整脏腑、气血、阴阳的生理功能,并建立了一套子宫内膜异位症周期疗法。

1. 月经期

(1)经行腹痛:子宫内膜异位症的痛经和其他瘀血性痛经有别,后者多由各种原因引起经血排出困难所致,若瘀血畅行或块膜排出,则腹痛立见减轻或消失。而本症之痛经往往是经下愈多愈痛,此乃子宫内膜异位于宫腔之外,中医所谓"离经之血",因而造成新血无以归经而瘀血不能排出的局面。治疗当遵"通则不痛"之则,以化瘀治本为主。然而在用药上应依据其病理特点,不能专事祛瘀通下,应采取促使瘀血溶化内消之法,以达通畅之目的。蔡氏用自拟内导Ⅰ方,其旨在理气活血诸药中,配散寒破血见长之没药、血竭、失笑散,破散癥积宿血,兼具定痛理血之功。服药当于经前或痛前3～7天之内,过晚则瘀血既成,日渐增加,难收预期功效。

药物:炒当归 10g,丹参 12g,川牛膝 10g,制香附 10g,川芎 6g,赤芍 10g,制没药 6g,延胡索 12g,生蒲黄(包煎)12g,五灵脂 10g,血竭 3g。

经量过少,排出困难者可加红花、三棱;腹痛胀甚者加乳香、苏木;痛甚呕吐者加淡吴茱萸;痛甚畏冷质清者加桂枝;每次经行伴有发热者,可加牡丹皮,与赤芍配合使用;口干者加天花粉;便秘者加生大黄。

(2)经行量多如注:治崩中漏下,常法有塞流、澄源、复旧三者。暴崩久漏之际,总先取治标止血之法。本症之崩漏,因是宿瘀内结,阻滞经脉,新血不守,血不循经所致,故纯用炭剂止血,犹如扬汤止沸,往往难以应手。治此须谨守病机,仿"通因通用"之法,重在化瘀澄源。蔡氏用内异Ⅱ方,于经前3～5天开始服用。蔡氏用药每喜轻简,唯蒲黄此药,常据崩漏症情,超量用之,多则可达30～60g。蒲黄专入血分,以清香之气,兼行气血,故能导瘀结而治气血凝滞之痛,且善化瘀止血,对本症经量多而兼痛经者尤为适宜。方中还常佐山羊血、三七、茜草等,以加强化瘀止血之功。经净之后,遂取复旧之法,以固其本。

药物:当归 10g,生地黄 10g,丹参 10g,白芍 10g,香附 10g,生蒲黄(包煎)30g,花蕊石 20g,大黄炭 10g,三七末(吞)2g,震灵丹(包煎)12g。

如出血过多而兼气虚者,可酌加党参、黄芪;腹痛甚者,加醋炒延胡索;大便溏薄者,去大黄炭加炮姜炭;胸闷不畅者加广郁金。

2. 经间期　癥瘕是本症患者共有症状,兼存于各种类型中,此为疾病之根本。按"血实宜决之"的治则,于经净后以内异Ⅲ方消癥散结。宗桂枝茯苓丸法加味,或吞服桂枝茯苓丸、人参鳖甲煎丸。无症状者也不例外。一般服药后症状改善较为显著,癥块消失则较困难。但中药之优点为不良反应较小,可长期服用。部分伴有不孕患者,待症情减轻时,往往随即怀孕。故对某些病例,经治疗获效后,月经正常,症状减轻或消失,基础体温出现典型双相曲线者,在排卵期后忌服本方,以免妨碍孕育。

药物:云茯苓 12g,桂枝 3g,赤芍 10g,牡丹皮 10g,桃仁 10g,皂角刺 30g,炙甲片 9g,石见穿 20g,莪术 10g,水蛭 6g。

如需增强活血化瘀,可加三棱;平素兼有小腹疼痛者加没药;如痛而兼胀者增乳香;便秘加生大黄,便秘严重者增玄明粉;平素脾虚者可配用白术,以为制约;如有后重感并肛门胀坠者,可加川牛膝、鸡血藤。

阴虚型,月经异常,经前后少腹疼痛,心悸少寐,午后潮热,口干便燥,或有不孕,腰腿酸软等,苔少质红,脉细数,去桂枝,选加生地黄、麦冬、女贞子、黄精、远志、柏子仁、合欢皮、首乌藤等。

方 4. 加味没竭汤(朱南孙方　肖承悰·《中医妇科名家经验心悟》)

【组成】　生蒲黄(包煎)24g,炒五灵脂(包)15g,三棱 12g,莪术

12g,炙乳香、炙没药各 12g,生山楂 12g,青皮 6g,血竭粉(冲服)2g。

【主治】 妇女痛经,尤其膜样痛经和子宫内膜异位症、盆腔炎等引起的痛经。

【按语】 本方以蒲黄、血竭为主药,破气行滞,活血化瘀。月经间期起服,连服 10 剂,对膜样痛经有化散膜块作用,膜散经畅,其痛自止。月经过多者,蒲黄、山楂炒用,去三棱、莪术,加三七粉、炮姜炭、仙鹤草等,通涩并用,祛瘀生新。偏寒者,酌加小茴香、艾叶、炮姜;热瘀互结者,加蒲公英、红藤、紫花地丁、败酱草、延胡索等。

方5. 内异Ⅰ方(蔡小荪方)

【组成】 炒当归 10g,丹参 12g,川牛膝 10g,制香附 10g,川芎 6g,赤芍 10g,制没药 6g,延胡索 12g,生蒲黄(包煎)12g,五灵脂 10g,血竭 3g。

【用法】 水煎服。

【功效】 活血化瘀,调经止痛。

【主治】 由瘀滞引起经行腹痛,翻滚不安,甚至痛剧拒按,不能忍受,以至晕厥;或经量不畅或过多,有下瘀块后腹痛稍减者,也有经量愈多愈痛者。本症多见于子宫内膜异位症,因宿瘀内结,积久不化。苔薄微腻,边有紫斑,脉沉弦或紧。

【按语】 本方以四物汤加减。当归、川芎辛香走散,养血调经止痛;赤芍清瘀活血止痛;丹参祛瘀生新;怀牛膝引血下行,逐瘀破结;香附理气调经止痛;延胡索、没药活血散瘀,理气止痛;生蒲黄、五灵脂通利血脉,行瘀止痛;血竭散瘀生新,活血止痛。

加减运用:经量过少、排出困难者可加红花、三棱;腹痛胀甚者加乳香、苏木;痛甚呕吐者加淡吴茱萸;痛甚畏冷质清者加桂枝;每次经行伴有发热者,可加牡丹皮,与赤芍配合使用;口干者加天花粉;便秘者加生大黄。

方 6. 内异Ⅱ方（蔡小荪方）

【组成】 当归 10g，生地黄 10g，丹参 10g，白芍 10g，香附 10g，生蒲黄（包煎）30g，花蕊石 20g，熟大黄炭 10g，三七末（吞）2g，震灵丹（包煎）12g。

【用法】 水煎服。

【功效】 活血调经，化瘀止崩。

【主治】 崩漏由瘀血导致，或由子宫肌瘤、子宫内膜异位症等引起经量过多。血色暗紫质稠，下瘀块较大。有小腹疼痛，甚或便秘，或出血淋漓不绝，舌黯红或紫，边有瘀斑，脉沉弦。

【按语】 本方以四物汤加减，养血调经。去川芎易丹参，取其祛瘀生新而无辛香走散之弊；香附理气调经，以助化瘀；生蒲黄、花蕊石化瘀止血；大黄炭凉血泻火，祛瘀止血；三七化瘀定痛止血；震灵丹化瘀定痛，镇摄止血。血崩而因瘀导致者，非单纯固涩止血所能奏效，甚至适得其反，愈止愈多，腹痛更甚。瘀血不去，新血不生，血不归经，则出血不止，非寓攻于止不为效。

加减运用：如出血过多而兼气虚者，可酌加党参、黄芪；腹痛甚者，加醋炒延胡索；大便溏薄者，去大黄炭加炮姜炭；胸闷不畅者加广郁金。

方 7. 内异Ⅲ方（蔡小荪方）

【组成】 云茯苓 12g，桂枝 3g，赤芍 10g，牡丹皮 10g，桃仁 10g，皂角刺 30g，炙穿山甲片 9g，石见穿 20g，莪术 10g，水蛭 6g。

【用法】 水煎服。

【功效】 化瘀散结，搜剔通络。

【主治】 本方主要用于子宫内膜异位症。子宫内膜组织因各种原因生长于子宫腔以外之异常位置，引起月经不畅或过多，或出现痛经、性交痛、不孕等症，经行期间可另行对症处方。经净以后，用上方以化瘀散结。苔薄或质暗红，边有紫斑，脉弦。

【按语】 本方为桂枝茯苓方加味。桂枝茯苓丸治瘀阻，下癥块;皂角刺辛温锐利,直达病所,溃肿散结;石见穿活血消肿;穿山甲片散血通络,消肿排脓;莪术行气破血,消积散结;水蛭逐恶血,破瘀散结。子宫内膜异位症应在经行期间控制症状,经净以后拟消除病灶。

加减运用:如需增强活血化瘀之功,可加三棱;平素兼有小腹疼痛者加没药;如痛而兼胀者增乳香;便秘者加生大黄,便秘严重增玄明粉;平素脾虚者可配用白术,以为制约;如有后重感并肛门胀坠者,可加川牛膝、鸡血藤。

● **蔡小荪医案**

王某,47岁,女,已婚。静安区教师红专学院教师。

1977年9月20日初诊。曾育4胎,经期尚可(最近经期9月8日),始则微黑,量不多,每第2日起色鲜似崩,满腹进行性剧痛,腰酸,身热达38℃,平素少腹两侧作胀,并患冠心病、高血压,脉细微弦,苔薄质偏红,边有紫点。妇科检查:左侧卵巢囊肿大于乒乓球,两侧输卵管积水,宫颈管后壁有二结节大于黄豆,诊断为子宫内膜异位症。证属瘀结积水,姑先利水通络,清热化瘀。

川桂枝4.5g,云茯苓12g,赤芍9g,牡丹皮9g,桃仁泥9g,炒当归9g,制香附9g,败酱草30g,柴胡梢6g,皂角刺9g,失笑散(包煎)12g。7帖。

10月5日复诊。经期略早,今已4天,过多下膜及块,腹痛较前轻减,头晕乏力,原每行发热,此次未作,脉虚,苔薄,气血较虚,再为两顾。

炒党参9g,炒当归9g,赤芍9g,牡丹皮9g,制香附9g,川桂枝4.5g,败酱草30g,云茯苓12g,生蒲黄(包煎)9g,柴胡梢6g,生甘草3g。3帖。

10月31日三诊。昨行准期(最近经期10月2日至10月30日),量亦不多,腹痛显减,寒热未作,臀部酸痛,晨醒自汗,脉细,苔薄,微腻边有齿印,症势见减,仍宗原法增易。

炒当归9g,制香附9g,延胡索9g,川桂枝2.4g,广木香9g,怀牛膝 9g,赤芍 9g,牡丹皮 9g,败酱草 15g,花蕊石 9g,失笑散(包煎) 12g。3 帖。

11 月 21 日四诊。今由妇科检查,囊肿及小结节均缩小。经期将届,胸部压痛似虫爬感,须臾即瘥,腰酸且胀,小腹微胀,肛掣,脉细,苔薄边有齿印,给予活血通络。

炒当归 9g,川芎 9g,丹参 12g,赤芍 9g,广郁金 9g,制香附 9g,川牛膝 9g,川桂枝 4.5g,制乳香、没药各 4.5g,莪术 9g,延胡索 9g,失笑散(包煎)15g。5 帖。

12 月 2 日五诊。经期已准(最近经期 11 月 27 日),量较前次略少,少腹两侧痛轻减,抽紧感显瘥,清晨自汗亦止,近左膝疼痛,脉细,苔薄边有齿印,再拟活血化瘀,通络散结。

炒当归 9g,丹参 9g,川牛膝 9g,川桂枝 4.5g,云茯苓 12g,赤芍 9g,牡丹皮 9g,桃仁泥 9g,莪术 9g,槟榔 9g,炙穿山甲片 9g,真血竭 1.8g。7 帖。

12 月 21 日六诊。经期将届,腰酸肛掣,小腹隐痛,左膝酸楚,脉细,苔薄胖,边有齿印,症势见轻,当从原议。

炒当归 9g,川牛膝 9g,制香附 9g,延胡索 9g,干漆 4.5g,川芎 3g,花蕊石 12g,生蒲黄(包煎)30g,五灵脂 9g,白芍 9g,鸡血藤 12g。5 帖。

12 月 27 日七诊。经行准期(最近经期 12 月 25 日),经量亦适中,第 1 天下膜状物,色黑,量较前次略多,腹痛显减(原大便或矢气时痛剧,现亦轻减),渴不欲食,昨形寒,臀胀,腰酸,自觉两侧卵巢处痛似烧灼感,脉细,舌偏红边有齿印,症势虽减,仍难忽视,再从原法加减。

炒当归 9g,川芎 3g,丹参 9g,荆芥穗 9g,赤芍、白芍各 9g,川牛膝 9g,花蕊石 12g,生蒲黄(包煎)30g,五灵脂 9g,制香附 9g,延胡索 9g。3 帖。

1978 年 1 月 21 日八诊。今值经行,量亦正常,下块及膜,呈棕色,腹痛续见轻可(原满腹痛,现范围大为缩小,仅小腹两侧微痛,喜按喜暖,烧灼感亦瘥),肛门抽痛虽轻未除,腰略酸,神疲,近又心区阵痛,日仍数次,脉细,苔薄质偏红边有齿印,症显好转,原法进退。近期妇科检查:左侧包块似乒乓球,宫颈管后壁小结节似小绿豆。

炒当归 9g,丹参 6g,川牛膝 9g,广郁金 9g,制香附 9g,赤芍 9g,延胡索 9g,川桂枝 2.4g,苏木 9g,花蕊石 12g,生蒲黄(包煎)30g,五灵脂 9g。3 帖。

经来过多似崩,按一般正治,自当止血塞源,惟每至下块及膜,腹部剧痛,逐月增烈,显系宿瘀蓄积。妇科检查有结节,是为子宫内膜异位症,由来多年,体质已虚,势颇纠缠,难许速效。症属虚中夹实,如按常规处理,则愈塞流,崩愈甚,痛更剧,且两侧输卵管积水,似是炎症引起,致平时少腹作痛,大便矢气则痛尤剧,辨症求因,法当从实论治,非活血化瘀,确难收效,经净后可略增调养,临前再为通络散结,治宗桂枝茯苓丸法,以桂枝之温经通络,通阳祛瘀,辅茯苓以利水,赤芍、牡丹皮清热消炎,散瘀活血,桃仁破瘀化癥。失笑散祛瘀化癥止痛,上述二方为主,余药随症加减,药后第一次经行量仍过多,腹痛见减,原每行第 2 天发热达 38℃,此后从未复发,按发热为血瘀化热,瘀去则营卫调和,发热自退,桂枝茯苓法可兼顾并蓄,故不需另增方药,逐月调治,症势日见轻减,妇科检查囊肿及结节均缩小,末次检查宫颈管后壁处小结节已小于绿豆(原大于黄豆),左侧包块消退较慢,似小于乒乓球(原大于乒乓球)。总计治疗 4 个月,经转 5 次,症状显著好转,经期经量完全正常。腹部剧痛亦除,范围缩小,仅余小腹两侧轻微疼痛,每行发热立愈,惟体质尚虚,且兼冠心病、高血压,自当继续调治,按"大积大聚,衰其大半而止"旨,扶正祛邪,冀收全功。

方 8. 补肾助孕汤 (夏桂成 《妇科方药临证心得十五讲》)

【组成】 丹参、赤白芍、怀山药、炒丹皮、茯苓各10g,紫石英先煎12~15g,川续断、菟丝子各12g,紫河车6~9g,炒柴胡5g,绿萼梅 5g。

【用法】　每日 1 剂,水煎分 2 次服,经间排卵期后服,直至行经期停。

【功效】　补肾助阳,暖宫促孕。

【主治】　肾阳偏虚之不孕不育病证、肾阳不足之膜样性痛经、子宫内膜异位症等。

【按语】

1. 方解　不孕不育病证,大多与肾有关,而且阳虚宫寒,尤为常见。所以补肾助阳,温煦子宫,乃为种子之要法。故本方药是在张景岳的毓麟珠的基础上加减而来,毓麟珠原为血中补阳的方剂,故方中用丹参、赤白芍,即是四物汤为基础,之所以加入怀山药、山萸肉者乃滋阴补肝肾之药也,欲助阳者,先当滋阴,此乃阴生阳长之意也,且怀山药亦有助于恢复黄体激素的作用。川断、菟丝子、紫河车有平补肾阳的作用,因为黄体功能不健全,虽与肾阳不足有关,但确切地说,应与癸阳之水有关,阳水,含在血液中,故血中助阳,就必在血液中滋阴助阳,川续断、菟丝子、紫河车亦血中之阴阳药也,但偏于阳,故又常加入紫石英,紫石英助阳暖宫,且助孕汤必须重用紫石英,所以用量较多,又鉴于黄体功能不健全者,绝大多数伴有肝郁气滞的病证,故方药中又当加入炒柴胡、绿萼梅以疏肝解郁,不仅缓解肝郁的症状,而且通过疏肝解郁,达到理气化瘀的目的,这完全是基于临床病证的需要而用。

2. 临床应用

(1)黄体功能不足肾阳虚的不孕不育病证。

(2)肾阳偏虚的膜样痛经,子宫内膜异位症。

3. 加减　本方药在具体临床应用时常有所加减,如大便偏干,可去丹参,而用当归;如经前期漏红,色鲜红无血块者,亦应去丹参、赤芍,而用黑当归、大小蓟;如用之于先兆流产者,亦应去丹参、赤芍、紫石英、牡丹皮等品,加入黑当归、杜仲、寄生、鹿角胶等品,或用鹿角霜亦可;如胸闷烦躁,乳房胀痛颇剧者,应加入钩藤、白蒺藜、广郁金等品;如腹胀矢气,大便溏泻者,可去紫河车,加入煨木香、炒白术、砂仁等品以调之。

4.服药时间的重要性　阳虚宫寒病证的服药时间十分重要。其一是月经周期的时间。补肾助阳药,必须在经前期的前半时期服药,也就是在 BBT 上升为高温相时期服药较为合适;其二是每日的服药时间:应选择每日的上、中午服药,这就是阳药必须阳时服,可以达到时相来复的优势,借时相变化的规律有助于体内阳的恢复。

第八节　其他疾病致不孕的选方

一、高催乳素血症方

逍遥降乳丹(庞保珍方　《不孕不育中医治疗学》)

【组成】　柴胡,当归,白芍,茯苓,白术,香附,牡丹皮,川牛膝,女贞子,麦芽,甘草。

【用法】　水煎服。

【功效】　疏肝解郁,调经助孕。

【主治】　肝郁气滞所致的高催乳素血症等病证。其症可见婚久不孕,血清催乳素>25μg/L,乳房胀痛,乳汁外溢或挤压而出。月经先后无定期,渐至经闭不行;精神抑郁,时善叹息;胸闷胁胀;或少腹胀痛,经期加重;舌质淡红或黯红,苔薄白,脉弦。

【按语】　肝肾阴虚者加熟地黄、山茱萸;脾虚痰阻者加党参、陈皮、半夏。

二、未破裂卵泡黄素化综合征方

开郁毓麟丹(庞保珍方　《不孕不育中医治疗学》)

【组成】　当归,白芍,白术,茯苓,牡丹皮,香附,川楝子,王不留行,瓜蒌,牛膝。

【用法】 水煎服。

【功效】 疏肝理气,解郁毓麟。

【主治】 肝气郁结所致的不孕不育等病证。

【按语】 本方对肝气郁结所致的无排卵、黄体功能不足、未破裂卵泡黄素化综合征、宫颈黏液异常等有较好的疗效。若素性忧郁,或七情内伤,情怀不畅;或由久不受孕,继发肝气不舒,导致情绪低落、忧郁寡欢,气机不畅。二者互为因果,肝气郁结益甚,以致冲任不能相资,不能摄精成孕。主症:婚久不孕,月经或先或后,经量时多时少,或经来腹痛;或经前烦躁易怒,胸胁乳房胀痛,精神抑郁,善太息;舌黯红或舌边有瘀斑,脉弦细。

三、席汉综合征方

方 1. 养血补肾助阳饮(裘笑梅方 《裘笑梅妇科临床经验选》)

【组成】 当归 12g,丹参 15g,白芍 9g,熟地黄 30g,菟丝子 9g,肉苁蓉 9g,巴戟天 9g,淫羊藿 12g,仙茅 9g,鹿角胶(烊冲)6g,阿胶(烊冲)12g,紫河车粉(分吞)3g。

【用法】 水煎服。

【功效】 补督脉,壮元阳,养血液,生精髓。

【主治】 产后脱血,肾阳虚损。

【按语】 用四物除川芎加入丹参,以养血活血调经;菟丝子、肉苁蓉、巴戟天温补肾阳,使任脉通,督脉固。合淫羊藿、仙茅补阳温肾,入命门以强精,鹿角胶性温纯阳,填髓生精;阿胶和血补阴;加入紫河车粉以充盈血海。如是则肾气足,胞宫暖,气血调,冲任养,每收良效。

◉ **裘笑梅医案**

黄某,28 岁,已婚。1970 年 1 月初诊。

闭经 5 年。1965 年 9 月 15 日妊娠足月分娩,产后大出血而致休克,嗣后无乳汁,而出现头发、阴毛、腋毛逐渐脱落,性欲减退,阴道分泌物减少,面色苍白,纳减,神倦嗜卧,腰酸畏寒,下肢不暖,健忘,血压 100/55mmHg。脉沉细无力,舌质淡红。妇科检查:外阴经产式,宫颈口小,光滑,子宫前倾,略小,质硬,无压痛。附件(一),阴道细胞学检查:激素水平轻度低落。诊断:席汉综合征。中医辨证为产后气血两亏,肾气不足。治用养血补肾助阳饮:当归12g,丹参 15g,白芍 9g,熟地黄 30g,菟丝子 9g,肉苁蓉 9g,巴戟天9g,淫羊藿 12g,仙茅 9g,鹿角胶 6g,陈阿胶 12g(以上两胶炖烊冲入),另吞紫河车粉 3g,睡前服。

二诊:服药 10 剂,自觉食欲稍增,精神好转。脉舌如前。继服原方加黄芪、党参各 9g。

三诊:前方服 30 剂后,诸恙均有好转,血压 120/65mmHg,面色转红润,下肢感温,记忆加强,阴道似有分泌液。脉细有力,苔薄质红润。续用党参 9g,炙黄芪 9g,当归 9g,紫丹参 15g,怀牛膝15g,巴戟天 9g,菟丝子 9g,枸杞子 9g,淫羊藿 15g,仙茅 9g,肉桂末 1.2g(吞),紫石英 15g,制香附 9g。

四诊:服上方 20 余剂,隔日 1 剂,胃口大增,精神焕然,腰酸畏寒偶然有之,毛发逐渐生长,健步远行,已参加半日工作。脉舌如前。再以前方养血补肾助阳饮。由于鹿角胶缺货,鹿角片代之;紫河车粉缺货,肉桂末代之。

1970 年 5 月再次复诊,经汛于同年 4 月 29 日来,量中等,色鲜红,3～4 天净,无腹痛感,仅有腰酸坠,纳食如常。嘱继服前方,2 日 1 剂,以资巩固。

本例初用养血补肾助阳饮;其后加用黄芪、人参以补气而生血,牛膝、枸杞子补肝肾通络脉,合肉桂补命门之火,使真火生而气血动,再加香附,疏理行气,则任脉通,太冲脉盛,血海充盈,月事得来。继服前方巩固疗效。

方 2. 四二五合方(刘奉五方 《刘奉五妇科经验》)

【组成】 当归 9g,白芍 9g,川芎 3g,熟地黄 12g,覆盆子 9g,

菟丝子 9g,五味子 9g,车前子 9g,牛膝 12g,枸杞子 15g,仙茅 9g,淫羊藿 12g。

【用法】 水煎服。

【功效】 养血益阴,补肾生精。

【主治】 血虚肾亏所引起的经闭,或席汉综合征。

【按语】 本方专治血虚肾亏所引起的闭经,或产后大出血所引起的席汉综合征。此类病人表现为精神疲惫,腋毛及阴毛脱落,生殖器官萎缩,闭经,性欲减退,阴道分泌物减少及乳房萎缩等症状。根据中医观点认为,此类证候,均为产后大出血伤肾、伤血所引起。由于肾藏精,主生长、发育、生殖功能。若肾气虚,则毛发脱落,性欲减退。若肾阴虚,则肾精减少,月经闭止,阴道分泌物减少。肾虚督脉空虚不能濡养脑髓,故记忆力减退,精神疲惫。

本方用五子衍宗丸补肾气,其中菟丝子苦平补肾,益精髓;覆盆子甘酸微温,固肾涩精;枸杞子甘酸化阴,补肾阴;五味子五味俱备,入五脏大补五脏之气,因其入肾故补肾之力更强;车前子性寒有下降利窍之功,且能泄肾浊,补肾阴而生精液。配合仙茅、淫羊藿以补肾壮阳。五子与二仙合用的目的是既补肾阳又补肾阴。补肾阳能鼓动肾气,补肾阴能增加精液。肾气充实,肾精丰满,则可使毛发生长,阴道分泌物增多,性欲增加,月经复来。临床观察该方有促进排卵的功能,肾气及精液充足,督脉充盈,脑髓得以濡养,脑健则可使记忆力增强,精力充沛。

另外,与四物汤合方以加强养血益阴之效,再加牛膝能补肾通经。本方的功能不在于通而在于补。肾气充,肾精足,经水有源,则月经自复。若为产后气血极度虚弱,可加人参、黄芪以补气,称为参芪四二五合方。此乃以补气之法,增强补血之效,以气带血,同时又能加强补肾的功能。

第 **6** 章 输卵管因素性不孕方剂

第一节　感染性疾病方

一、急性盆腔炎方

方 1. 清热解毒汤（刘奉五方　《刘奉五妇科经验》）

【组成】　连翘 15g,金银花 15g,蒲公英 15g,紫花地丁 15g,黄芩 9g,瞿麦 12g,萹蓄 12g,车前子 9g,牡丹皮 9g,赤芍 6g,地骨皮 9g,冬瓜子 30g。

【用法】　水煎服。

【功效】　清热解毒,利湿活血,消肿止痛。

【主治】　急性盆腔炎属于湿毒热型者。

【按语】　急性盆腔炎多属于毒热壅盛,湿热下注,气血瘀滞。由于毒热壅盛,除局部红、肿、热、痛外,还会出现高热、口干、尿赤、便结等全身热象。又因有湿热下注,故可见有尿频;湿热上蒸,则精神倦怠、嗜睡。且以高热、下腹剧痛、拒按为主症。刘老医生认为急性盆腔炎属于中医学"内痈"范畴。治疗的原则是"以消为贵"。抓住毒热壅盛、湿热下注、气血瘀滞的特点,集中药力以清热解毒为主,佐以利湿、凉血、活血。方中连翘苦微寒,清热解毒,消痈散结;金银花辛苦寒,清热解毒,消痈肿;紫花地丁苦辛寒,清热解毒,消痈肿,善于治疗毒;黄芩苦寒清热燥湿;地骨皮甘寒,清热凉血退热以去气分之热。地骨皮一般习惯用于阴虚发热,此药不但可用于阴虚发热,而且也可用于一般实证发热。不但能起到"热者寒之"的作用,而且又能保护阴津。若用于阴虚发热应与青蒿配伍,用于实热不必与其相配。瞿麦、萹蓄、车前子清热利湿;冬瓜子渗湿排脓,消肿止痛;佐以赤芍、牡丹皮清热凉血,活血化瘀。全方重在清热解毒兼能利湿,活血化瘀而又止痛。

方2. 解毒内消汤(刘奉五方 《刘奉五妇科经验》)

【组成】 连翘30g,金银花30g,蒲公英30g,败酱草30g,冬瓜子30g,赤芍6g,牡丹皮6g,大黄3g,赤小豆9g,甘草节6g,土贝母9g,犀黄丸(分两次吞服)9g。

【用法】 水煎服。

【功效】 清热解毒,活血化瘀,消肿止痛。

【主治】 盆腔脓肿属于热毒壅聚者。

【按语】 盆腔脓肿系因热毒内蕴,腐肉蒸血而成脓。因脓肿部位较深,属于内痈范围。故本方重用连翘、蒲公英、金银花、败酱草清热解毒消痈;牡丹皮、赤芍清热凉血活血;大黄活血破瘀而又清热解毒,三者均能除败血生新血,消肿排脓;冬瓜子、赤小豆入血分,清热消肿排脓;甘草节、土贝母清热解毒消肿,另外配合犀黄丸以加强活血消肿、清热止痛之效。

本方的特点是清热解毒药与凉血药合并组成,且以清热解毒为主,凉血活血为辅。清热解毒是针对毒热炽盛,凉血活血是针对气血壅滞,所以清解与活血并用最为相宜。但是必须在清热解毒的基础上凉血活血,而活血药不能用辛温助热的当归、川芎、桃仁、红花等,若使用辛温活血药则能使毒热蔓延扩散,所以须用牡丹皮、赤芍等偏于苦寒的凉血活血药。但用量又不宜过大,过大可以使毒热扩散。另外使用犀黄丸的意义是取其清热解毒,活血止痛。其中乳香、没药虽然也是活血药,但是乳香、没药入经窜络,走气分通瘀血,行血中之气最速,活血而不助热,没有使毒热蔓延扩散之弊。麝香走窜力更强,能走气分行全身之经。其中又有犀牛黄大寒清热,清中有通,通中有清,可谓之治疗阳证痈疡的要药,配合本方最为适宜。

二、慢性盆腔炎方

方 1. 清肝利湿汤(刘奉五方 《刘奉五妇科经验》)

【组成】 瞿麦 12g,萹蓄 12g,木通 3g,车前子 9g,黄芩 9g,牛膝 9g,牡丹皮 9g,川楝子 9g,柴胡 4.5g,荆芥穗 4.5g。

【用法】 水煎服。

【功效】 清肝利湿,升阳除湿,活血止带。

【主治】 肝经湿热,热入血分所引起的赤白带下,月经中期出血,以及由盆腔炎所引起的子宫出血或月经淋漓不止。

【按语】 对于赤白带下、月经中期出血,以及盆腔炎所引起的子宫出血的治疗,一般习用完带汤或清肝止淋汤。而完带汤主治阴寒夹湿的白带,对于赤带则难以奏效;清肝止淋汤中利湿药的量较轻,疗效缓慢。刘老医生在临床实践中体会到,此类病证均与肝经湿热伤于血分密切相关。因为肝经绕阴器、抵少腹,而此类病证的病位均在阴器与少腹范围,发病的主要原因不外乎下焦寒湿日久化热,或下焦湿热,热伤血分所致。主要表现多为:①赤带。系因热伤血分,而致阴道流出血性分泌物,或白带中夹有血丝,谓之赤白带下,多伴有腰酸腿软、乏力、脉弦滑、舌质红赤等症。②月经中期出血。每遇两次月经中期阴道流血,量少,持续 3～5 天,偶有一例少腹疼痛,可能由于卵巢有慢性炎症所引起的排卵期出血,属于中医学所说湿热伤及血络所致。③盆腔炎所引起的子宫出血,是由于湿热蓄积下焦,热邪入于血分,伤及血络所致。其特点是血量少而不畅,或淋漓不止,伴有少腹痛、腰痛等症。

本方功能清肝利湿,升阳除湿,活血通经。其中黄芩苦寒入血分,凉血清肝;瞿麦、萹蓄、木通、车前子苦寒清热利湿;柴胡、荆芥穗、川楝子既能和肝升阳除湿,又能疏解血中之热;牡丹皮、牛膝活血通经,通因通用以清血中之伏热,导血分之湿热外出。清热利湿而不伤正,升阳散湿而不助热,是本方的特点。在清肝药中刘老医生不用龙胆草而以黄芩为主,虑其苦寒太过易于伤正,而黄芩苦寒入血分,凉血清肝热而不伤正。

方 2. 慢性盆腔炎方(徐志华方 肖承悰·《中医妇科名家经验心悟》)

【组成】 当归 15g,白芍 15g,牡丹皮 15g,延胡索 10g,莪术 10g,三棱 10g,红藤 10g,川芎 5g,败酱草 10g,土茯苓 10g,樗白皮 10g,墓头回 10g,蜀羊泉 10g,白花蛇舌草 10g。

【用法】 水煎服。

【功效】 清热利湿,行气逐瘀止痛。

【主治】 慢性盆腔炎以带下量多为主症者。

【按语】 带多腹痛瘀湿热,慢性盆炎有良方。慢性盆腔炎以带下量多为主症者,多以慢性盆腔炎方治之,方中当归、白芍活血补血;牡丹皮清热凉血;三棱、莪术、川芎行气止痛,三棱、莪术破血祛瘀,川芎兼有祛风之效;延胡索活血行气止痛;红藤、败酱草活血祛瘀止痛;土茯苓、墓头回、白花蛇舌草清利湿热;樗白皮、蜀羊泉既有清热利湿之效,又具固下止带之功,为带下病的常用药。全方共奏理气行滞、逐瘀止痛、清热利湿之效。对于邪热未清,瘀阻气滞者尤宜。

◉**徐志华案例**

周某,女,34 岁,工人,已婚。初诊日期:1975 年 3 月 23 日。

人工流产后 2 个月,带下量多伴下腹隐痛坠胀。足产 2 胎,人工流产 2 次。患者于 1975 年 1 月行人工流产术,术后恶露持续 20 余天方净。2 个月来白带增多,色黄黏稠,下腹经常隐痛,肛门、会阴部坠胀感,腰骶部酸痛,月经前后症状加剧,平时伴有低热(腋温 37.5℃左右),胃纳减退,精神不振,头晕失眠,口干喜饮。

妇科检查:宫颈轻度糜烂;宫体正常大小,活动欠佳;双侧附件增厚,压痛明显。

西医曾用胎盘组织液、青霉素、链霉素治疗,症状未减。舌质略红,苔薄黄,脉弦滑。证属瘀热相结,气血壅滞下焦。

治法:清热利湿,化瘀止痛。处方:慢性盆腔炎方加黄药子、川牛膝。5剂,水煎服。每日1剂。

复诊:1975年3月30日。服药后,下腹痛、腰骶酸痛有所减轻,体温恢复正常,仍宗原方5剂。

上述方药共服20余剂,诸症消失,妇科检查:双侧附件增厚,压痛(一)。

上述为常见之妇科病证,多为湿、热、瘀之邪久稽下焦,蕴郁胞络,以致腰酸痛,带下多,少腹拘急,甚则有状若临盆、苦楚不堪等临床症状。徐老自拟"慢性盆腔炎方",具有活血化瘀、行滞止痛、消癥散结的功能。本方于1964年载入《中医临床手册》,经临床实践验证,对本病疗效显著。对于少数病情顽固、迁延缠绵、反复发作者,可运用本方加减亦可收到良效。

慢性盆腔炎方专为湿、热、瘀蕴郁下焦胞络而设,理气行滞、活血燥湿、清热止带之效尤佳。特别要指出的是,徐老在该方中联用几个药对,如延胡索、三棱、莪术,当归、白芍、牡丹皮,红藤、川芎、败酱草等。就此三组药对而言,既有活血清热,又有活络镇痛,主次分明。全方药力集中,尤对病迁日久,反复发作的病例,每能取显效,临证时可多效法。

方3. 二丹败酱红藤汤(徐志华方 肖承悰·《中医妇科名家经验心悟》)

【组成】 牡丹皮10g,丹参10g,红藤10g,败酱草10g,当归10g,赤芍10g,三棱10g,莪术10g,延胡索10g,黄芩5g,薏苡仁5g,甘草5g。

【用法】 水煎服。

【功效】 活血消瘀,清热解毒。

【主治】 下腹疼痛,腰骶痛,白带增多,月经不调,盆腔炎性肿块。

【按语】 慢性盆腔炎盆腔以腹痛为主症者,多以经验方二丹败酱红藤汤论治。血瘀气滞是本病的病因病机。方中牡丹皮、丹参除血中之热,活血消痈止痛;三棱、莪术相须为用,行血中之气,善治一切有形之积。红藤、败酱草历代视为内痈首选药,取其清热解毒、通络消肿以清除壅结于下焦之热邪;再以赤芍、黄芩助其清热化瘀止痛;薏苡仁利湿排脓;延胡索不仅能止痛还能消癥积。全方意在活血清热,血行热去肿消,包块自会消失。加减:大便秘结加大黄,低热者加地骨皮,腹胀加陈皮,输卵管积液加车前子。

◉**徐志华案例**

吴某,女,30 岁,干部,已婚。初诊日期:1992 年 10 月 28 日。

平时感小腹疼痛,近日腹痛加剧,腰酸,带下色黄。妇科检查:阴道分泌物增多,黄白相兼,质稠,右侧附件可触及包块约 4cm×3cm×3cm 大小,周围粘连,压痛明显。B 超检查提示慢性附件炎。舌淡红,苔薄黄,脉弦细。

证属胞脉瘀热互结。治宜活血化瘀,清热解毒。方用二丹败酱红藤汤,5 剂,水煎服,每日 1 剂。

复诊:1992 年 11 月 4 日。服药后腹痛等症减轻,带下量减,药已中病,效不更方,继服 10 剂。

三诊:1992 年 12 月 23 日。诸症消失,B 超复查:子宫附件正常。随访半年,未见复发。

瘀热邪气内蕴,阻塞气机,恶血内结,凝聚少腹,使冲任受阻,日久形成癥瘕。盆腔炎性包块多发生在经行、产后或人工流流术后,身体正气虚弱,防御功能下降,病邪乘虚而入,郁阻血脉,导致盆腔炎。病邪长期滞留未去,伤及气血经络引起气滞血瘀,积久成癥。徐老认为病在血分非用活血化瘀之品不足以奏效,故以丹参、牡丹皮、三棱、莪术、赤芍、当归疏通经脉、消肿止痛,红藤、败酱草清热消痈,使气血畅通,瘀积渐消。

方 4. 盆炎汤(朱南孙方 肖承惊·《中医妇科名家经验心悟》)

【组成】 蒲公英 30g,紫花地丁 30g,红藤 30g,败酱草 30g,生蒲黄 12g,制乳没各 3g,柴胡 9g,延胡索 9g,川楝子 9g,刘寄奴

15g,广地龙 12g,三棱 12g,莪术 12g。

【主治】 盆腔炎及子宫内膜异位症合并炎症之腹痛属热瘀互结、冲任气滞者。

【按语】 本方清热化瘀、疏理冲任,以此为基本方,随证加减。经量多,减炙乳香、没药、刘寄奴、三棱、莪术,加地榆、侧柏叶、椿白皮,若夹瘀,伍焦楂炭、茜草炭;伴输卵管阻塞,配路路通、穿山甲、王不留行、丝瓜络之类;消包块,多加黄药子、皂角刺;腰膝酸痛,则加川续断、桑寄生、狗脊等。

方5. 橘核昆藻汤(李衡友方 《中医妇科验方选》)

【组成】 橘核 12g,昆布 10g,海藻 10g,鳖甲 12g,夏枯草 10g,当归 10g,赤芍 10g,川楝子 10g,延胡索 10g,香附 6g,茯苓 10g,海蛤粉 12g,白英 15g。

【用法】 水煎内服。每日 1 剂,早、晚分服。内服本方时,用热药局部外敷患处,每日 1 次。月经期停用内外药。

【功效】 调气活血,逐瘀软坚。

【主治】 盆腔炎性包块(癥瘕)。症见少腹胀满,疼痛,拒按,腰骶坠胀,白带增多,脉沉或涩。舌质较黯或稍有紫黯点。妇科检查盆腔有包块等。

【按语】 李氏曾治疗 50 例慢性盆腔炎患者。炎性包块者,用本方后包块基本消失率共达 88.88%。若平素胃弱者,去海藻加鸡内金、陈皮各 6g。包块较大者,加莪术 6~10g。

方6. 清热利湿汤(刘奉五方 《刘奉五妇科经验》)

【组成】 瞿麦 12g,萹蓄 12g,木通 3g,车前子 9g,滑石 12g,延胡索 9g,连翘 15g,蒲公英 15g。

【用法】 水煎服。

【功效】 清热利湿,行气活血,化瘀止痛。

【主治】 慢性盆腔炎属于湿热下注者。

【按语】 慢性盆腔炎从中医辨证,有寒热两型。本方适用于湿热下注,气血郁结者。临床主要表现为腰痛、腹痛拒按,伴有低热,带下黄稠,有时尿频。刘老医生在临床治疗中,发现使用一般淡渗药物效果不佳,很早就开始试用八正散治疗,收到一定的效果。但是由于盆腔炎患者病情缓慢,病程较长,非短期内可以奏效。而八正散中之大黄苦寒泻下,久用终非所宜;栀子虽可清热,但对于内蕴热毒之病症,其效不如连翘、蒲公英;灯心草味淡,清热效果也不佳。因此经过一阶段时间摸索,遂将八正散中之大黄、栀子、灯心草去掉,仅保留原方中之瞿麦、萹蓄、木通、车前子、滑石,既能清导湿热下行,又能活血化瘀,是为本方之主药。佐以连翘、蒲公英清热解毒散结。本方经过临床观察,不仅适用于湿热型之盆腔炎症,而且也适用于妇科一切湿热下注兼有热毒等病证。

方 7. 暖宫定痛汤(刘奉五方 《刘奉五妇科经验》)

【组成】 橘核 9g,荔枝核 9g,小茴香 9g,胡芦巴 9g,延胡索 9g,五灵脂 9g,川楝子 9g,制香附 9g,乌药 9g。

【用法】 水煎服。

【功效】 疏散寒湿,温暖胞宫,行气活血,化瘀止痛。

【主治】 慢性盆腔炎属于下焦寒湿,气血凝结者。或用于宫冷不孕等证。

【按语】 盆腔炎以湿热下注及下焦寒湿两型较为多见。本方是治疗寒湿型盆腔炎的经验方药。主要症见腰痛、少腹发凉,隐隐作痛,白带清稀,畏寒喜暖。刘老医生鉴于此类盆腔炎患者的疼痛部位与寒滞肝脉的寒疝颇为相似。凡属治疗寒疝的方药也适用于寒湿性盆腔炎的患者。慢性盆腔炎发病比较缓慢,治疗寒疝方药中的热药、补药(如肉桂、苍术、厚朴等)不宜久服。在这种情况下,他根据辨病与辨证相结合的观点,认为此类患者系因寒湿久蕴下焦,气血凝滞,故以橘核丸为借鉴,摸索出来温经散寒、行气活血、化瘀定痛的经验方药。其中橘核、荔枝核、小茴香、胡芦巴温经散寒以除下焦寒湿;制香附、川楝子、乌药、延胡索、五灵脂行气活血,化瘀定痛。本方温经散寒,温而不燥是其特点。在温经散寒的药物中,不用肉桂,而用橘核、荔枝核。其中橘核辛苦温,入肝经,行肝经之结气,治寒疝及少腹两侧之肿痛;荔枝核辛温入肝经,行少腹两侧(包括男子睾丸、女子输卵管及卵巢)之气结而定痛,为肝经的血分药,行血中之寒气,为治疗寒疝及睾丸肿痛之要药;佐以胡芦巴、小茴香暖下焦祛寒湿,加强温经散寒,行气定痛的作用;香附辛香偏温,生用走胸胁,制后行少腹,旁彻腰膝,入气分,行气中之血,故能活血;延胡索苦平,入血分,活血化瘀,行血中之气。二药相伍,一入气分,一入血分,行气活血,化瘀止痛相辅相成。配合川楝子、五灵脂、乌药以加强行气活血的作用。对于乌药一药,其性辛散温通,既能散寒活血,理气止痛,又能排泄停聚之水湿,对于寒湿所引起的白带,又有通因通用之用,使白带有出路,湿去而带止。

方8. 疏气定痛汤(刘奉五方 《刘奉五妇科经验》)

【组成】 制香附9g,川楝子9g,延胡索9g,五灵脂9g,没药3g,枳壳4.5g,木香4.5g,当归9g,乌药9g。

【用法】 水煎服。

【功用】 行气活血,化瘀止痛。

【主治】 慢性盆腔炎腰腹疼痛属于气滞血瘀者。

【按语】 本方适用于慢性盆腔炎(气滞血瘀型)所引起的腰、腹疼痛,或寒热难以分辨而又以腰腹痛为主症的患者。若按寒湿治疗而过用辛温之品,不合病机;若按湿热论治,过用苦寒燥湿之品,反而使气血凝滞不得畅通。刘老抓住其主症,以药性平稳不寒不热的药物组方,以行气活血疏通为主。药量虽然不大而药力集中,使气滞得通,血瘀得散,气血通畅,疼痛自解。方中香附、川楝子、延胡索、五灵脂、没药、乌药行气活血止痛;枳壳、木香理气;当归养血。全方共奏行气活血、化瘀止痛之效。

方9. 银甲丸(王渭川方 《王渭川临床经验选》)

【组成】 金银花15g,连翘15g,升麻15g,红藤24g,蒲公英

24g,生鳖甲 24g,紫花地丁 30g,生蒲黄 12g,椿白皮 12g,大青叶 12g,茵陈 12g,琥珀末 12g,桔梗 12g。

【用法】　上药共研细末,炼蜜成 63 丸,此为 1 周量。也可改成煎剂。

【功效】　清热解毒,利湿通淋,化瘀散结。

【主治】　湿热蕴结下焦。黄白带、赤白带(子宫内膜炎,子宫颈炎及一切下焦炎症)。

【按语】　王老根据《金匮要略》中的"升麻鳖甲汤"和《温病条辨》中的"银翘散"结合临床用药经验加减化裁创制的"银甲丸",广泛用于治疗下焦湿热证,包括妇科的盆腔炎、子宫内膜炎、附件炎、阴道炎、湿热带下及内科的肾盂肾炎、膀胱炎等均有确切疗效。该方由金银花、连翘、红藤、蒲公英、紫花地丁、大青叶、升麻、鳖甲、蒲黄、椿白皮、琥珀、茵陈、桔梗等药组成,功效如清热解毒、利湿通淋、化瘀散结,临床使用 50 年,受到患者普遍欢迎。1995 年开发成新药"银甲妇康液",临床观察治疗盆腔炎 188 例(治疗组 124 例,对照组 64 例),结果治疗急性盆腔炎显效 88.24%,与对照组西药(甲硝唑)疗效相近,治疗慢性盆腔炎显效率 73.33%,优于对照药金鸡冲剂,消散炎症性包块及通淋止带疗效突出,已成为医院治疗盆腔炎的首选中成药。

盆腔炎病机主要为湿热蕴结下焦,症见小腹腰骶疼痛,经期劳累或性生活后加重,带下量多色黄气臭,月经或前或后,量时多时少,有块,心烦口渴,尿黄便结,或伴疲乏或不孕,舌红苔黄腻,脉弦滑数。治法清热利湿,行气止痛,用王氏经验方银甲丸。益气补肾可加党参 24g,黄芪 24g,鸡血藤 18g,桑寄生 15g,菟丝子 15g。腹痛可加炒川楝子 10g,白芍 15g,广木香 10g,柴胡 9g,丹参 9g。腰痛加杜仲 9g,川续断 24～60g。调经加益母草 24g,菟丝子 9g,茜草根 12g。多梦选用钩藤 9g,刺蒺藜 18g,首乌藤 60g,朱茯神 12g。

三、生殖器结核方

鳖甲劫痨汤(庞保珍方 《不孕不育中医治疗学》)

【组成】 鳖甲,秦艽,青蒿,地骨皮,生地黄,玄参,阿胶,牡丹皮,百部。

【用法】 水煎服。

【功效】 滋阴清热,养精杀虫。

【主治】 阴虚血燥所致的生殖器结核等病症。

【按语】 阴虚肺燥者加百合、麦冬;气阴两虚者加人参、麦冬、五味子。

生殖器结核是由结核杆菌引起的女性生殖器官炎症,又称结核性盆腔炎。其中以输卵管结核最常见,占女性生殖器结核的90%~100%,其次为子宫内膜结核,其他如卵巢、子宫颈、外阴及阴道发病者少。原发病灶大多是肺结核,其次是腹膜结核。潜伏期很长,多发于肺部结核痊愈多年之后。少数由男性附睾结核经阴道上行感染。多见于20—40岁妇女,因本病病程缓慢,常无自觉症状,临床易被忽视。中医古籍无此病名,属中医学"血枯经闭""月经过少""不孕""干血痨"等范畴。

第二节　盆腔瘀血症方

方1. 少腹逐瘀汤(《医林改错·少腹逐瘀汤说》)

【组成】 炒小茴香1.5g,炒干姜0.6g,延胡索3g,肉桂3g,赤芍6g,生蒲黄9g,炒五灵脂6g,没药、川芎各5g,当归9g。

【用法】 水煎分服,每日1剂。

【功效】 活血化瘀,温经止痛。

【主治】 虚寒夹瘀所致的不孕症、痛经、闭经、崩漏及癥瘕等。原书治少腹积块疼痛,或疼痛而无积块,或少腹胀满;或经血见时先腰酸少腹胀,或经血1个月三五次,接连不断,断而又来,其色或紫或黑或块,或崩漏并少腹疼痛,或经色粉红兼白带。

【按语】 本方的适应证是虚寒夹瘀。

方 2. 血府逐瘀汤《医林改错》

【组成】 桃仁 12g,红花 9g,当归 9g,生地黄 9g,川芎 9g,赤芍 6g,川牛膝 9g,桔梗 5g,柴胡 3g,枳壳 6g,甘草 3g。

【用法】 水煎服,每日 1 剂。

【功效】 活血祛瘀,理气止痛。

【主治】 瘀血所致的不孕症、月经过少、闭经、痛经、胸中血瘀等各种病证。

【按语】 血府逐瘀汤是王清任创造的五首逐瘀汤中应用最广泛、最著名的一首方剂,对于其适应病证《医林改错》中虽列举了19 种之多,如胸痛、头痛、呃逆、怔忡等,但病机均与血瘀气滞有关。本方原治胸中瘀血,阻碍气机,兼见肝郁气滞之瘀血证。本方不仅行血分瘀滞,又能解气分之郁结,活血而不耗血,祛瘀又能生新,使瘀去血行,则诸症可愈,故本方可治一切气滞血瘀病证,其治疗范围几乎涉及临床各科,甚至一些病程较长、久治不愈而又原因不明的顽疾,用本方治疗而取卓效者屡见不鲜。之所以如此,是因本方有着其合理的组方奥妙。桃红四物汤是活血化瘀的基本方,为了确保活血化瘀作用的更好发挥,而且也不至于引起损耗血液及出血等弊端,故以生地黄易熟地黄,赤芍易白芍。气行则血行,调畅气机,是保障活血化瘀的前提,其调畅气机是采用升降的奥妙方式,即用桔梗、柴胡之升,枳壳、牛膝之降,欲降先升,升轻降重,枳壳、牛膝的用量亦重于桔梗、柴胡,巧妙地泄降气机,有助于逐瘀下行。笔者临证体会以本方治疗瘀血所致的不孕症疗效确切。

方 3. 桂枝茯苓丸《金匮要略》

【组成】 桂枝、茯苓、牡丹皮、桃仁(去皮尖等)、芍药各 9g。

【用法】 炼蜜为丸,如兔屎大。每日食前服 1 丸,不知,加至3 丸。现代用法:多作汤剂,水煎服,用量按原方比例酌定;亦可为末,炼蜜为丸,每日服 3～5g。

【功效】 活血化瘀,缓消癥块。

【主治】 瘀血留结胞宫。胎动不安,漏下紫黑,伴腹痛,痛经,闭经,死胎不下。原书治:妇人宿有癥病,经断未及 3 个月,而得漏下不止,胎动在脐下者,此为癥痼害;妊娠 6 个月动者,前 3 个月经水利时,胎也;下血者,后断 3 个月衃也,所以血不止者,其癥不去故也,当下其癥,桂枝茯苓丸主之。

【按语】 原书对本方服法规定极严,每日服兔屎大 1 丸,不知,加至 3 丸。说明对妇人妊娠而又瘀血,只能渐消,不可峻攻猛破,这是应该注意的。

水瘀相兼之癥块,是桂枝茯苓丸治疗的指证。血、水、气三者流动不息,一旦停留,必然相互影响,故瘀阻之处,常有水湿停滞。正如《女科经论》引武叔卿所言:"盖痞气之中,未尝无饮,而血癥、食癥之内,未尝无痰。"验之临床,盆腔包块、早期子宫肌瘤、卵巢囊肿、炎症性包块等,绝大部分是血瘀、湿浊、痰饮相兼而成,恰合桂枝茯苓丸所治之证。本方具有化瘀利湿、缓消癥块的作用,而且本方还有健脾和胃、扶助心阳之功,长期服用,效果尤佳。可广泛应用于瘀血所致的各科病证,如瘀血所致的不孕症、妊娠胎动不安、腹痛漏下、子宫肌瘤、卵巢囊肿、盆腔炎及其包块、妊娠合并子宫肌瘤引起的腹痛出血、死胎不下或胎盘、胎膜残留、月经量多、崩漏、经期延长、痛经、子宫内膜异位症、习惯性流产、输卵管积水、输卵管粘连等。

第三节　输卵管阻塞方

方 1. 通任种子汤(李广文方　肖承悰·《中医妇科名家经验心悟》)

【组成】 香附 9g,丹参 30g,赤芍、白芍各 9g,桃仁 9g,连翘 12g,小茴香 6g,当归 12g,川芎 9g,延胡索 15g,莪术 9g,皂角刺 9g,穿山甲 3g,炙甘草 6g。

【用法】 水煎服,每日 1 剂,2 次分服,连服 3 天停药 1 天,经期停药。

【功效】 活血祛瘀,通络止痛。

【主治】 输卵管阻塞性不孕。

【按语】 输卵管阻塞是女性不孕症的重要原因,大多由于慢性输卵管炎及其周围结缔组织炎粘连,使输卵管水肿、僵硬,炎性渗出致管壁粘连,而影响输卵管的功能,阻止精卵结合,导致不孕。李教授指出,中医学认为"任脉通,太冲脉盛,月事以时下,故有子。"输卵管阻塞患者多有附件炎病史,有少腹疼痛的症状,据"不通则痛"的机制,结合任脉的生理功能,输卵管阻塞符合任脉瘀阻不通的特点,证属血。瘀血阻滞,精卵不能相合,而致不孕。故治疗应以活血化瘀为主。活血化瘀可促进全身血液循环,改善输卵管及其周围组织的血液循环障碍,有利于炎症的吸收,促使粘连松解,使瘀血水肿得以消散,从而使输卵管复通。故创制通任种子汤,方中丹参、桃仁、赤芍活血祛瘀止痛,当归活血补血;川芎活血行气;香附理气止痛,助活血祛瘀之力;白芍补血敛阴,缓急止痛;连翘清热解毒散结;小茴香入肝经,理气止痛;延胡索活血祛瘀,行气止痛;莪术行气破瘀止痛;皂角刺攻走血脉,直达病所,具消肿排脓之功;穿山甲性善走窜,可透达经络直达病所,功能消肿排脓;炙甘草既能缓急止痛,又可清热解毒。

加减:少腹痛重者,加生蒲黄 9g;附件炎性包块者,加三棱 9g;腹胀者,加木香、陈皮各 9g。

对检查输卵管通畅,但妇科检查为附件炎,且无其他不孕因素者,也可给予通任种子汤。

◉李广文学术思想及诊治特色

1. 中西医合璧,病、因、证相参 李教授认为西医不孕症的病因分类与中医学的"证"存在相关性。女性不孕症排卵功能障碍、输卵管阻塞、免疫功能异常三大病因,可辨证为肾虚、血瘀、肾虚邪实三大证型。故应制定补肾调经助孕、活血祛瘀通络、补肾扶正祛邪的治法。

2. 组方知法度,专病有专方　继承中医学的精华,对其进行挖掘、整理、继而创新,是李广文教授所提倡和遵循的。他根据中医学理论,从大量中医古籍中筛选出 200 余首方剂作参考,结合自己的临床经验,研创了不少有效的方剂。

3. 临证用药,顾护脾胃　由于不孕症病程较长,病情复杂,故治疗时间相对较长,能否坚持服药是治疗成败的关键。李教授遣方用药特别注意顾护胃气。

4. 择时用药,提高疗效　择时用药法由张仲景首创,如《伤寒杂病论》中麻黄汤、小青龙加石膏汤等方药的特殊服法,均强调择时与疗效的重要关系。李教授结合中西医理论及妇女生理、病理特点,将择时用药法赋予了新的内容。《黄帝内经》云:"女子七岁,肾气盛,齿更发长;二七而天癸至,任脉通,太冲脉盛,月事以时下,故有子;三七肾气平均……"《黄帝内经》此论以七为基数,而女子正常经期在 7 天以内,对于月经规律,原因不明的不孕症,李教授让其于月经周期第 7 天开始服药,服 3 天停 1 天,服完 6 剂药后再同房,因服完 6 剂药正值排卵期;同时能节欲保精,以使肾精充足,待机而动,提高受孕机会。每月只能 6 剂药,减轻了患者服药之苦。月经周期较长者,服药时间亦要延长,服至基础体温(BBT)升高后停药。

方 2. 活血通脉汤(班秀文方　《国医大师班秀文学术经验集成》)

【组成】　鸡血藤 20g,桃仁 10g,红花 6g,赤芍 10g,当归 10g,川芎 6g,丹参 15g,皂角刺 10g,路路通 10g,香附 6g,穿破石 20g,甘草 6g。

【用法】　水煎服,每日 1 剂。

【功效】　养血活络,通脉破瘀。

【主治】　冲任损伤,瘀血内停所致月经不调、痛经、闭经、血积癥瘕。

【按语】　加减运用:输卵管不通、盆腔炎、附件炎而带下量多,色黄稠者,加马鞭草 15g,土茯苓 15g;盆腔炎、附件炎致小腹疼痛者,加蒲黄 6g,五灵脂 6g;盆腔炎重而下腹有包块者,加忍冬藤 15g,莪术 10g;经前性急易怒,情绪波动较大者,加柴胡 6g,白芍 10g;肾虚腰痛者,加菟丝子 10g,川续断 10g;胃脘不适者,去皂角刺,加白术 10g。

方义分析:本方由桃红四物汤加减而成。冲为血海,任主胞胎。冲任损伤,瘀血内作,可出现经水不调、闭经、痛经、盆腔炎、附件炎等,甚或输卵管不通而致不孕症。方中鸡血藤苦甘温,归肝、肾经,入血分而走经络,历代认为其通中有补,以通为主,甘温补益,苦温通泄,虽能补能散,但以补为主,补中有通,养血通脉,为治疗冲任损伤之常用药;当归补血活血,补中有活,修复冲任;川芎直入冲脉,行血中之气,能上能下;赤芍、丹参能补能行,散血中之积滞;桃仁、红花逐瘀行血,通行经脉,使瘀血得行,经脉得通;路路通通行十二经脉而疏泄积滞;香附疏肝理气,使气调血畅;皂角刺、穿破石清瘀除热,破除陈积;甘草调和诸药。诸药合用,气得行,血得通,经得养,脉得复,共奏养血活络、通脉破瘀之功。

◉**班秀文医案**

案 1　陈某,女,32 岁,已婚。1989 年 5 月 20 日初诊。

13 岁月经来潮。1984 年结婚,婚后 3 个月不慎流产。4 年来有生育要求,夫妻双方共同生活,迄今未孕。月经周期基本正常,量一般,色暗,夹血块。经将行略有腹胀,性急易怒,经行则舒。脉细,舌红,苔薄白。广西某医院输卵管通液试验显示双侧输卵管不通。西医诊断为继发性不孕症(输卵管不通)。中医辨证为冲任损伤,气滞血阻,治宜养血活络,通脉破瘀。

处方:鸡血藤 15g,路路通 10g,桃仁 10g,红花 6g,赤芍 10g,当归 10g,川芎 6g,熟地黄 15g,炮山甲 10g,香附 6g,穿破石 20g,甘草 6g。每日 1 剂,水煎服,连服 4 剂。

二诊(1989 年 5 月 25 日):服上方后第 3 天,经水来潮。现值经期,经前腹部已不胀,经水色较鲜红,血块减少。上方去穿破石,加白术 10g,水煎服,每日 1 剂,连服 7 剂。

三诊(1989 年 9 月 24 日):服上方后自觉精神较好,又服前方 30 余剂。现停经已 52 天,尿妊娠试验阳性。守方加减,但药性稍缓。三诊输卵管已基本通畅,故治疗当温补肝肾促孕,方用六味地黄丸加艾叶、肉桂温宫散寒,通行气血,急性子、路路通疏通胞络,终使气血调和,痰瘀俱去,摄精受孕。

案 2 周某,女,34 岁,职工。1990 年 8 月 21 日初诊。

人流术后 6 年未孕。3 个月前因"宫外孕"手术治疗,术中因左侧输卵管壶腹部妊娠行左侧输卵管切除术,探查发现右输卵管因长期炎症肿胀增粗。出院诊断:①左侧输卵管切除;②右侧输卵管硬化。术后月经规律,色量一般,经中除腰胀或小腹微痛外,余无特殊。表情抑郁,形体瘦弱,舌质淡,尖有瘀点,苔薄白,脉虚细弦。妇科检查:子宫正常大小,质中,右侧附件区增厚、压痛。

诊断:癥瘕。辨证:血虚气滞,瘀阻胞脉。治则:养血活血,化瘀通络。

处方:桃仁 10g,红花 6g,当归 10g,川芎 10g,赤芍 10g,鸡血藤 20g,丹参 15g,穿破石 20g,路路通 10g,皂角刺 10g,制香附 6g。7 剂,每日 1 剂,水煎服。同时嘱其辅以猪蹄甲煲食。

二诊(1990 年 10 月 26 日):守上方连服 10 余剂,药后自觉少腹胀,舌质淡,苔薄白,脉沉细。药至病所,效不更方,守方加辛窜通络之品。

处方:鸡血藤 20g,丹参 15g,当归 10g,红花 3g,赤芍 10g,川牛膝 10g,泽兰叶 10g,路路通 10g,甘松 10g,柴胡 6g,穿山甲粉(冲)5g。7 剂,每日 1 剂,水煎服。

三诊(1990 年 11 月 9 日):上方共服 14 剂,每于药后右下腹隐痛,发作数分钟后自行缓解,现仍隐隐作痛,舌淡红,苔薄白,脉细缓。此属辛窜之品,直达血分,正邪相搏。仍守化瘀通络之法,但防其走窜动血伤正,加用调理肝脾、益气扶正之品,以冀全功。

处方:当归 10g,白芍 10g,川芎 10g,茯苓 10g,泽泻 10g,白术 10g,路路通 10g,赤芍 10g,莪术 10g,北黄芪 20g,穿破石 20g,穿山甲粉(冲服)5g。7 剂,每日 1 剂,水煎服。

四诊(1990 年 12 月 21 日):经净已 11 天,上述两方交替服用,除腰胀外,余无不适。纳、便尚可,舌淡红,苔薄白,脉细。守上法加疏肝通络之品。

处方:柴胡 6g,当归 10g,赤芍 10g,白术 10g,茯苓 10g,路路通 10g,威灵仙 15g,急性子 20g,泽兰 10g,莪术 10g,穿山甲粉(冲)5g。水煎服,每日 1 剂。

五诊(1991 年 1 月 23 日):用上述方剂加减出入,共服药 90 余剂,经净后行子宫输卵管碘油造影,发现右输卵管外形及内部结构已基本恢复正常,右输卵管通畅。继予补益肝肾,调理冲任法促孕。

处方:菟丝子 20g,覆盆子 10g,枸杞子 10g,党参 15g,白术 10g,当归 10g,赤芍 6g,熟地黄 15g,仙茅 6g,路路通 10g。7 剂,每日 1 剂,水煎服。

守上方与归芍地黄汤加巴戟天、川杜仲、菟丝子、枸杞子等加减出入,半年后怀孕。

本案初为人工流产手术,肝肾损伤,邪毒乘虚而入,滞于下焦,与瘀血相搏,胞脉受阻,久积成癥。复因手术耗血伤阴,虚瘀夹杂。究其本乃肝肾虚损、肝郁气滞所致。舌尖瘀点,右下腹隐痛,脉虚细弦,为虚瘀夹杂之象。在治疗上采用攻补兼施之法,以桃红四物汤、逍遥散、当归芍药散加减,活血化瘀,调理气血。因其为阴虚之体,故攻不宜过于峻猛,以免伤伐生机。鸡血藤、丹参、路路通、穿破石、急性子、莪术、威灵仙等养血行血,辛散温通,化瘀消积而不伤正。穿山甲粉性专行散,善于走窜,能活血散瘀,通行经络,与上述诸药合用则能通瘀化积。待输卵管通畅后,改用补肝肾、调冲任以治本,使气血调和,冲任通盛,则能摄精成孕。

方 3. **通管汤**(庞泮池方　肖承悰·《中医妇科名家经验心悟》)

【组成】　当归 9g,熟地黄 9g,赤芍 9g,白芍 9g,川芎 9g,桃仁 12g,红花 9g,生茜草 9g,海螵蛸 12g,制香附 12g,路路通 9g,石菖蒲 9g,生薏苡仁 12g,皂角刺 9g,败酱草 15g,红藤 15g。

【用法】　水煎服。

【功效】　活血化瘀通络。

【主治】　输卵管阻塞性不孕症。

【按语】　本方以桃红四物汤为基础,养血活血;以制香附、路路通、石菖蒲理气通络;加入皂角刺、薏苡仁通络祛湿;茜草活血行瘀,海螵蛸软坚散结。瘀久常易化热,故加败酱草、红藤清热凉血、活血通络。全方走肝肾血分,缓消瘀积,可以久服。

加减:经前下腹刺痛,烦躁易怒,脉弦,苔薄边黯,有肝气郁结者,去熟地黄,加柴胡 6g、郁金 9g;平素腰膝酸软,小腹隐痛,经行有块,脉细无力,肾元不足者,去红花,加菟丝子 12g、淫羊藿 9g;口渴咽干,大便燥结,脉细数,舌质红,有阴虚内热者,去熟地黄,加生地黄 9g、牡丹皮 9g、黄芩 9g;形寒肢冷,腹痛喜热熨,脉细舌淡,有寒者,去败酱草、红藤,加肉桂 5g、炮姜 5g、小茴香 6g。

通管、促排卵、健黄体,是庞教授治疗不孕症的三大法宝。所谓"通管"即输卵管再通治疗,临床上输卵管阻塞性不孕占 40% 左右,多由输卵管炎、盆腔粘连等因素所致。《石室秘录》曰:"任督之间,倘有疝瘕之症,则精不能施,因外有所障也。"庞教授认为此"疝瘕"即无形之积聚和有形之癥瘕阻于脉络,使精不能施,血不能摄,故婚而无子。根本病机是气滞血瘀,症见患者平素腰酸膝软,少腹酸胀或隐痛,经前乳胀,烦躁易怒;或经行少腹胀痛,经行血块,头晕,耳鸣,健忘,脉弦细或细涩,舌黯或有瘀点。治疗当理气活血。然庞教授认为癥积既成,病在血分,且病程较长,女子以血为本,若投以峻剂,欲求速效,难免耗血伤正,应选平和的理气活血软坚之品,自拟通管汤常服久服,缓图其功。

方 4. 理气祛瘀峻竣煎(李祥云方 《李祥云治疗不孕不育经验集》)

【组成】 三棱,莪术,穿山甲,牡丹皮,丹参,路路通,柴胡,香附,夏枯草,当归,白术。

【用法】 水煎服,每日 1 剂。

【功效】 理气活血,祛瘀通络。

【主治】 气滞血瘀所致的输卵管梗阻等。症见婚后不孕,或流产后继发不孕,输卵管检查梗阻不通,月经先后不定期,经行不畅,色紫黯,夹有血块,痛经腹胀,经行乳房胀痛,心烦易怒,头胀目痛,精神抑郁,舌紫黯边有瘀点,苔薄,脉细小弦。

【按语】 腹痛剧,加延胡索、五灵脂;心烦,加郁金、川楝子;乳房胀,加娑罗子、荔枝核;月经不调,加鸡血藤、益母草。

第 **7** 章 子宫因素导致不孕方剂

第一节 子宫发育不良方

方 1. 种子助孕汤(肖承悰方 《中医妇科验方选》)

【组成】 女贞子 15g,枸杞子 15g,山茱萸 10g,紫石英 15g,紫河车 10g,黄精 15g,白芍 15g,制香附 10g,花椒 3g。

【用法】 水煎服。月经净后始服 14 剂。

【功效】 补肝肾,益精血,调冲任。

【主治】 不孕症。

【按语】 本方适用于肝肾不足,或兼有肝郁之不孕症。包括原发与继发不孕,可见子宫发育不良,卵巢功能低下。如因炎症引起输卵管堵塞之不孕者不宜使用。

方 2. 六味紫河汤(吴高媛方 《中医妇科验方选》)

【组成】 紫河车(吞)30g,仙茅 10g,淫羊藿 10g,山茱萸 15g,熟地黄 10g,牡丹皮 6g,茯苓 10g,山药 12g,泽泻 10g。

【用法】 水煎服。紫河车研面吞服。忌生冷。

【功效】 益气养血,填精益髓。

【主治】 不孕症。

【按语】 幼稚子宫可影响孕卵着床而致不孕。本方重用紫河车,其理因本品受精血结孕之余液,得母之气血居多,故能峻补营血,加之配伍壮阳之品,则阴得阳升而泉源不竭,子宫得之发育,孕卵即可着床受孕。

方 3. 温润填精汤(黄绳武方 《中医妇科验方选》)

【组成】 党参 15g,白术 12g,茯苓 15g,甘草 6g,当归 10g,川芎 9g,香附 12g,熟地黄 20g,白芍 15g,枸杞子 15g,菟丝子 15g,鹿角胶 15g,花椒 6g,紫河车 30g。

【用法】 水煎内服,每日 1 剂。

【功效】 温肾填精,调补冲任,补气养血。

【主治】 肾阳不足,冲任脉虚不孕症。

【按语】 本方用于子宫发育不全不孕症。阳虚甚者加巴戟天、二仙丹;血虚加阿胶;阴虚火旺加牡丹皮、龟甲、女贞子。

方 4. 麒麟方(李祥云方 《李祥云治疗妇科病精华》)

【组成】 党参 12g,黄芪 12g,当归 9g,川芎 4.5g,鸡血藤 12g,香附 12g,紫石英 12g,小茴香 4.5g,生地黄 12g,熟地黄 12g,淫羊藿 15g,白芍 12g。

【用法】 水煎服。

【功效】 补气益血,温阳暖宫。

【主治】 ①久婚不孕,尤其是宫寒不孕;②体弱月经不调,经行量少,色淡;③脾肾亏损之大便溏薄或泄泻;④子宫发育不全、卵泡发育不良及黄素化卵泡不破裂综合征(LUFS);⑤性欲淡漠。

【按语】 月经不调加丹参 12g、泽兰 9g;子宫小加艾叶 4.5g、怀山药 15g;宫寒不孕加花椒 4.5g、鹿角片 9g;腹冷加肉桂 4.5g、吴茱萸 12g;基础体温上升不良加巴戟天 15g、肉苁蓉 12g。

第二节 子宫肌瘤方

方 1. 子宫肌瘤周期调治法(蔡小荪方 肖承悰·《中医妇科名家经验心悟》)

治疗子宫肌瘤的原则主要是活血化瘀,消坚散结。治疗分经间期和月经期两步。

1. 经间期(月经干净后) 蔡老一般采用桂枝茯苓法,专以活血化瘀消坚。药物:云茯苓12g,桂枝3g,赤芍10g,牡丹皮10g,桃仁10g,皂角刺30g,炙穿山甲片9g,石见穿10g,鬼箭羽20g,海藻12g,莪术10g,服14～21剂。如体质强壮者,可加大黄、芒硝凉血化瘀、软坚散结,同时加白术以制约其烈性。也可用鲜大黄外擦或取汁外敷小腹部,其消炎活血止痛效果更佳。方中亦可加入黄药子、鸦胆子、水蛭、土鳖虫以增消坚搜剔之力。体质虚弱者则加党参以扶正祛邪。

2. 月经期 以化瘀调经为主,如无特殊症状的可用四物调冲汤,药物:炒当归10g,生地黄10g,川芎5g,白芍10g,柴胡5g,制香附10g,怀牛膝10g。如经量过多如注,兼有大量较大血块,蔡老一般不单纯固涩止血,因为产生肌瘤的病因是宿瘀内结,所以治疗仍以化瘀为主,通因通用。药物:炒当归10g,丹参6g,赤芍10g,白芍10g,生蒲黄30g,血竭3g,花蕊石15g,熟大黄10g,益母草10g,仙鹤草20g,震灵丹12g。如果出血甚者加三七末,气滞加香附,腹痛加延胡索,寒凝加艾叶,气虚加党参、生黄芪。

子宫肌瘤是妇科临床常见沉疴、难疗之疾,临床上应结合患者素体强弱、病邪轻重、随症加减。早期患者一般体质较盛,宜以攻为主。后期因长期出血,导致气血两亏,则可加扶正化瘀的药物,如党参、黄芪、黄精等,不宜急于求成。更年期前后患有子宫肌瘤者,应催断其经水,促使肌瘤自消,可用苦参、寒水石、夏枯草平肝清热,消瘤防癌。

方2. 治子宫肌瘤方(邓铁涛方 《邓铁涛临床经验辑要》)

【组成】 桂枝12g,茯苓12g,赤芍12g,桃仁10g,牡丹皮12g,三棱10g,莪术10g,炒穿山甲12g。

【用法】 水煎服。

【功效】 活血化瘀,削坚散结。

【主治】 子宫肌瘤。

【按语】 月经过多或经期延长可先服胶艾四物汤以止血。腹痛甚可加服失笑散或五灵止痛散。

附:子宫肌瘤丸:桂枝、茯苓、赤芍、桃仁、牡丹皮、蒲黄、五灵脂,各等份为末,炼蜜为丸,每丸 6g,每晚服 3 丸。

方 3. 子宫肌瘤经期方(刘云鹏方 《中医妇科验方选》)

【组成】 当归 9g,地黄 9g,白芍 9g,茜草 9g,丹参 15g,阿胶(烊化)12g,刘寄奴 9g,益母草 12g,蒲黄炭 9g,紫草根 15g,川芎 9g。

【用法】 上药加水 500ml,煎取 200ml,每日煎服 2 次。

【功效】 活血养血,调经消癥。

【主治】 用于子宫肌瘤的经期治疗。症见经来量多,有块,或兼少腹疼痛,脉沉弦,舌暗苔薄或边点有瘀点。

【按语】 子宫肌瘤患者,往往月经量多但不能徒事止血,应以养血活血止血为治。

方 4. 子宫肌瘤非经期方(刘云鹏方 《中医妇科验方选》)

【组成】 当归 9g,川芎 9g,地黄 9g,赤白芍各 9g,桃仁 9g,红花 9g,昆布 15g,海藻 15g,三棱 9g,莪术 9g,䗪虫 9g,丹参 15g,刘寄奴 15g,鳖甲 15g。

【用法】 上药加水 500ml,煎取 200ml,每日煎服 2 次。

【功效】 活血化瘀,消癥散瘕。

【主治】 用于子宫肌瘤的非经期治疗。

【按语】 子宫肌瘤多由瘀血所致,治疗上以祛瘀消癥为法,但有经期和非经期之分。非经期用药重在活血祛瘀消癥,而经期则应以养血活血为治。

方 5. 养血化瘀消癥汤(班秀文方 《国医大师班秀文学术经验集成》)

【组成】 当归 10g,川芎 6g,赤芍 10g,白术 10g,土茯苓 20g,泽泻 10g,丹参 25g,莪术 10g,香附 10g,皂角刺 15g,炙甘草 6g。

【用法】 水煎服,每日1剂。

【功效】 养血化瘀,健脾利湿,消癥。

【主治】 因湿瘀所致卵巢囊肿、子宫肌瘤、慢性炎性包块等。

加减运用:久病体弱,面白神疲,四肢乏力者,上方去泽泻,加黄芪20g,以益气化瘀;肝郁气滞者,上方加柴胡6g,夏枯草15g,以理气疏肝,通络散结;寒湿凝滞者,上方加制附子10g(先煎1小时),桂枝6g;湿热下注,带下阴痒者,上方去川芎,加马鞭草15g,或合二妙散,以清热利湿,活血通络。

方义分析:本方由《金匮要略》当归芍药散加味而成。方中既有当归、川芎、赤芍辛苦温通,直入下焦胞脉血分,消散瘀积,又有白术、茯苓、泽泻健脾利湿,以绝湿源。方中以土茯苓易茯苓可增加解毒利湿之功。全方化瘀药与利湿药相配合,有化瘀利湿、调理气血的作用。重用丹参配当归养血化瘀,补而不滞,且"一味丹参,功同四物",活血而无耗血之虑。欲行其血,先调其气,故佐以芳香入血之香附行血中之气,散血中之郁,气行则血行。胞脉闭阻,久病入络,故选用皂角刺开关利窍,涤垢行瘀;莪术化瘀消癥,借皂角刺锋锐走窜之性引诸药直达病所;炙甘草补脾,调和诸药。全方辛苦温通,攻邪不伤正,共奏养血化瘀消癥之功。寒湿凝滞者加附子、桂枝增加其温散通行之力,其中附子走而不守,不仅能温肾壮阳通脉,且与血药同用,则温化寒凝、通行血脉之力益彰。

● **班秀文医案**

张某,女,28岁。1993年6月3日初诊。

月经量少已3个月,半月前经妇科检查及B超检查发现左侧卵巢囊肿,约3.8 cm×4cm。诊时患者诉左侧少腹、小腹隐痛,放射至腰背部,白带较多,色黄白相兼,偶有阴痒,舌淡红,边有瘀点,苔微黄腻,脉细弦。证属湿瘀阻滞下焦,气血运行不利,蕴久成瘤,治宜养血化瘀消癥,方用养血化瘀消癥汤加减。

处方:当归10g,川芎6g,赤芍10g,丹参25g,土茯苓30g,白术10g,泽泻10g,莪术10g,香附10g,郁金10g,玫瑰花10g。水煎服,每日 1 剂,连服 6 剂。

二诊(1993 年 6 月 11 日):药已,左少腹疼痛减轻,带下减少,余症好转。效不更方,守原方选夏枯草、猫爪草、泽兰、刘寄奴、海藻等药加减治疗,共治疗 3 个月,左侧卵巢囊肿消失。

第 **8** 章 宫颈因素导致不孕方剂

第一节　宫颈炎方

清宫解毒饮(班秀文方　《国医大师班秀文学术经验集成》)

【组成】　土茯苓 30g,鸡血藤 20g,忍冬藤 20g,薏苡仁 20g,丹参 15g,车前草 10g,益母草 10g,甘草 6g。

【用法】　水煎服,每日 1 剂。

【功效】　清热利湿,解毒化瘀。

【主治】　子宫颈炎、阴道炎属湿热蕴结下焦,损伤冲、任脉和胞宫,以湿、瘀、热为患而导致带下量多,色白或黄,质稠秽浊,阴道灼痛或辣痛者。

【按语】　加减运用:如带下量多,色黄而质稠秽如脓者,加马鞭草 15g,鱼腥草 10g,黄柏 10g;发热口渴者,加野菊花 15g,连翘 10g;阴道肿胀辣痛者,加紫花地丁 15g,败酱草 20g;带下夹血丝者,加海螵蛸 10g,茜草 10g,大蓟 10g;阴道瘙痒者,加白鲜皮 12g,苍耳子 10g,苦参 10g;带下量多而无臭秽,阴痒者,加蛇床子、槟榔各 10g;带下色白,质稀如水者,减忍冬藤、车前草,加补骨脂 10g,桑螵蛸 10g,白术 10g,扁豆花 6g;每于性交则阴道胀痛出血者,加赤芍 12g,地骨皮 10g,牡丹皮 10g,田三七 6g;腰脊酸痛,小腹坠胀而痛者,加桑寄生 15g,川杜仲 10g,川续断 10g,骨碎补 10g。

方义分析:子宫颈炎有急、慢性之分。从临床症状看,急性时宫颈红肿,有大量脓样分泌物,色白或黄,质稠黏而秽臭,腰及小腹胀痛,个别患者伴有发热、口渴,脉弦数,苔黄腻,舌边光红。慢性时则宫颈糜烂,带下量多,少腹、小腹胀痛,腰酸膝软,甚或性交时阴道辣痛或出血。证属湿热带下或湿瘀带下范畴。治之宜用清热利湿、解毒除秽、活血化瘀之法。本方重用甘淡平之土茯苓为主药,以利湿除秽,解毒杀虫;忍冬藤、车前草、薏苡仁甘寒,既能辅助土茯苓利湿解毒,又有清热之功,且甘能入营养脾,虽清利而不伤正;鸡血藤辛温,能补血行血,以补血为主;益母草辛苦微寒,能活血祛瘀,利尿解毒;丹参一味,功同四物,有补有行,与鸡血藤、益母草同用,则补血化瘀之功益彰;甘草之甘,既能调和诸药,又能解毒。全方以甘、辛、苦为主,寒温并用,甘则能补,辛则能开,苦则能燥,寒则能清,温则能行,故本方有热则能清,有湿则能利,有毒则能散能解,有瘀则能化能消。

● **班秀文医案**

秦某,女,43 岁,家庭妇女。1991 年 2 月 11 日初诊。

带下 3 个月余,带色黄绿如脓,其气臭秽难闻,阴痒肿痛。拒绝妇科检查,要求服药治疗。诊时舌红苔黄,脉滑数,且伴口苦咽干,溲赤,小腹胀痛。予清热利湿解毒法。

处方:土茯苓 30g,忍冬藤 20g,蒲公英 20g,败酱草 20g,白鲜皮 12g,苦参 10g,薏苡仁 20g,车前草 10g,鱼腥草 10g,牛膝 10g,益母草 10g。

用本方连续服用 24 剂,诸症悉失,唯自觉阴痒未除,遂拟一熏洗方,1 周后亦愈。

第二节　宫颈黏液异常方

肾癸续嗣丹(庞保珍方　《不孕不育中医治疗学》)

【组成】　人参,白术,茯苓,白芍,当归,川芎,熟地黄,炙甘草,菟丝子,巴戟天,鹿茸,紫石英。

【用法】　水煎服。

【功效】　补肾益气,温阳冲任。

【主治】 肾气虚所致的不孕不育等病证。

【按语】 本方对肾气虚所致的闭经、未破裂卵泡黄素化综合征、无排卵、子宫发育不全、宫颈黏液异常等均有较好疗效。方中鹿茸以研细粉冲服为佳,紫石英宜先煎。

第 9 章 其他因素导致不孕方剂

第一节 免疫性不孕方

种子转阴汤(李广文方 肖承悰·《中医妇科名家经验心悟》)

【组成】 紫石英、党参、续断各 15g,淫羊藿 15g,黄芩、徐长卿、菟丝子、当归、白芍、白术、茯苓、炙甘草各 9g,熟地黄 12g,蜀椒 1.5g,鹿角霜、川芎各 6g。

【用法】 水煎服,每日 1 剂,2 次分服,月经第 7 天开始,连服 3 天停药 1 天。

【功效】 温补肾气,祛邪抑抗。

【按语】 女性免疫性不孕症主要由抗精子抗体(AsAb)所致,也有部分由抗卵巢抗体(VAoAb)、抗子宫内膜抗体(AEmAb)等引起。在不孕症患者中,20%～40%是由免疫因素引起。随着各种原因引发的生殖系统炎症的增多及检测技术的提高,其发病率有逐渐升高的趋势。李教授根据中医学"肾主生殖"的理论及现代中医对肾的研究,结合多年临床经验,认为本病与肾虚有关。免疫性不孕症其本为正气虚,外邪内侵是本病发生的诱因。肾气虚弱,邪气乘虚而入,客于胞宫,正邪交争,损伤冲任,精血凝聚,故不能摄精成孕。

肾为先天之本,主生殖,藏精,肾中精气的盛衰主宰着人体的生长发育及生殖功能的成熟与衰退。肾又主骨生髓,中医学的"髓"包括了骨髓和脊髓。现代研究骨髓是免疫系统的中枢免疫器官,是免疫活性细胞的发源地及分化成熟的微环境,在免疫应答及免疫调节过程起重要作用。只有在"先天之本"肾的涵养下免疫系统才能发挥正常免疫功能,因而认为肾为免疫之本,肾除对生殖系统有主导作用外,对免疫系统亦有稳定和调节作用。因西医所说的"器官"是解剖单位,而中医学的"脏腑"是功能单位,西医的肾就是泌尿系统的一个器官,而中医的肾就其功能而论,既包括了西医学的泌尿系统,又包括了生殖系统、免疫系统、内分泌系统、神经系统等。实验研究发现,肾阳虚者细胞免疫或体液免疫都很低下,T细胞平均值显著低于正常人,通过补肾药可使低值升高或正常,同时细胞免疫得以改善。亦有实验表明,益肾治本的方药,可通过直接兴奋红细胞膜上的 C3b 受体,促进吞噬细胞吞噬免疫复合物的能力,加快红细胞运送处理循环免疫复合物(CIC)的作用,达到增强红细胞免疫黏附活性和清除 CIC 的目的,以阻止 CIC 沉积于组织,造成免疫损伤。这充分说明肾对机体的免疫起着重要的平衡、调节作用。因此,李教授认为免疫性不孕症的病因之本在肾,而外邪内侵则是本病发生的诱因。古云"正气存内,邪不可干""邪之所凑,其气必虚"。肾气虚弱,湿浊邪毒乘虚而入,客于胞宫,正邪交争,损伤冲任,精血凝聚,瘀血阻于胞宫,故不能摄精成孕,故对于免疫性不孕症,肾虚是本,邪实是标,瘀则是其变,虚实夹杂是其特点。正虚邪实,治当扶正祛邪。故创种子转阴汤,方中菟丝子、续断补肝肾,调冲任;花椒、鹿角霜温肾助阳;紫石英、淫羊藿补肾壮阳;八珍双补气血;黄芩、徐长卿解毒祛邪。

组方思路及依据:该方是毓麟珠以续断易杜仲,加黄芩、徐长卿、紫石英、淫羊藿四味而成,故曾名四新毓麟汤。毓麟珠方出《景岳全书》,功能补气养血益肾,是治疗肾虚不孕症的要方,加紫石英、淫羊藿,使肾气更足,冲任二脉更加充盛。《傅青主女科》曰:"妇人受妊,本于肾气旺也,肾旺是以摄精。"因 AsAb 常在生殖道感染、局部炎性渗出增加情况下产生,故选用具有清热、泻火、解毒作用的黄芩和徐长卿。药理研究证明,党参、白术、甘草可提高单核巨噬细胞系统的吞噬功能;白芍具有免疫功能的双向作用;当归有免疫抑制作用,促进清除抗原,防止免疫复合物产生;徐长卿有抗免疫作用;黄芩能减少抗原抗体反应和过敏性介质释放,具有免疫功能的双向调节作用;熟地黄、川芎有免疫调节作用;菟丝子、续断增加免疫功能;淫羊藿对机体免疫功能有促进及双向调节作用。通过抑制亢进的免疫反应,提高低下的免疫功能,使免疫机制恢复平衡状态,抗体转阴。

● **李广文医案**

左某,女,27 岁,1998 年 10 月 28 日初诊。结婚 2 年余未孕,月经规律,量较少,色淡红,无块,经期腰酸痛,无腹痛,末次月经 10 月 12 日。平素感腰酸,四肢乏力,易感冒。纳呆,二便正常。舌淡红,苔薄白,脉细弱。妇科检查:宫颈糜烂Ⅰ度,余无异常。查 AsAb 与 AEmAb 为阳性,VAoAb 阴性。输卵管通液检查示通畅,BBT 双相。男方检查精液常规正常。诊断:免疫性不孕症。予种子转阴汤,水煎服,日 1 剂,于月经周期第 7 天开始服药,服 3 天停 1 天。服药 24 剂后复查 AsAb 弱阳性,AEmAb 阳性,腰酸乏力等症皆消,继服上方 1 个月。1 个月后复查 AsAb 及 AEmab 均转阴性。嘱停药观察。

1999 年 4 月 13 日再诊,月经 40 天未行,恶心呕吐,1 天前出现少量阴道流血,无腰酸腹痛。查尿 HCG 阳性,舌尖红,苔白,脉细滑。中医诊断:胎漏;西医诊断:先兆流产。给予寿胎丸加味以补肾安胎:续断 30g,菟丝子 12g,桑寄生 12g,阿胶(烊化)11g,炒杜仲 12g,黄芩 9g,炒白术 9g,砂仁 9g,苏梗 9g,竹茹 9g,陈皮 9g,香附 9g。服上方 6 剂,恶心加重,未再出现阴道流血,上方加姜半夏 9g,去阿胶,继服 12 剂。再诊时恶心呕吐减轻。行 B 超检查示:胚胎发育良好,探及胎芽及胎心。

李教授对经系统检查未发现异常的不孕症进行分析总结,指出根据就诊者的具体情况进行以下指导,可获得不药而孕的效果。

(1)掌握排卵期:正常生育期妇女,每月有一个卵细胞成熟并排出,卵细胞排出后存活 12～24 小时,因此排卵期是受孕的最佳时机。中医学早已认识到这个最佳时机,如明·岳甫嘉《妙一斋医学正印种子编》交合有时篇曰:"夫天地生物,必有氤氲之时,万物化生,必有乐育之时……凡妇人月经行一度,必有一日氤氲之候,于一时辰间,气蒸而热,昏而闷,有欲交接不可忍之状,此的候也。于此时逆而取之则成丹,顺而取之则成胎矣。"排卵发生在下次月经的前 14 天左右,对月经周期为 28～30 天的妇女,排卵多发生在两次月经的中间,容易掌握,但对周期较短(<28 天,≥21 天)或延长(>30 天的排卵周期)者则不易计算。此种情况下,可指导患者根据以下征象判断排卵期:

白带突增:宫颈黏液的量和性状随月经周期有很大变化,自排卵前 3 天,由于受大量雌激素的影响,黏液量增加 10 倍以上,且宫颈黏液含水量增加,Na^+、Ca^{2+} 浓度改变,愈接近排卵期,黏液越稀薄,延展性越高,至排卵期宫颈黏液清澈透明,似鸡蛋清样,利于精子穿透。排卵后,宫颈黏液变黏稠、浑浊,延展性降低。故出现多量黏液的第 1 天是易受孕期的开始,出现多量黏液的最后 1 天常是即将排卵的日子。

性欲增强:女性的性欲和月经周期有关。雌激素是女性性欲的重要决定因素,由于雌激素在排卵期达高峰,所以一般在排卵期性欲增强,故女方可根据自身性欲的情况适时安排性生活。

阴道出血:排卵期由于雌激素的波动,阴道可有少量出血,或为血性白带。但出血量较多者,应进行治疗。

下腹隐痛:排卵时卵细胞及卵泡液穿破卵巢排出,卵巢壁的小创口亦可能有少量出血,刺激腹膜,引起下腹不适及疼痛。

部分有生育愿望的夫妇,对受孕机制不清楚,不能把握受孕的最佳时机,不在排卵期同房而致不孕。要使妇女了解自己的排卵日期,"择氤氲之时,以合阴阳",可增加受孕机会。

(2)性高潮的控制:正常精液偏碱性,pH 为 7.2～7.8,而阴道pH 为 4～5,呈酸性,偏酸的环境可使精子的活动力下降。女性在排卵期宫颈黏液增多,另外在性高潮期宫颈黏液量分泌亦增加,而宫颈黏液的 pH 呈碱性(排卵期 pH 为 6.3～8.5),精子在碱性黏液中活力增加(最适合于精子在宫颈黏液中活动和生存的 pH 为 7～8.5)。为提高受孕率,除应在排卵期性交外,男方还应尽量在女性达到性高潮时射精。清·叶天士《秘本种子金丹》谓:"男女和悦,彼此情动,而后行之,则阳施阴受,而胚胎成,是以有子。"清·沈尧封《沈氏女科辑要》云:"大约两情欢畅,百脉齐到,天癸与男女之精偕至,斯入任脉而成胎耳。"由于男性的性欲较强,性兴奋较快,女性的性欲相对较弱,性欲的唤起常需要一个缓慢的过程,所以夫妻在性生活时要配合默契,互相体贴,使双方同时达到性高潮。

(3)控制性交频度:性交的频度对受孕亦有一定影响。性生活过频,可致精子数量减少。明·万全《广嗣纪要》寡欲篇曰:"故求子之道,男子贵清心寡欲以养其精""寡欲者,尤男子之至要也……纵欲无度则精竭,精竭则少而不多。精竭于内则阳衰于外,痿而不举,举而不坚,坚而不久,隐曲而不得,况欲输其精乎? 是则肾肝俱损,不唯无子,而且有难状之疾矣。"此言房室不节,纵欲无度,耗伤精血,损及肝肾,不仅不易受孕,还可导致性功能障碍。然而寡欲是相对性生活过频而言,并不是说性生活间隔时间越长越好,因为精子在生殖道储存过久逐渐趋向衰老,继之失去活动能力,亦对受孕不利。一般每周 1～2 次性生活较为合适,在排卵期及前后可有所增加,每 1～2 天一次。检验精子数目偏低者应节欲保精,每月自女方月经来潮禁欲,于月经周期的 14 天开始本周期的第 1 次性生活。

(4)部分体外排精:男性一次射精精液正常为 2～6ml,如超过 6ml 则视为精液量过多。绝大多数情况下,排出精液的前半部分质量较好,精子含量高,后半部分大部分是精浆,精子数少,而女性阴道后穹隆仅能容纳 2ml 左右液体,若存留的是最后射出的 2ml 精子密度较低的精液,故可导致受孕率下降。因此如检查精液量超过 6ml 者,性交时在完成前 1～2 次射精动作后,迅速将阴茎抽出,使后面部分精液排在女方体外,这样存留在后穹隆的精液单位容积里的精子数较多,可提高受孕率。

另外,对精液量多、精子密度少的不孕夫妇,使用分段精液采集法,收集最初射出的精液部分,进行人工授精,也可以提高妊娠率。

(5)排卵期子宫复位或臀部垫高法:妇女子宫一般呈前倾前屈,子宫颈位置指向后穹隆,性交后恰好浸没在后穹隆所贮积的精液池中。如子宫过度后屈,子宫颈外口指向前方,不利于精液与宫颈的接触。故子宫呈后位的妇女可于排卵期到医院行手法子宫复位,使后位子宫变为前位,然后性交。子宫复位困难或无条件去医院者,女方可于性交后将臀部垫高,仰卧30分钟左右,以增加精子上游的机会。

(6)保持良好心态:《素问·阴阳应象大论》曰:"人有五脏化五气,以生喜怒悲忧恐。"说明五脏皆寓有情志。受孕必须以脏腑功能正常为前提,而情志活动对脏腑功能有重要影响,情志不畅影响脏腑功能,脏腑功能影响气血。若情志不畅,则肝失条达,气血失调,血海蓄溢失常,冲任不能相资而不孕;忧思伤脾,脾失健运,生化之源不足,冲任亏虚,则难以摄精成孕。故情志与不孕有密切的关系。正如《景岳全书·妇人规》云:"产育由于血气,血气由于情怀,情怀不畅则冲任不充,冲任不充则胎孕不受。"说明情志因素对不孕症发病有一定影响。

精神心理因素对不孕症的影响已是公认的一种不孕因素,有研究表明,约有5%的不孕症是由精神因素引起的。不孕夫妻常有较重的心理压力和精神负担,盼子心切,过度焦虑,都会引起不孕。人的精神状态可直接影响精子的产生和排卵功能,精神紧张和情绪紊乱还可影响正常的性功能,女性可见性欲淡漠、性厌恶及性高潮障碍,男性常有性欲减退、阳痿及早泄,以致无法交合而不孕。不孕也可引起情感波动,情绪变化又导致受孕更难,从而形成不孕的恶性循环。医生应仔细听取患者的意见,理解和同情他们,对其进行心理疏导,使其放下思想包袱,放松紧张情绪,消除对不孕症不必要的恐惧,帮助他们建立良好的心理状态,以期得到满意的结果。临床不乏多年不孕夫妻在抱养孩子后很快即怀孕的例子,这是由于他们那种盼子心切的心情因抱养孩子而被淡化,紧张情绪随之消失的缘故。

第二节　防治流产方

方 1. 百灵育阴汤(韩百灵方　《百灵妇科传真》)

【组成】　熟地黄,白芍,山茱萸,山药,续断,桑寄生,阿胶,杜仲,怀牛膝,海螵蛸,龟甲,牡蛎,生甘草。

【用法】　水煎服。

【功效】　滋补肝肾,养血育阴。

【主治】　肝肾阴虚引起不孕症等。症见头晕耳鸣,健忘,两目干涩,口干不欲饮,潮热盗汗,手足心热,腰膝酸软,足跟痛等,舌红无苔或少苔,脉弦细或弦细数。

【按语】

1. 肝肾阴虚,阴虚内热,灼伤胞络,迫血妄行而致的月经先期、月经过多、经间期出血、崩漏、赤带、胎漏、胎动不安、滑胎、产后恶露不绝等病。出血者加炒地榆、棕榈炭;量多者倍炒地榆以增强止血之力;有血条血块者加茜草、三七粉、炒蒲黄以逐瘀止血;阴虚阳亢者加石决明、木贼草平肝潜阳;五心烦热者加知母、地骨皮滋阴泻火,退虚热;腰痛甚者加女贞子、狗脊滋补肝肾而强腰膝。

2. 肝肾阴虚,阴血不足,胞脉空虚,血海不能按时满溢而致月经后期、月经量少、闭经等病。临证中酌加枸杞子、女贞子、黄精以滋阴养血,调理冲任;于经前适加当归、香附以增强补血活血、理气调经的作用,因气为血之帅,气行则血行。

3. 肝肾阴虚,精血匮乏,胞脉失养所致痛经、胎萎不长、滑胎、堕胎、产后腹痛、妇人腹痛等。腹痛者倍用白芍、甘草以缓急止痛;

若胎萎不长、滑胎、堕胎、产后腹痛者加枸杞子、女贞子滋阴养血填精;若见阴道流血者加炒地榆、墨旱莲以止血;若兼见气虚者加黄芪。

4. 肝肾阴虚,阴血不足,虚火上炎,或阴不敛阳,肝阳偏亢甚则肝风内动而致的子嗽、子晕、子眩、子痫、子烦、经断前后诸症。咽干喉燥,干咳或痰中带血者加百合、川贝母、麦冬以滋阴润燥,祛痰止咳;咽痛者加玄参、射干、山豆根清热解毒,消肿止痛;头晕加石决明、木贼草平肝潜阳;失眠多梦者,加五味子、远志、酸枣仁以养血敛阴,宁心安神;抽搐者加钩藤、羚羊角、全蝎以平肝息风止痉;烦躁者加莲子心、知母、竹茹以清心除烦。

5. 肝肾阴虚,阴血不足,经产之时阴血下注冲任,虚阳浮越而致经期发热、产后发热时,加生地黄、地骨皮、知母、白薇滋阴凉血,以清虚热。

6. 素体肝肾阴虚,精血亏乏,复因产时失血导致大肠津液枯涸而致产后大便难者,加黑芝麻、火麻仁、郁李仁以滋阴润肠通便。

7. 肝肾阴虚,冲任失养,不能摄精成孕者,加紫河车、菟丝子、枸杞子、女贞子补气养血,填精益髓,调理冲任以助孕。

8. 肝肾阴虚,阴血不足,筋脉失养可出现产后遍身痛、产后痉病等,加木瓜、五加皮、秦艽以滋阴补肝肾、舒筋通络;腰痛者加狗脊、杜仲以滋阴壮肾;癥瘕者重用白芍以柔肝缓急。

若阴损及阳,阴阳两虚,症见形寒肢冷,加巴戟天、鹿茸以补肾助阳,生精益血,强筋健骨;四肢逆冷者加干姜、肉桂以温中散寒,回阳通脉,引火归元;带下绵绵不断,尿频者加桑螵蛸、补骨脂、益智仁以补肾壮阳,固经缩泉。

方2. 补肾固冲丸(罗元恺方 《妇人规》)

【组成】 菟丝子240g,吉林参30g,续断120g,炒阿胶120g,熟地黄180g,炒鹿角胶90g,白术120g,党参150g,川杜仲90g,枸杞子120g,巴戟天120g,当归头90g,砂仁20g,大枣肉50枚。

【用法】 以熟地黄和大枣肉捣膏,其余研成细末,与熟地黄、大枣肉膏和匀,炼蜜为小丸,每日服 2 次,每次服 6g,淡盐汤下。

【功效】 补肾固气。

【主治】 习惯性流产。

【按语】 凡习惯性流产者,必须用补肾固气之法以调理,才可冀固摄胎元,不致再行滑堕。罗老于习惯性流产者,嘱其避孕 1 年,并用补肾固冲丸调补数月。如受孕以后,可用《医学衷中参西录》之寿胎丸加党参、白术补气健脾以护胎,更或加入暖宫止血之艾叶尤佳。

方 3. 加味三青饮(裘笑梅方 《裘笑梅妇科临床经验选》)

【组成】 冬桑叶 30g,青竹茹 12g,丝瓜络炭 6g,熟地黄 30g,山药 15g,杜仲 15g,菟丝子 9g,当归身 6g,白芍 15g。

【用法】 水煎服。

【功效】 清热凉血,滋阴补肾。

【主治】 习惯性流产。

【按语】 方中桑叶滋阴降火,能清血海之热;合竹茹清热止血、凉血;丝瓜络炭既能清热,又能滋阴生津,止血安胎。以上三味均为治疗妇女崩中动胎之要药。熟地黄滋阴,山药、杜仲、菟丝子补肾,当归身、白芍养血敛阴。诸药合用,共奏清热凉血、补肾安胎之效。

妇女妊娠后连续 3 次以上自然流产者称"习惯性流产",临床上以阴虚内热型较为多见。三青饮,意取桑叶、竹茹、丝瓜络三者色均青而名之。药入厥阴肝经,能清肝经之热,使相火静而能安胎。

此方实胜于四物、阿胶,惜乎未有发明,诚为可惜! 盖习惯性流产,即屡孕屡坠,在中医学名曰"滑胎"。裘笑梅每遇此类孕妇,若脉弦滑,舌质红绛,为阴虚内热,势恐重蹈覆辙,不能摄胎,故用加味三青饮,意在清热凉血,滋阴补肾,以保胎元。实践证明此方效果良好。如裘笑梅收治一马姓病员,素体虚弱,早妊 50 天,常感腰酸,偶有腹中隐痛,伴有纳减味淡,恶泛,曾先后流产 3 次,均在妊娠 3～5 个月。脉弦滑,苔薄质红绛。患者情绪紧张,忧郁顾虑,又恐流产,要求保胎,治用加味三青饮,服药 5 剂,腰酸减轻,腹胀痛消失,惟胸闷。脉舌如前。前方加紫苏梗 3g、白术 9g,持续服药 1 个月余,后足月分娩。

方 4. 参芪胶艾汤(裘笑梅方 《裘笑梅妇科临床经验选》)

【组成】 炒党参 15g,清炙黄芪 24g,阿胶(另烊)12g,艾叶炭 1.2g。

【用法】 水煎服。

【功效】 补气摄血,引血归经。

【主治】 气血两虚之先兆流产,月经量多如崩。

【按语】 本方主用黄芪、党参大补元气,气旺则血有所依,胎有所荫;合阿胶之养血,使气血协调;佐少量艾叶炭,引血归经。是方补中有敛,使血循常道,则无漏泄崩中之虞。况气血是异物同源,两者相互依存,相互协助。按先贤之说"气为血之帅""调经宜先调气",故方中以补气为主,俾无形之气得以速固,而防下陷,不致阴阳离决。

若出血量多或淋漓不净,酌加止血药地榆炭、棕榈炭、仙鹤草、苎麻根炭;肾虚腰背酸楚,加续断炭、狗脊炭、桑寄生;欲增固涩之力,加牡蛎、龟甲、龙骨。

● **裘笑梅医案**

郭某,17 岁,学生。1965 年 4 月 14 日初诊。

初潮月经 1964 年 2 月,既往经量尚属正常,末次月经 4 月 6 日,未净。由于经转时跋涉劳累过度,经量暴崩不止,腹痛喜按。就诊时面色㿠白,眩晕心悸,似欲昏厥,检查血红蛋白仅 3.5g。脉虚大带芤,舌质淡红,苔薄。证属气血两亏。方用参芪胶艾汤补气摄血,以防失血过多。气血涣散,病已入险,急则塞流。党参 15g,

清炙黄芪 30g,阿胶珠 12g,陈艾叶 1.2g,仙鹤草 30g,棕榈炭 15g,地榆炭 15g,煅牡蛎 30g,煅龙骨 12g,三七末(吞)3g。3 剂。

二诊:药后经量明显减少,腹痛已除,眩晕心悸尚存,脉象较缓乏力,颜面略有起色。由于失血过多,气阴俱伤。再从前方加入香附炭 4.5g。5 剂。

三诊:月经已净,尚有淡黄色分泌物,心悸不寐,面色略转华泽。脉细濡,苔薄白。再从前方去棕榈炭、地榆,加入远志 4.5g,茯神 12g,大枣 24g。10 剂。

四诊:月经已净,分泌物已清,夜寐亦安,纳食不馨。脉细弱,苔薄白。复查血红蛋白已上升至 7g。前方去阿胶、黄芪、艾叶,加入谷芽 12g,白扁豆 12g。

患者系劳累过度,冲任受损,经来若崩,乃致气血俱伤,势将阴阳离决,几成虚厥,急投以参芪胶艾,倍用芪量,旨在两调气血以防下陷。药后症势显著好转,继服原方增删,药到病除,效果显著。

方 5. 肖龙友安胎方(肖龙友方 《中医妇科验方选》)

【组成】 桑寄生 30～60g,鸡蛋 2～4 个。

【用法】 加水共煮,待鸡蛋熟后,敲破皮,使药汁浸入鸡蛋内,再继续煎煮 10 分钟即可。喝汤,吃鸡蛋每日 2 次。

【功效】 固肾安胎。

【主治】 胎动不安或预防性安胎。

【按语】 本方为近代名医肖龙友先生经验方。桑寄生补肝肾虚损,鸡蛋滋阴润燥,养血安胎。二药相伍,滋肾养血,胎安而病愈矣。

方 6. 补肾健脾安胎饮(肖承悰方 《中医妇科验方选》)

【组成】 桑寄生 15g,杜仲 15g,鹿角胶 10g,党参 15g,山药 15g,白术 15g,白芍 15g,炙甘草 6g,黄芩 6g,莲房炭 12g。

【用法】 水煎内服。难免流产时不宜服用。

【功效】 补肾健脾,安固胎元。

【主治】 妊娠腹痛,妊娠腰痛,胎漏,胎动不安,滑胎。

【按语】 本方两补脾肾。

方 7. 安胎防漏汤(班秀文方 《国医大师班秀文学术经验集成》)

【组成】 菟丝子 20g,覆盆子 10g,川杜仲 10g,杭白芍 6g,熟地黄 15g,党参 15g,炒白术 10g,棉花根 10g,炙甘草 6g。

【用法】 水煎服,每日 1 剂。未孕之前,预先水煎服此方 3～6 个月;已孕之后,可用此方随证加减。

【功效】 补益类方剂。温养气血,补肾固胎。

【主治】 习惯性流产。

【按语】 加减运用:如腰脊连及少腹、小腹坠胀疼痛,加桑寄生 12g,川续断 10g,砂仁壳 3g,紫苏梗 5g;阴道出血,量少色红,脉细数者,加荷叶蒂 12g,苎麻根 15g,黄芩 10g,阿胶 10g;如出血多色红,宜减去当归之辛温,再加鸡血藤 20g,墨旱莲 20g,大叶紫珠 10g;出血日久,淋沥暗淡,腹部不痛者,加桑螵蛸 10g,鹿角霜 20g,花生衣 30g,党参加至 30g。

方义分析:菟丝子辛甘平,覆盆子甘酸微温,二子同用,有补肾生精、强腰固胎之功;杜仲甘温,补而不腻,温而不燥,为补肝肾之要药,能补肾安胎;当归、白芍、熟地黄俱是补血养肝之品,肝阴血足,则能促进胎元的发育;党参、白术、棉花根甘温微苦,能健脾益气,升阳除湿,既有利于气血的化生,更能升健安胎;甘草甘平,不仅能调和诸药,而且能益气和中,缓急止痛。全方有温养气血、补肾益精、固胎防滑之功。

◉ **班秀文医案**

刘某,女,36 岁。以往曾怀孕 5 次,均流产。此次怀孕第 6 次,尿妊娠试验阳性,脉见微滑,两尺沉弱,舌淡,苔白。自述腰酸腿软,无阴道出血,因怕再度流产,精神极度紧张。据辨证确定为肾气虚损,遂投以上方,连服至孕 3 个月,后足月顺产一女婴,婴儿无畸形,唯头发稀少,色黄。

对于习惯性流产患者经保胎治疗后,多见婴儿发少,色黄。

《素问·五脏生成篇》谓:"肾之合骨也,其荣发也。"肾之精华在于发,故肾虚而发不荣。上例经随访,3 年后发已变多变黑,与正常儿童无异,智力发育良好。

方 8. 补肾固胎散(刘奉五方 《刘奉五妇科经验》)

【组成】 桑寄生 45g,川续断 45g,阿胶块 45g,菟丝子 45g,椿白皮 15g。共研细末,每服 9g,每月逢 1、2、3、11、12、13、21、22、23 日各服 1 次。

【用法】 水煎服。

【功效】 补肾安胎。

【主治】 习惯性流产属于肾虚者。

【按语】 刘老医生认为习惯性流产多属于肾虚。冲为血海,任主胞胎,肾虚则胎失所养,不能系胎而致流产。主要表现为妊娠期间腰部酸胀,小腹下坠,甚或有阴道下血,头晕耳鸣,两腿酸软,或有数次滑胎史,舌淡,苔白滑,尺脉沉弱。刘老医生鉴于这种流产,尤其是阴道下血后发展较快者,使用寿胎丸治疗虽然效果不错,但仍有进一步提高的必要。从剂型上,将丸剂改为散剂,使之药量、药力增加(每服 3 钱,实际剂量较丸剂为大),疗效也会相应提高。从药物组成上,在原方基础上加椿白皮、阿胶加强凉血止血的作用。最主要的是改变了服用的方法:上述服法,实际上是每 10 天中服药 3 天,这是因为妊娠多胎热,而习惯性流产又是因为肾虚不能系胎所致。在治则上,胎热宜清,肾虚宜补。但是,过于清热则伤胎气,过于补虚则助胎热,实属矛盾。如果处理不当,顾此失彼,反而弄巧成拙。同时,习惯性流产的主要矛盾是肾虚而不是胎热。所以方中桑寄生、川续断滋补肝肾,益肾安胎;阿胶块凉血固涩而止血,又能养血而安胎;菟丝子辛甘平微温,既补肾阳又能益肾阴,温而不燥,补而不滞,上述四药均为补益之剂。另加椿白皮是取其性寒能凉血固涩止血之效,出血时可以止血,未出血时可以预防出血。从药量上分析,补益剂每味药均为 45g,共计

180g,而清热固涩剂仅有 15g。突出了补肾的主要作用,以治其本,稍佐清热固涩之剂以治其标,治本为主,治标为辅。改变服用的方法,为的是吃吃停停,不会因为过于补益而增加胎热。这样,既突出了补肾的特点,稍佐以清热固涩之品,又在药量上加以限制,完全解决了补清之间的矛盾,不但提高了疗效,而且节约药源。

方 9. 固胎汤(滨州郑氏妇科郑长松方)

【组成】 菟丝子 15～30g,桑寄生 15～30g,龙骨 15～30g,牡蛎 15～30g,熟地黄 15～30g,山药 15～30g,白术 10～20g,川断 15～30g,杜仲 10～15g,阿胶(烊冲)10～12g。

【用法】 水煎服。

【功效】 健脾益肾,固护胎元。

【主治】 滑胎,即习惯性流产。

【按语】 肾为先天之根,安身立命之源。胎居母腹,赖肾以载;脾为后天之本,气血生化之源,胎孕既成,必依母体气血滋养。《明医杂著》中指出:"养胎全在脾胃,譬如钟悬于梁,梁软则钟下堕"。说明脾气虚弱,胎无所荫,则堕滑难免。郑老认为,保胎以健脾益肾,奠安两天为主,随证施治,最为妥善。方中菟丝子益肾,为世医安胎之首选,禀气中和,善补而不峻,益阴而固阳;山药、白术为后天资生之要药,白术能补脾以资其健运,山药能益肾以封藏下窍;龙骨、牡蛎虽非安胎正药,但大有敛涩之性,而长于戢阳固阴。据"阴为阳守,阳为阴固"之理,将龙、牡参入方中,阴既益则阳遂和,阳既戢则阴自固;寄生、杜仲、川断俱入肾经,承载胎元;熟地黄、阿胶滋肾安胎,养血充营。全方功居健脾益肾,肾壮则先天之根不怯,脾健则后天之本雄厚,俾两天之气安奠,庶无胎元滑堕之虞。加减:无兼证者原方服用即可。若气虚加黄芪、党参以益气安胎;血虚加白芍、何首乌以养血安胎;阴虚有热加黄芩、生地黄以凉血益阴;寒邪内踞加炮姜、炒艾叶以温经散寒;带下加海螵蛸以收涩止带;漏红加棕炭、椿白皮以止血安胎。

第**10**章 精液异常所致不育方剂

第一节 少精子症、弱精子症方

一、少精子症

方 1. 强精煎(戚广崇方 强精煎治疗精液异常临床举隅·河北中医)

【组成】 炒蜂房 15g,淫羊藿 15g,肉苁蓉 10g,全当归 10g,熟地黄 15g,川续断 10g,狗脊 10g,锁阳 10g,沙苑子 15g,何首乌 15g,制黄精 15g,鹿角片(霜)10g。

【用法】 水煎服。

【功效】 强精赞育。

【主治】 因少精子、死精子、无精子、畸形精子、精液不液化所致的不育症及阳痿、不射精等性功能障碍。

【按语】 本方可酌情加减,灵活运用于各种精液异常的不育症。

◉ **戚广崇医案**

案 1 少精子症:金某,男,31 岁,营业员。1984 年 12 月 31 日初诊。结婚 3 年 4 个月尚未生育,性生活正常。精液常规多次检查均异常。今天复查精液常规,精子计数 860 万/毫升,活动率 75%。曾经中西药治疗多时无效。有流行性腮腺炎史。外生殖器检查:左侧精索静脉轻度曲张。平时感到腰脊酸楚,神疲肢倦,苔薄白,舌质淡红,脉细弦。证属肾精亏损,治拟补肾强精,佐以活血通络。予强精煎加紫丹参 15g、怀牛膝 15g。服 28 剂后复查精液常规、精子计数上升为 1640 万/毫升,活动率 80%。原方续服至 1985 年 3 月 29 日,精子计数已上升为 6250 万/毫升,活动率 60%。共服药 6 个月妻子遂怀孕,后足月生育一男孩。

案 2　死精子症:李某,男,29 岁,工人。1984 年 6 月 5 日初诊。结婚已 4 年仍未得子,性生活正常。精液常规检查:精子计数 2100 万/毫升,活动率 15%,活动力差。曾经用维生素 E 等治疗未效。外生殖器检查无明显异常。染色体检查核型为 46XY。苔薄白,舌质淡红,脉细。证属肾精不足,治拟补肾强精。予以强精煎主之,服 14 剂后加柏子仁 10g,再服 14 剂,复查精液常规,精子计数 3300 万/毫升,活动率 60%,不久妻子怀孕,后平安举一子。

案 3　少精子死精子症:姜某,男,35 岁,农民。1984 年 1 月 23 日初诊。结婚 9 年未曾得嗣。曾患不射精症于 3 个月前经戚教授治愈。但妻子尚未怀孕,遂查精液常规、精子计数仅 180 万/毫升,活动率 10%,外生殖器检查正常,平时常有头晕目眩,神疲乏力,腰酸膝软,苔薄白,舌质淡红,脉濡。证属肾亏精虚,治拟益肾填精,遂以强精煎予之,断续共服 90 余剂,妻子于同年 6 月妊娠,后生育一男孩。

方 2. 黄精赞育方(王琦方　《王琦临床方药应用十讲》)

【组成】　黄精,制何首乌,淫羊藿,熟地黄,山茱萸,山药,丹参,菟丝子,枸杞子,秦皮,败酱草,车前子。

【用法】　水煎服。

【功效】　益肾生精赞育,清热活血杀虫。

【主治】　用于男性不育,属少精子症、弱精子症、死精症等。

【按语】　王琦教授指出,男性不育的发病机制是"肾虚夹湿热、瘀、毒、虫"。肾虚包括生精功能低下、性事过频、精子活动力弱等;湿热包括前列腺炎症、过量饮酒及其他生殖系统炎症等;瘀包括精索静脉曲张、精液不液化等;毒是指农药、棉子油及辐射等;虫是指各种微生物等方面的因素。方中黄精、制何首乌、熟地黄、山药、菟丝子、枸杞子养阴益肾生精,治精弱;丹参、秦皮、车前子活血清热利湿,杀虫生精;淫羊藿、山茱萸益肾温阳生精。诸药合用,共起生精赞育之功。

临床应辨病与辨证相结合。如肾虚精亏者,单用基本方治疗;脾肾阳虚者,加黄芪 30g,红参 15g;气滞血瘀者,加柴胡 15g,枳壳、川芎各 10g;湿热下注者,加蒲公英、败酱草各 30g。对于无证可辨者,则辨病并结合现代医学检测结果加减用药,慢性前列腺炎及附睾炎引起精液异常者,加败酱草、土茯苓各 30g;精索静脉曲张者,加路路通 15g,水蛭 10g;支原体感染者,加百部、蛇床子各 15g;血清泌乳素增高者,加麦芽 50g,柴胡 15g;抗精子抗体阳性者,加黄芪 30g,知母、女贞子各 15g。

◉ **王琦医案**

陈某,男,30 岁,2004 年 3 月 9 日就诊。诉婚后 5 年,未采取避孕措施,爱人一直未孕。全身无不适感,既往体健,无腮腺炎、结核病病史,无服食棉籽油史,无放射线、化学药物等接触史,无嗜烟、酒等不良习惯。体格检查未发现异常。女方妇科检查正常。前列腺液常规示:卵磷脂小体(＋),WBC 30 个/HP。精液常规检查示:精子密度、液化时间正常,活动率 49.51％,A 级 16.50％,B 级 9.70％,C 级 23.30％,D 级 50.44％。精子形态:正常比例为 93.20％。其余相关辅助检查均正常。舌淡红,苔薄腻,脉细数。诊断为不育症(弱精症),无症状性炎症性前列腺炎。证属肾精不足,湿热内蕴证。治拟益肾生精,清热活血,取黄精赞育方加减。处方:黄精 15g,枸杞子 20g,制何首乌 30g,败酱草 15g,蒲公英 10g,车前子 15g,鹿衔草 15g,丹参 15g,菟丝子 15g,秦皮 10g。20 剂,水煎服。

2004 年 4 月 15 日二诊:复查前列腺液常规示:卵磷脂小体(＋＋＋),WBC 10～15 个/HP。嘱继服上方 21 剂后,改服黄精赞育胶囊 2 个月以巩固疗效。

2004 年 8 月 2 日三诊:前列腺液、精液常规均恢复正常,1 年后来电喜报已顺利生产一健康女婴。

患者结婚 5 年未育,自觉无不适,精液检查提示为弱精子症,前列腺液异常。王琦教授据此辨为湿热积滞、肾精不足证。此肾精不足,乃湿热灼精所致,用黄精、制何首乌、枸杞子、菟丝子生精赞育,治疗弱精;败酱草、丹参、蒲公英清热活血;车前子、鹿衔草、秦皮化湿生精。诸药合用,标本兼治而病愈。

方 3. 治疗精子稀少与死精过多基本方(李淑玲.精液异常致不育症 123 例临床观察.山东中医杂志)

【组成】 熟地黄、山茱萸、淫羊藿、枸杞子、女贞子、党参、茯苓、菟丝子、牡蛎、丹皮。兼肾阴虚者去淫羊藿、菟丝子,加生地黄、麦冬、天冬,兼肾阳虚者加附子、肉桂、炒蜂房、鹿角胶,兼精室湿热去淫羊藿、菟丝子、女贞子、党参、牡蛎,加知母、黄柏、野菊花、蒲公英、败酱草。

【主治】 精子稀少、死精子过多。

◉李淑玲医案

王某,28 岁。1986 年 10 月 30 日初诊。婚后 3 年不育,爱人无妇科疾病。精液常规检查,精子数 10～15 个/HP,动力不良,白细胞(＋＋＋),经常腰痛,头晕乏力,性欲减退,舌红苔薄黄,脉细微数。按基本方加减,共治疗 2 个多月。1987 年 1 月 15 日检查精液常规,精子数 2900 万/毫升,活动率 80％,自觉症状消失,又服 16 付药以巩固疗效。1987 年 12 月告知其妻生一女婴。

方 4. 龟龄集(宋民宪·《新编国家中成药》第 2 版)

【组成】 红参,鹿茸,海马,枸杞子,丁香,穿山甲,雀脑,牛膝,锁阳,熟地黄,补骨脂,菟丝子,杜仲,石燕,肉苁蓉,甘草,天冬,淫羊藿,大青盐,砂仁等(龟龄集处方和炮制属于国家保密技术)。

【用法】 口服。一次 0.6g,每日 1 次,早饭前 2 小时用淡盐水送服。

【功效】 强身补脑,固肾补气,增进食欲。

【主治】 用于肾亏阳弱,记忆减退,夜梦精溢,腰酸腿软,气虚咳嗽,五更溏泄,食欲不振。

【按语】

1. 注意 忌生冷、刺激性食物;孕妇禁用;伤风感冒时停服。

2. 程志立等对龟龄集传统制作技艺与炼丹术的研究 1541年明代嘉靖皇帝专为补赢广嗣主持开发的龟龄集,因其独特的工艺和卓著的功效而被称为"百炼金丹",更因其近500年久盛不衰的历史和明清十八代帝王享用的皇家礼遇而被称为"济世金丹"与"补王"。其立方选药之精,炮制工序之繁,炉鼎升炼之巧,养生功效之著,适用人群之广,覆盖地区之多,经营利润之高,历史上无出其右者。因其唯一性,龟龄集传统制作技艺也成为目前考察养生丹药炼丹技艺的唯一标本。

龟龄集是目前基本完整的炼丹技术现态,其传统制作工艺见于文献者有之,但大多语焉不详,如当代丹医张觉人先生就指出,龟龄集"制作工序99道之多,内容如何无从得知"。陈可冀亦谓龟龄集方秘而不传:"虽太医院秘藏膏丹丸散方药簿中,也仅载药物及简单的炮制方法,无用法主治诸语,诸药放在一起后的修合方法,本处记载的时间、方法亦显含混……故本方后人多仍无法模拟制作,这也是古代知识产权保护之一法吧。"从广誉远国药有限公司的老药工和龟龄集传统制作技艺传承人那里,我们尚可窥得龟龄集制作工艺的部分内容:据龟龄集的传承人柳惠武介绍,龟龄集的制备工艺有99道大工序360道小工序。

龟龄集是现存唯一的升炼养生丹药,其所承载的传统药物制作技艺基本反映了炼丹术"药物、炉鼎、火候"等核心要素的大致内容。炼丹术是传统药物制作技艺中最为复杂的工艺技术,其传承十分艰苦,至今已没有人完全掌握炼丹术的技艺。通过龟龄集传统制作技艺的考察,大致可以还原炼丹术的主要工艺技术。

3. 龟龄集治疗男科病

(1)少弱精子症:郭军等对160例患者随机分为两组,治疗组用龟龄集胶囊口服治疗,一次 0.6g,每日 1 次,对照组服用五子衍宗丸,每次 6g,每日 2 次,疗程均为 3 个月,并于治疗前后对两组患者进行精液参数及疗效观察。结果:治疗组显效率 58.33%,有效率 25%,无效率 5.56%,总有效率 94.44%;女方妊娠率为 11.11%;对照组显效率 46.05%,有效率 22.37%,无效率 26.32%,总有效率 73.68%;女方妊娠率为 5.26%,治疗组临床疗效优于对照组($P < 0.01$)。结论:龟龄集能提高少弱精子症精液质量且安全性良好。

谢建兴等实验研究认为龟龄集能够显著提高精子数量和密度,其作用机制可能是通过负反馈抑制作用而增加垂体 FSH 分泌和降低 LH 分泌,从而达到促进生殖细胞分化成熟精子的作用。

(2)勃起功能障碍:梁棉胜等采用多中心、安慰剂对照试验的临床研究方法,200 例患者随机分为试验组和对照组。试验组口服龟龄集胶囊治疗,对照组采用安慰剂治疗,疗程为 4 周,以 IIEF-5 为主要疗效指标,以患者伴随症状为次要疗效指标,评价龟龄集胶囊治疗效果。结果:有 195 例患者完成了临床研究,试验组 98 例患者,显效 40 例,有效 28 例,无效 30 例,总有效率 69.4%;对照组 97 例患者,显效 22 例,有效 15 例,无效 60 例,总有效率 38.1%。两组疗效比较差异显著($P < 0.01$)。试验组治疗前 IIEF-5 评分为(12.6 ± 2.1)分,治疗后为(22.8 ± 2.5)分;对照组治疗前 IIEF-5 评分为(12.5 ± 3.0)分,治疗后为(14.7 ± 4.3)分;两组比较差异显著($P < 0.01$)。试验组患者治疗后腰膝酸冷、疲乏无力、性欲淡漠、精神萎靡、畏寒肢凉等症状较治疗前明显好转。结论:龟龄集对勃起功能障碍患者有显著疗效,可改善其伴随症状,且未见明显不良反应。

郭军等采用多中心、安慰剂对照试验的临床研究方法,180 例患者随机分为试验组和对照组,试验组患者采用口服龟龄集胶囊治疗,对照组采用安慰剂治疗,疗程为 4 周,以 IIEF-5 为主要疗效指标,以患者伴随症状为次要疗效指标,来评价龟龄集胶囊治疗效果。结果:有 164 例患者完成了临床研究,试验组 88 例患者,显效 36 例,有效 24 例,无效 28 例,总有效率 68.2%;对照组 86 例患者,显效 20 例,有效 13 例,无效 53 例,总有效率 38.4%,两组疗效比较差异显著有统计学意义($P<0.01$)。试验组治疗前 IIEF-5 评分为 12.6±2.3 分,治疗后为 21.8±2.6 分,对照组治疗前 IIEF-5 评分为 11.5±3.1,治疗后为 14.8±4.4,两组疗效比较差异显著有统计学意义($P<0.01$)。试验组能改善患者 IIEF-5 评分情况;试验组患者治疗后腰膝酸冷、疲乏无力、性欲淡漠、精神萎靡、畏寒肢凉等症状较治疗前明显好转。结论:龟龄集对勃起功能障碍患者有显著疗效,可改善其伴随症状,且未见明显不良反应。

4. 龟龄集治疗妇科病　刘宝庭研究认为妇科临床中凡肾亏阳弱,冲任虚寒,精血衰少,需从肾论治者屡多应用,疗效满意。凡女子生殖器官发育不全、月经不调、不孕、男子精子少、阳痿等,通过辨证,病机无异,合于理法,急则大剂竣补,缓则少量久服,均有肯定疗效。所例四案:痛经、滑胎;崩漏;白崩;不孕,病虽各异,病机若一,故皆以龟龄集分别缓急,"异病同治"获效。有肾阴虚或阴虚阳亢者,每致咽干、头晕,服六味地黄丸或知柏地黄丸即可消失。

5. 龟龄集抗衰老　谢民等研究认为龟龄集"用于"阴阳双补、补阳为主"证的治疗最有效,其次是补肾阳,再次是治疗健忘,最后是抗衰老。也可以说处方"龟龄集"是以补阳为主,兼以治疗健忘而达到延缓衰老使人延年益寿的。

刘亚明等对老年小鼠灌服龟龄集 0.125g/kg、0.25g/kg 和党参 0.5g/kg 50 天,测定 SOD,MDA、GSH-PX、NA 和 DA,结果显示,龟龄集能明显提高老年小鼠 SOD 和 GSH-PX 的含量,减少 MDA 含量,龟龄集还能明显增加老年小鼠单胺类神经递质的含量,表明龟龄集有抗衰老作用。

方 5. 黄氏增精丸(黄海波方　《男性不育症的诊断与治疗》)

【组成】　雄蚕蛾,炮附子,韭子,肉苁蓉,淫羊藿叶,菟丝子,复盆子,桑寄生,怀牛膝,石斛,甲珠,鹿角胶。

【用法】 共研细末,炼蜜和丸,如梧桐子大。每次 6～9g,每日 3 次,白开水或淡黄酒送服。如作汤剂,酌情减量。

【功效】 温补肾阳,增精益髓。

【主治】 肾阳虚衰,精冷不育,而致精液异常,阳痿早泄。

【按语】 黄氏增精丸是黄海波教授于 1980 年根据中医学理论,研制成功治疗肾阳虚衰、精冷不育的有效方药。主要适用肾阳虚衰而导致精液异常的男性不育症,如少精子症、无精子症、弱精子症、死精子症、精液量少症、精液量过多症等。其临床表现:多伴有腰膝酸软无力,腰困腰痛,畏寒肢冷,喜温,小便清长;或伴性欲低下,阳痿早泄等症。典型舌脉:舌淡苔白,脉沉弱无力。方中君药雄蚕蛾,是黄教授最爱使用的虫药之一,《黄帝内经》云:"精不足者,补之以味。"然雄蚕蛾应选择蚕娥科昆虫家蚕蛾的雄性全虫,取雄性精满者沸水烫死晒干者为上品,其味咸,性温。入肝肾经,补肝益肾添精,壮阳道固涩精。附子功为峻补元阳,益火之源。韭菜子(即原方的韭子)、淫羊藿补肾壮阳;菟丝子补肝肾益精髓;肉苁蓉性温而润,益阴通阳;枸杞子滋补肝肾以治精亏;覆盆子(即原方的复盆子)、怀牛膝固肾摄精,补肝益肾又壮腰利膝。鹿角胶益阳补肾,又可强精活血,本方旨在温补肾阳,但阴阳互根,勿忘滋补阴液。故配石斛养胃阴清虚热而益精妙也。而穿山甲(即原方的甲珠)其性味咸,微寒。归肝胃之经,既能制约附子大辛大热,又可清精道浊邪之物,故《本草从新》曰:"善窜,专能行散,通经络达病所。"诸药配伍,共奏温补肾阳、增精助育之功效。黄教授在治疗男性不育症中,对药物用量非常注重,而且有严格的要求。每味药物量的选择,要根据患者所在不同地区、环境、体质、病情,因人而异,应灵活加减为用药原则。如附子性味大辛大热,南方或热性体质患者附子可视情减量。而雄蚕蛾实践经验,药量选用 30～50g 为佳。辨证加减:肾阳虚致精液不液化症,可加桂技、王不留行活血温通。对少弱精子症,加熟地黄、山药、当归滋养阴血,以"善补阳者,必于阴中求阳,则阳得阴助而生化无穷"也。禁忌与注意事项:禁食辛辣之品,芹菜,发物。忌在 35℃ 水温中洗浴和长时间浸泡,忌穿紧身裤。鹿角胶应与蜂蜜等量融化和药粉为丸(血糖高者以水代之)。临床经验提示,保持良好心态,多喝温白开水,对治疗效果非常有益。

●黄海波医案

赵某,男,28 岁,农民。初诊时间 2001 年 1 月 15 日。结婚 3 年,夫妇同居未避孕,而未育。婚后一直给女方检查均正常。男方精液化验为无精子症。自述多年腰痛膝软,怕冷、性欲淡漠、阴茎举而不坚。问诊:婚前有过手淫过度史。望诊。面色苍白无华,舌淡苔薄白。切脉:沉弱无力。证属肾阳虚、精冷无精子症。治则温补肾阳、增精益髓。方用黄氏增精丸加减。药用:炮附子 90g,韭菜子 60g,淫羊藿 100g,菟丝子 60g,鹿茸 60g,雄蚕蛾 90g,肉苁蓉 60g,枸杞子 60g,黄精 15g,石斛 15g,复盆子 60g,怀牛膝 30g。共研细末,过细筛,炼蜜为丸,早、中、晚各服 1 丸(9g),温黄酒送服。连服 3 个月。二诊:自述上症明显好转,精液检查仍无精子。上方鹿茸改为鹿角胶 150g,黄精 60g,再继服 3 个月。三诊:上症消失,精神俱佳,性欲增强,阴茎勃起有力,面红而光,脉沉有力。精液化验结果:精子出现,精子计数 230 万/毫升,活率 10%。患者大喜,效不更方,再继服 2 个月。四诊:精液化验结果为:精液量 5ml,灰白色,30 分钟液化。精子计数:3600 万/毫升,活动率 65%,活动力一般。继服原方 2 个月。五诊:上药快服完时,妻子月经错后 7 天,妊娠试验阳性。后访知生一健康女孩。

方6. 三仙种子汤(李济仁方 《中国百年百名中医临床家丛书·国医大师卷》之《李济仁》)

【组成】 淫羊藿 30g,仙茅 15g,威灵仙 9g,枸杞子 25g,覆盆子 15g,酒炒菟丝子 20g,石楠叶 15g,制首乌 15g,肉苁蓉 15g,山萸肉 15g,潼蒺藜 15g。

【用法】 水煎服。

【功效】 温补肾阳,育精养血。

【主治】 肾阳虚型不育症。

【按语】 无精子症病案及验方"三仙种子汤"

● 李济仁医案

郑某,男,34岁,已婚。1984年1月23日初诊。

患者婚后10载未育。平素经常头晕腰酸,手足欠温,会阴坠痛,神困肢软,体检正常,睾丸、附睾均无异常发现。精液检查:色灰白,质略稀,量约2 ml,5次查找无精子。经中西医多次治疗,无效。患者配偶健康无恙。按其脉濡细,审其舌质淡,苔薄白。诊断:不育症(肾阳虚型)。

治法:温补肾阳,育精养血。

处方:淫羊藿30g,仙茅15g,威灵仙9g,枸杞子25g,覆盆子15g,酒炒菟丝子20g,石楠叶15g,制首乌15g,肉苁蓉15g,山萸肉15g,潼蒺藜15g。15剂。

2月7日二诊:药后头晕腰酸好转,精神略振。宗原方加锁阳12 g,狗脊15 g。15剂。

2月21日三诊:四肢渐暖,阴部坠痛大减。拟原方继服15剂。

3月5日四诊:复查精液常规:量约3ml,色灰白,质稠,精子数7000万个,活动率74%以上。宗原意加巴戟天15g,继服15剂。

3月20日五诊:病愈神振,依上方删锁阳,增五味子12 g、车前子9 g。15剂。炼蜜为丸,日服2次,每次服15 g。时隔两个月,患者偕同妻子一道登门报怀孕之喜。翌年产一男孩。

男性无精子患者临床并不鲜见,此证多属肾亏范畴,尤以肾阳虚者为多。据此,先生自拟"三仙种子汤"益肾生精,曾治疗多例,均获显效。三仙中淫羊藿、仙茅为补肾阳、助命火、益精气之要药,配以威灵仙宣经通络,三者合作,促使精子生长。石楠叶、制何首

乌、肉苁蓉、巴戟天、山萸肉、潼蒺藜为治疗内伤阴衰、肾亏髓耗之
上品。更有古今种子良药枸杞子、覆盆子、菟丝子相伍,其生精种
子大有望。本案因无精子致男性不育症,中西医长期治疗无效。
今辨其证属肾阳虚损,命门火衰,无力生精;论其治应温肾填精,自
拟三仙种子汤图治获效。二诊加锁阳、狗脊以兴阳通络,故很快使
其四肢转温,会阴部坠痛减轻。后拟丸方去锁阳,盖虑其久服滑肠
之弊;加五味子、车前子以助滋水益精之功而符五子衍宗丸之旨。
可见,治疗无精型男性不育症,温补肾阳为根本之法,三仙、五子等
确属种子良方,值得推广应用。

二、弱精子症

方 1. 芪归毓斯丹(庞保珍方 《不孕不育中医治疗学》)

【组成】 黄芪,当归,熟地黄,白芍,川芎,人参,白术,茯苓,甘
草,菟丝子,巴戟天,车前子。

【用法】 水煎服。

【功效】 补益气血,生精毓麟。

【主治】 气血两虚所致的不育症等病症。

【按语】 本方对气血两虚所致的性欲低下、阳痿、少精子症、
弱精子症等均有较好的疗效。思虑过度、劳倦伤心而致心气不足,
心血亏耗;大病久病之后,元气大伤,气血两虚,血虚不能化生精液
而精少精弱,甚或无精,亦可引起不育。主证:婚久不育,性欲减
退,阳事不兴,或精子数少、成活率低、活动力弱;神疲倦怠,面色无
华;舌质淡,苔薄白,脉沉细无力。

方 2. 麒麟丸(宋民宪等主编《新编国家中成药》第 2 版)

【组成】 制何首乌,墨旱莲,淫羊藿,菟丝子,锁阳,党参,郁
金,枸杞子,覆盆子,山药,丹参,黄芪,白芍,青皮,桑椹。

【用法】 口服。一次 6g,一日 2~3 次;或遵医嘱。

【功效】 补肾填精,益气养血。

【主治】 适用于肾虚精亏,血气不足,腰膝酸软,倦怠乏力,面色不华,男精液清稀,阳痿早泄,女子月经不调,或男子不育症,女子不孕症见有上述证候者。

【按语】

1. 黄永俐等研究认为,麒麟丸联合二甲双胍能够显著降低多囊卵巢综合征致不孕患者血清性激素 LH、T 水平、FINS 水平及 MMP-9 ,VEGF,HGF 含量,改善胰岛素抵抗,提高排卵率和妊娠率。

2. 商学军等采用多中心、开放性、阳性药物对照的临床研究方法,试验组患者口服麒麟丸,每次 6g,每日 3 次,对照组患者采用五子衍宗丸,每次 6g,每日 2 次,两组均 12 周为 1 个疗程。治疗 1 个疗程,以精子浓度、A 级精子百分率、(A+B)级精子百分率及精子活动率为主要疗效指标,以配偶妊娠率为次要疗效指标,评价麒麟丸治疗效果。结果:有 310 例患者完成了临床研究,与治疗前相比,除对照组治疗后第 4 周的精子浓度和 a 级精子百分率这两个指标外,两组其他各精液参数在治疗 4,8 和 12 周后具有显著改善($P<0.01$),与对照组相同的时段相比,试验组在精液各参数均有显著改善($P<0.01$)。结论:麒麟丸可明显提高少、弱精子症患者精液质量,未见明显不良反应。

方 3. 五子衍宗丸《摄生众妙方》

【组成】 菟丝子、枸杞子、覆盆子、五味子、车前子。

【用法】 口服。水蜜丸,每次 6g,每日 2 次。

【功效】 补肾益精。

【主治】 用于肾虚精亏所致的阳痿不育,遗精早泄、腰痛、尿后余沥。

【按语】

1. *五子衍宗丸的历史源流* 五子衍宗丸由菟丝子、枸杞子、覆盆子、五味子、车前子五味药组成。唐代《悬解录》(唐宣宗大中九年,公元 855 年)中所记载的"五子守仙丸"为该方雏形,方中以余甘子代替枸杞子,为服食"金石药"后的辅助药。后历经《圣济总录》(北宋政和七年,公元 1117 年)的"五子丸方"、《杨氏家藏方》(南宋淳熙五年,公元 1178 年)的"三仁五子圆",以及明初《普济方》(明成祖永乐四年,公元 1406 年)的"五子丸",最后于《摄生众妙方》(明世宗嘉靖二十九年,公元 1550 年)中正式出现与今相同药物组成的"五子衍宗丸"。《中华人民共和国药典》于 1977 年版首次收录"五子补肾丸",自 1985 年版起正式将其更名为"五子衍宗丸",现版药典收载"五子衍宗丸"与"五子衍宗片"。

2. 柴智等对五子衍宗丸的研究

(1)方解:五子衍宗丸为"摄生众妙方"中的补肾方剂,因其具有填精补髓、输利肾气、种嗣衍宗等功效而为历代医家所推崇,有"古今种子第一方"之说,由菟丝子、枸杞子、覆盆子、五味子、车前子 5 味药组成。方中菟丝子温肾益精,枸杞子滋肾填精,两药相合阴阳并补,共为君药;五味子益气补虚强阴涩精,覆盆子温肾而不燥固精而不凝,共为臣药;车前子涩中兼通,补而不滞,用为佐药。中医学认为"肾藏精,肾主先天,肾主生殖发育",这些理论表明中医的补肾方剂对生殖系统具有一定的影响。五子衍宗丸全方共奏补肾益精之功,具有较强的补肾壮阳功效,对生殖功能有明显改善作用。

(2)五子衍宗丸对男性生殖系统的影响

①对生精功能的影响:男性的生精功能与生育能力密切相关,李育浩等在五子衍宗丸药理研究中证实,五子衍宗丸有促进精子生成和成熟的作用。也有研究表明,五子衍宗丸的主要作用是直接促进生精上皮细胞的分裂增殖,进而促进曲细精管中精原细胞和初级精母细胞数目增加,表现出了直接促进生精干细胞和各级生精细胞的作用。另外王秋萍等研究也发现,五子衍宗丸可以明显提高模型动物精子活力,改善精子密度,并且对睾丸组织的损伤有一定的保护作用。

②对精子质量的影响：生殖系统和精子有控制性地产生少量活性氧（reactive oxygen species，ROS），其在精子运动激活、高活跃性运动等方面发挥重要的生理作用。ROS 主要由精子自身和精液中的白细胞产生，ROS 在低浓度时可以调节正常精子功能，而过量 ROS 会引起氧化应激反应，影响精子膜功能和精子运动能力。而研究表明，五子衍宗丸含药血清可拮抗 ROS 所致的大鼠精子的活力下降。现代研究也指出，五子衍宗丸还可产生睾丸前性物质以提高精子数量和精子活力。

精浆中果糖是精囊的特征产物，直接参与精子的获能，为精子纤丝收缩提供能量的 ATP 主要依靠果糖补充。李轩等研究表明，五子衍宗丸可以促进精囊腺分泌果糖，为精子活动提供能量，提高精子活力及精子活率；而且可以通过调整附睾功能，促进 α-糖苷酶分泌，提高精子活力及精子活率，能有效治疗不育症。

③对支持细胞的影响：精子发生是一个独特复杂的细胞分化过程。支持细胞在生精过程中起着非常重要的作用，被称为生精细胞的"保姆细胞"。张圣强等研究表明，五子衍宗丸含药血清对支持细胞的活力有一定的促进作用；而且可通过抑制支持细胞 Cox7a2 基因过表达调控大鼠睾丸支持细胞分泌产物水平，改善支持细胞功能，进而改善生精功能。另有研究显示，五子衍宗丸可以改善睾丸支持细胞的氧化应激损伤，抑制细胞凋亡。

④对下丘脑单胺类递质释放的影响：王学美等研究发现，五子衍宗方可升高老龄雄性大鼠下丘脑去甲肾上腺（norepinephrine，NE）含量，降低 5-羟色胺（5-hydroxytyptamine，5-HT）的含量和 5-HT/多巴胺（dopamine，DA）比值；升高老龄大鼠血浆睾酮（testosterone，T）含量，降低雌二醇（estrodiol，E_2）/T 比值；提高雄性大鼠精子活动度、精子计数和生育能力。这些结果表明，五子衍宗方可能是通过调节雄性大鼠下丘脑单胺类递质的随龄变化，进而调节性激素水平，提高雄性大鼠生育能力。另有临床研究也证明，五子衍宗液可调节老年男性体内性激素水平，老年男性在服

用五子衍宗液后,其血浆 T 水平较治疗前升高,E_2/T 比值较治疗前下降,这可能是五子衍宗丸治疗老年肾虚、延缓衰老的主要作用机制之一。

(3)五子衍宗丸对女性生殖系统的影响:研究报道,五子衍宗丸因其具有类性激素类作用,因而可以调节女性更年期症状,治疗女性不孕不育等女性生殖系统方面疾病。孙青凤研究发现,五子衍宗丸具有促进卵泡发育的功能,且疗效显著;此外,还可提高患者雌激素水平。五子衍宗丸对于不同原因引起的女子不孕症,也具有一定疗效。庞玉琴用五子衍宗丸治疗子宫发育不良所致不孕症 100 例,治愈率 68%,总有效率 89%。另外,陈阳等观察了五子衍宗丸对 GnRHa 控制性超促排卵小鼠着床期 S100A11 基因的调控作用,结果显示,中药五子衍宗丸可上调因 GnRHa 长方案 COH 所致下降的 S100A11 基因的表达,提高子宫内膜容受性,改善小鼠妊娠率和胚胎着床率。李丽蓉等探讨了五子衍宗丸联合西药治疗无排卵型不孕症的临床疗效,发现五子衍宗丸具有添精补肾、益气助阳之功,联合常规西药治疗不孕症时可以改善患者的排卵情况,缓解临床症状,且安全性高,值得临床推广应用。

(4)五子衍宗丸对胎儿发育的影响:大量临床流行病学研究及动物实验表明,胎儿在宫内发育时受到遗传因素和宫内环境的影响,如果先天不足会影响胎儿期的生长发育,导致胎儿发育迟缓、体质较弱等,并可能产生持续的结构功能改变,导致新生儿畸形或一系列成年期的疾病发生。这与中医"肾主先天,主生殖发育"和"补母益子"的理论不谋而合。中医学理论认为,肾为先天之本,先天之本充盈则"正气存内,邪不可干",即抗病能力强。五子衍宗丸为经典的补肾益精之方,徐凯霞等的研究表明,在胚胎发育期给予五子衍宗丸补充先天之精后,可显著提高宫内发育迟缓胎鼠肝细胞 RNA 的含量,促进胎儿在宫内的生长发育,还可增强其出生后的免疫力。也有研究表明,五子衍宗丸对全反式维 A 酸(all trans retinoic acid,ATRA)诱导的小鼠神经管畸形具有防治作用,其作用机制与抑制神经管细胞的过度凋亡有关。

（5）其他：目前，五子衍宗丸在临床上还用于治疗生殖泌尿、内科及抗衰老、轻度认知障碍等多种疾病。药理研究表明，五子衍宗丸具有提高生殖器官重量、增加雄性激素分泌、降低血糖、提高机体免疫功能、抗衰老及增强学习记忆能力等作用。此外，因五子衍宗丸具有抗氧化作用，能够抑制慢性乙醇诱导的大鼠的氧化应激和死亡率，对乙醇诱导的 HepG2 肝癌细胞毒性也具有保护作用。

3. 实验研究　葛争艳等对五子衍宗丸补肾壮阳作用的实验研究认为，五子衍宗丸具有补肾壮阳及改善阴茎勃起功能障碍的作用。

第二节　死精子症方

方 1. 活精汤（班秀文方　《国医大师班秀文学术经验集成》）

【组成】　熟地黄 15g，山茱萸 10g，山药 15g，牡丹皮 10g，茯苓 10g，泽泻 6g，麦冬 10g，当归 10g，白芍 6g，女贞子 10g，素馨花 6g，红花 2g，枸杞子 10g，桑椹 15g。

【用法】　水煎服，每日 1 剂。

【功效】　滋肾调肝。

【主治】　死精症。

【按语】　加减运用：偏于肾阳虚者，加制附子 10g，肉桂 6g；少腹、小腹冷痛者，加艾叶、胡芦巴 10g，小茴香 6g；夹痰湿者，上方去红花、素馨花，加石菖蒲 6g，皂角刺 15g；夹瘀者加泽兰 10g，桃仁 10g。

方义分析：方中六味地黄汤，功专补肾肝，滋而不腻，寒温相宜而兼滋补气血；当归、白芍、素馨花、红花养血活血，柔肝疏肝；枸杞子、桑椹、女贞子、麦冬滋补肝肾精气。诸药合用，共奏调肝益肾、畅达气血之功。

◉**班秀文医案**

案 1　郑某，男，32 岁，演员。1988 年 5 月 22 日初诊。结婚 4

年,夫妻共同生活,未避孕,爱人迄今不孕。平素性欲一般,时有头晕目眩,腰膝酸软,夜难入寐,寐则多梦。胃纳一般,大便干结,隔日 1 次,小便正常。舌尖红,苔少,脉细数。精液化验检查:量约 3ml,计数 $4 \times 10^7/ml$,成活率 10％,死精 90％,活动力差,液化时间大于半小时。爱人检查未发现异常。证属真阴不足,虚火内动,阴精衰竭。以壮水济火法论治,处以上方,每日 1 剂,水煎服,连服 20 剂。药后精液检查:成活率 30％,死精 50％,液化时间正常,余无特殊。药见初效,守上方加太子参 15g,浮小麦 20g,夜交藤 20g,墨旱莲 15g,每日 1 剂,水煎服,连服 12 剂。复查精液常规:成活率 50％,死精 10％,活动力一般,计数已接近正常,继用五子衍宗丸加味。

处方:菟丝子 15g,女贞子 10g,枸杞子 10g,五味子 6g,车前子 6g,覆盆子 10g,太子参 15g,当归身 10g,白芍 6g,玉兰花 6g,红枣 10g。

连服 30 剂,身体康复,爱人次月受孕。

案 2 黄某,男,39 岁,个体商贩。1990 年 7 月 30 日初诊。6 年前生育一胎后迄今未育。夫妻性生活正常,平素腰酸,容易疲劳,时而太阳穴隐痛,不能久视,纳、便正常。精液常规检查:量 3ml,色乳白,质稠,死精 60％,畸形 35％,计数 $2.3 \times 10^8/ml$。舌淡红,苔黄厚,脉弦细。

诊断:不育症。

辨证:肝肾阴虚,精血亏损。

治法:滋养肝肾。

处方:熟地黄 15g,怀山药 15g,山茱萸 6g,北沙参 10g,麦冬 10g,女贞子 10g,墨旱莲 20g,牡丹皮 6g,茯苓 6g,泽泻 6g,夜交藤 20g。4 剂,每日 1 剂,水煎服。

二诊(1990 年 10 月 11 日):药已,自觉精神较佳。舌淡红,苔薄白,脉细弦。守上法,佐以益气生精,以冀阳生阴长。

处方:菟丝子 20g,枸杞子 10g,覆盆子 10g,补骨脂 10g,黄精

15g,党参 15g,柴胡 6g,怀山药 15g,茺蔚子 10g,鸡血藤 20g。12剂,每日 1 剂,水煎服。

三诊(1991 年 1 月 21 日):用上述两方交替加减服用 20 余剂,头痛消失,视力好转,除偶有腰酸外,余无不适。复查精液常规:死精 40%,畸形 20%,计数 1.08×10^8/ml,仍守上法,平补阴阳。

处方:菟丝子 20g,车前子 10g,枸杞子 10g,覆盆子 10g,五味子 5g,怀山药 15g,山茱萸 10g,鸡血藤 20g,牡丹皮 10g,红枣 10g。7 剂,每日 1 剂,水煎服。

四诊(5 月 2 日):守上方加减出入共服药 21 剂,药后精神、饮食、二便俱佳,舌淡红,苔薄白,脉细缓。拟滋养兼壮阳,即"补阴配阳"之义。

处方:菟丝子 20g,枸杞子 10g,覆盆子 10g,黄精 15g,肉苁蓉 15g,锁阳 10g,党参 15g,紫石英 20g,红枣 10g。7 剂,每日 1 剂,水煎服。

1992 年 5 月随访:其妻末次月经为 1991 年 4 月 12 日,于 1992 年 1 月顺产一男婴。

肝藏血,肾藏精,肝血肾精充盈则精壮而生机蓬勃;肝肾阴虚,精血亏损,水不济火,虚火内炽,真阴耗竭,精子无法生存则见死精、精子畸形。肝血不足,不能濡养外窍则不能久视;肾精亏虚,外府失养则腰酸;脉弦细为精血不足之象。一诊首用六味地黄汤合二至丸,滋养肝肾,壮水济火。二诊则用五子衍宗丸去五味子、车前子加黄精、茺蔚子,补中有化;党参、怀山药、鸡血藤健脾益气,养血行血,补而不滞;柴胡疏肝升发。全方除注重滋养肝肾外,兼以调理气血。经上述两方交替治疗,复查精液常规已有进步。四诊、五诊均守前法,用五子汤加味,选用肉苁蓉、黄精、锁阳、紫石英等补而不腻,温而不燥,壮阳益肾生精,最终取得理想疗效。

案 3 钟某,男,35 岁,教师。1990 年 3 月 29 日初诊。结婚已 6 年,最初 3 年夫妻两地分居,近 3 年夫妻同居,性生活正常,但迄今未育。自婚后常出现早泄,平素亦常感腰酸,易疲劳,纳、便正常。外生殖器无异常。精液常规:量 3ml,死精 80％,畸形 15％,计数 $0.75×10^8$/ml。舌淡红,苔薄白,脉弦细。

诊断:不育症。

辨证:肝肾阴虚。

治则:滋养肝肾。

处方:熟地黄 15g,怀山药 15g,山茱萸 6g,北沙参 10g,麦冬 10g,菟丝子 20g,枸杞子 10g,覆盆子 10g,扶芳藤 10g,牡丹皮 6g,茯苓 6g,泽泻 6g。4 剂,水煎服。

二诊(1990 年 5 月 21 日):守上方加减服药 30 余剂,自我感觉甚佳。复查精液常规:死精 30％,畸形 15％,计数 $1×10^8$/ml。现口苦,尿黄,舌淡红,苔薄白,脉弦细滑。效不更方,守方出入。

处方:熟地黄 15g,怀山药 15g,山茱萸 6g,北沙参 10g,麦冬 10g,鸡血藤 20g,丹参 15g,夜交藤 20g,白芍 10g,牡丹皮 6g,茯苓 6g,泽泻 6g。7 剂,每日 1 剂,水煎服。

三诊(1990 年 11 月 22 日):上方连服 55 剂,复查精液常规:死精 15％,畸形 10％,计数 $1.1×10^8$/ml,除偶有腰酸、早泄外,余无不适。治在原基础上温肾壮阳。

处方:熟地黄 15g,怀山药 15g,山茱萸 10g,当归身 6g,白芍 10g,沙苑子 10g,枸杞子 10g,覆盆子 10g,五味子 5g,川杜仲 10g,炙甘草 5g。10 剂,每日 1 剂,水煎服。

四诊(1991 年 3 月 28 日):上方已服 30 剂。复查精液常规:量 3ml,死精 1％,畸形 45％,计数 $1.05×10^8$/ml。精神欠佳,四肢痿软,夜寐多梦,舌淡红,苔薄白,脉缓。治除滋养肝肾外,佐以益气健脾,从后天补先天。

处方:党参 15g,炙黄芪 20g,核桃肉 20g,菟丝子 20g,枸杞子 10g,蛇床子 5g,白术 10g,黄精 15g,红枣 10g。7 剂,每日 1 剂,水煎服。

五诊(1991 年 7 月 11 日):守上方服约 30 余剂,复查精液常规:死精 15%,畸形 10%,计数 $8.8 \times 10^8/ml$。乏力好转,余无不适,舌脉同前。守上法继服。

处方:党参 15g,炙黄芪 20g,黄精 15g,紫石英 20g,怀山药 15g,菟丝子 20g,枸杞子 10g,覆盆子 10g,车前子 6g,五味子 6g,红枣 10g。10 剂,每日 1 剂,水煎服。上药服至 20 剂时,其妻已妊娠。

肾藏精而为水火之脏、生殖之本;肝藏血而主升发条达。肾之阴精充盈,肝之气血调和,则性功能正常,能作强升发,交而成孕。若肝肾阴虚,精血亏损,水不济火,则虚火内炽,煎熬津血,使精子难以生存而死亡,故交而不育。案中从一诊至三诊以六味地黄与五子衍宗加减出入调理肝肾,滋水济火,坚持守方治疗,使死精数量从原来 80% 降至 1%,但畸形精子却有增多之势,从脉症来看,与后天脾胃虚弱有关。故从四诊开始,注重补气益脾,在原滋补肝肾的基础上,加用党参、白术、黄芪、怀山药等补脾肾之气,使血足气旺,精子健壮,历经 1 年多的治疗,终能孕育。

方 2. 淫羊赞育丹(庞保珍方 《不孕不育中医治疗学》)

【组成】 淫羊藿,鹿茸,仙茅,巴戟天,蛇床子,韭子,山茱萸,枸杞子,杜仲,人参,熟地黄,当归。

【用法】 水煎服。

【功效】 温补肾阳,填精继嗣。

【主治】 肾阳不足所致的不育症等病症。

【按语】 本方对肾阳不足所致的死精症、弱精子症等均有较好的疗效。肾为先天之本、水火之宅,肾阳为一身之元阳,是人身阳气的根本。壮命门火,振奋人体阳气,消除机体虚衰及生殖与性功能降低等病症,是男性不育症治疗中最常用的治法之一。肾阳不足,命门火衰,症见婚久不育,性欲减退,阳痿早泄,精子数少、成活率低、活动力弱,或射精无力;伴形寒肢冷,腰酸腿软,疲乏无力,小便清长,夜尿多。舌质淡,苔薄白,脉沉细。

方 3. **育嗣丸**(李祥云方 《李祥云治疗妇科病精华》)

【组成】 熟附片 30g,肉桂 30g,菟丝子 60g,阳起石 60g,淫羊藿 60g,紫石英 30g,金樱子 30g,熟地黄 30g,覆盆子 30g,山茱萸 30g,女贞子 60g,益智仁 24g,五味子 60g,茯苓 30g,人参 60g,蛤蚧 2 对。

【用法】 以上药共研细末以蜂蜜泛丸,制成如桐子大小丸药,此为一料药,每次服 6g,每日 3 次。

【功效】 补肾温肾,健脾益精。

【主治】 ①性欲淡漠,性功能减退,性功能障碍等;②婚久不孕;③脾肾不足之月经不调;④男性不育症、无精子症、死精子症。

【按语】 性欲淡漠加仙茅、枸杞子;体弱加党参、黄芪;小便频数加蚕茧、乌药。感冒期间停服。饮食忌服辛辣油腻之品。服药期忌性生活。

第三节　脓精、血精、精子畸形方

一、脓　精

萆薢祈嗣丹(庞保珍方 《不孕不育中医治疗学》)

【组成】 萆薢,茯苓,石菖蒲,乌药,甘草,薏苡仁,黄柏,滑石,车前子,牡丹皮,菟丝子,淫羊藿。

【用法】 水煎服。

【功效】 清热利湿,康精赞育。

【主治】 湿热下注所致的不育等病症。

【按语】 本方对湿热下注所致的不育症、阳痿、少精子症、死精症、脓精症等有较好的疗效。素嗜肥甘滋腻、辛辣炙煿之品,过量饮酒,则易生热助火,生痰潴湿,损伤脾胃,脾失健运,痰湿内生,郁久化热,湿热下注,或精室被扰,或精窍闭阻,或宗筋之络脉损伤等均可造成不育。主证:婚久不育,阳事不兴或勃起不坚,精子数少或死精子较多;胸脘满闷,食少纳呆,口中黏腻,大便黏滞不爽,小腹急满,小便短赤,舌质红,苔黄厚腻,脉滑数。

二、血 精

壮水固血汤(庞保珍方 《不孕不育中医治疗学》)

【组成】 熟地黄,山药,山茱萸,牡丹皮,知母,黄柏,小蓟,女贞子,墨旱莲,龟甲,鳖甲。

【用法】 水煎服。

【功效】 滋阴泻火,凉血安络。

【主治】 阴虚火旺所致的血精等病症。

【按语】 瘀血阻滞者加三七、蒲黄。

精液中夹有血液,或精液镜检有红细胞,即称血精。其中有肉眼血精和镜下血精之分,肉眼就能见到精中有血,称为肉眼血精;精液外观一般无异常,仅显微镜下可发现有少量红细胞,称为镜下血精。传统中医学所指血精主要是指肉眼血精,现代中医学所指的血精也包括镜下血精。血精之名,最早见于隋·巢元方《诸病源候论》,称为"精血"。本病相当于中医学"精血""精血杂出""半精半血""赤浊"等病。

三、畸形精子症

治疗精子畸形过多基本方(李淑玲·精液异常致不育症123例临床观察·山东中医杂志)

【组成】 熟地黄,枸杞子,肉苁蓉,女贞子,肉桂,黄精,桑椹。兼下焦湿热去肉桂、熟地黄,加牡丹皮、知母、黄柏、蒲公英、白茅根,有阴虚表现加天冬、远志,兼阴阳两虚加淫羊藿、巴戟天、蛇床子。

【用法】 水煎服。

【功效】 康精毓麟。

【主治】 精子畸形过多。

◉李淑玲医案

霍某,32 岁。1987 年 12 月 24 日初诊。婚后 6 年其妻未孕,无自觉症状,精液常规检查,精子计数 6300 万/毫升,36％畸形,活动力一般,舌红苔薄白,脉弦滑。上方服药 1 个月余,于 1988 年 2 月 3 日检查精液常规,精子计数 7000 万/毫升,活动力良好,大致正常,继服上方加减 12 剂。4 月 26 日告知,其妻已孕。

第四节 精液不液化方

方 1. 液化汤(曹开镛方 天津曹开镛中医男科医院)

【组成】 女贞子,墨旱莲,何首乌,知母,杜仲,蒲公英,沙参,款冬花,紫菀,麦冬。

【用法】 水煎服。

【功效】 滋阴清热,润肺滋水。

【主治】 精液不液化引起的男性不育症。

【按语】 此方是世界中医药学会联合会男科专业委员会会长曹开镛几十年大量临床实践治疗男性不育症总结出的验方,本方主要适用于阴虚火旺引起的精液不液化所致的男性不育症。临床除精液不液化外,一般表现有经常腰酸,入秋后较为明显,晚上有时干咳,特别是性生活后干咳较为明显,并有口干,舌质红,苔少,脉细稍数等症,属本方治疗适应证。

方 2. 乌梅甘草汤(徐福松方 《徐福松实用中医男科学》)

【组成】 乌梅,甘草,白芍,天花粉,何首乌,泽泻,知母,黄精,生地黄,海藻。

【用法】 水煎服。

【功效】 酸甘化阴,滋阴降火。

【主治】 阴虚火旺所致的精液不液化等病证。

【按语】 偏于肾阴虚者,加枸杞子、沙苑子以滋补肾阴;偏于火旺者,加黄柏以泻相火;五心烦热甚者加淡竹叶以清热除烦,透热外达。

方 3. 治疗精液不液化基本方(李淑玲·精液异常致不育症 123 例临床观察·山东中医杂志)

【组成】 生熟地黄,山药,茯苓,枸杞子,泽泻,王不留行,知母,黄柏,淫羊藿,炒蜂房,菟丝子,桑椹,覆盆子,沙苑子。

【用法】 水煎服。

【功效】 液精赞育。

【主治】 精液不液化。

【按语】 有阴虚表现者去菟丝子、泽泻,加玄参、天冬、麦冬,兼精冷者加巴戟天、韭菜子,何首乌。

方 4. 金氏液化升精汤(金维新方 《不孕症的诊断与中医治疗》)

【组成】 牡丹皮 9g,地骨皮 9g,白芍 9g,生地黄 12g,麦冬 9g,玄参 9g,何首乌 15g,桑椹 15g,枸杞子 15g,山茱萸 9g,淫羊藿 15g,茯苓 9g,淡竹叶 9g,生牡蛎 30g,丹参 30g,金银花 18g,连翘 12g。

【用法】 每日 1 剂,水煎服。连服 24～30 剂为 1 个疗程。

【功效】 滋阴清热,补肾填精。

【主治】 肾精亏损所致的精子数量减少,精液不液化,或死精子多。

【按语】 方中牡丹皮、地骨皮、白芍、生地黄、麦冬、玄参清热凉血,滋阴生津;何首乌、桑椹补肝肾之阴;枸杞子甘平质润,有滋补肾精、养阴益血之功;山茱萸既能补益肝肾,又善收敛固涩,既能补肾,又能补阳;淫羊藿辛甘温补壮肾阳;丹参活血化瘀;生牡蛎平肝潜阳,软坚散结,收敛固涩;茯苓淡渗健脾利湿;金银花、连翘清热解毒;淡竹叶清上导下,清热利湿除烦,使热有出路。上药共奏滋阴清热、补肾填精之功。

方 5. 益精蠲浊汤（王劲松经验方）

【组成】 熟地黄 10g,枸杞子 10g,山茱萸 10g,菟丝子 10g,益智仁 10g,王不留行子 10g,紫丹参 10g,姜半夏 10g,怀牛膝 15g,制杜仲 10g,巴戟天 10g,淫羊藿 15g,泽泻 10g,川芎 6g,土茯苓 15g,枳壳 15g。

【用法】 水煎服,每日 1 剂。

【功效】 滋阴精补气血,清湿浊化瘀阻。

【主治】 适用于少精、弱精、精液黏稠不液化等所导致的男子不育症,症见腰膝酸软,疲惫倦怠,头晕健忘,时有耳鸣,阴囊潮湿或尿后余沥,眼眶发青,口中干黏,舌质暗红带紫气,舌苔黄白黏腻;或伴有体内性激素紊乱等症状;属于肝肾阴精不足,湿热浊瘀蕴遏,气血运动受阻而虚实夹杂之证者。

【按语】 应用本方必须随症加减,切记灵"活"变化;这"活"字一法,乃中医临床论治百病之秘方;"恒变"是疾病发生、发展与变化之规律,"应变"乃医家临床论治之智慧。临证必须牢记整体、恒动与辩证三大观念,合乎天、地、人之所宜与所不宜,谨守辨证论治之要旨,遣方用药要灵悟变通。

本方所选用药物具有滋补亏损阴精气血、清理畅达精室络道,以调节全身脏腑经络气血功能,改善局部精室血液循环和清理生精之所精室湿、热、浊、淤等病理产物,以达到最大程度恢复全身经络气血及局部精室之正常功能,从而促进精室正常化生闭藏与施泄精液等。

现代药理研究表明所选用药物对内分泌系统、性腺和附属性腺器官等具有促进与调节作用,并可改善组织器官供血和循环,减少炎症充血、水肿及渗出反应,且能抑制纤维增生而促进性腺器官损害之修复等。

第五节　精液量过少方

济阴衍宗丹(庞保珍方　《不孕不育中医治疗学》)

【组成】　熟地黄,山药,山茱萸,阿胶,龟甲胶,紫河车,鹿茸,菟丝子,五味子,覆盆子,淫羊藿,车前子。

【用法】　水煎服。

【功效】　滋补肾阴,益精续嗣。

【主治】　肾阴不足所致的不育等病症。

【按语】　本方主治肾阴不足所致的不育症、遗精、精液量过少、少精子症、弱精子症、精液不液化、畸形精子症等。肾藏精,主生殖。若久病伤肾,或禀赋不足,或房事过度,或过服温燥劫阴之品,可致肾阴不足,症见婚久不育,遗精滑泄,精液量少,精子数少,精子活动力弱或精液黏稠不化,畸形精子较多;头晕耳鸣,腰膝酸软,手足心热;舌质红,少苔,脉沉细。

第11章 男性性功能障碍导致不育方剂

第一节 不射精方

方 1. 治不射精症验方(朱良春方 《朱良春精方治验实录》)

【组成】 柴胡、白芍、当归各 10g,蜈蚣(研分吞)3g,路路通、威灵仙各 15g,甘草 5g。

【用法】 每日 1 剂,2 周为 1 个疗程,一般多在 2～3 个疗程治愈。

【功效】 疏肝解郁,通络排精。

【主治】 不射精症。

【按语】 不射精症多责之肝郁气滞,疏泄失职,而致精窍不通,故应疏肝解郁,通络排精。药用柴胡、白芍、当归以疏养肝木,而解郁结;蜈蚣、路路通、威灵仙,开启精窍,通络排精,甘草以调和诸药。同时辅以心理疏导,收效更好。

方 2. 逍遥毓麟丹(庞保珍方 《不孕不育中医治疗学》)

【组成】 柴胡,香附,当归,白芍,白术,牡丹皮,王不留行,五味子,枸杞子,菟丝子,覆盆子,车前子。

【用法】 水煎服。

【功效】 疏肝解郁,益精种子。

【主治】 肝郁血瘀所致的不育等病证。

【按语】 本方主治肝郁血瘀所致的不育症、性欲低下、阳痿、不射精、少精子症、弱精子症等。情志刺激,郁怒伤肝,肝气郁结,疏泄无权,可致宗筋痿而不举,或肝之疏泄失常,致不射精,或气郁化火,肝火亢盛,灼伤肾水,肝木失养,宗筋拘急,精窍之道被阻,或外伤子肾,络脉受损,情志不舒,瘀血内阻等均可导致男性不育。主证:婚久不育,性欲低下,阳痿不举,或性交时不能射精,精子稀少、活力下降;情志抑郁,胸胁胀痛,善太息,或射精时茎中作痛,或睾丸胀痛。舌质暗红或有瘀点,脉弦或涩。

方 3. 化瘀赞育汤(颜德馨方 《化瘀赞育汤治男科疾病. 新中医》)

【组成】 柴胡、红花、桃仁、赤芍、川芎、当归各 9g,熟地黄 30g,紫石英 20g,枳壳、桔梗、牛膝各 9g。

【用法】 水煎服,每日 1 剂。

【功效】 温经补肾,活血疏肝。

【主治】 肾虚肝郁血瘀所致的阳痿、不育、早泄、不射精、睾丸肿痛、阴囊萎缩等男科疾病。

【按语】 肝肾同治。阳痿加蛇床子、韭菜子各 9g;早泄梦遗去紫石英、牛膝,加黄柏、知母各 9g;不射精加炮穿山甲、王不留行各 9g;睾丸肿痛加橘核、小茴香各 6g,川楝子 9g;睾丸肿块加三棱、莪术、海藻、昆布各 9g。

化瘀赞育汤是颜德馨治疗男科疾病的经验方。男科疾病不仅与肾有关,更与肝相关。肝体阴而用阳,职司疏泄,性喜条达而恶抑郁,若情志不遂,抑郁不乐,必然导致肝气郁结,气滞日久,血流不畅,足厥阴经脉为之失养,则"阴器不用"。肾与肝在生理病理上常相互影响,肾之封蛰溢泄必赖肝之疏泄,而肾精亏损又可致肝血不足或肝气失畅,因此,温经补肾、活血疏肝是治疗男科疾病行之有效的途径。化瘀赞育汤以柴胡、枳壳疏理气机,桃红四物汤活血祛瘀,气血双调,其治在肝;熟地黄以滋养肾精,紫石英温补肾阳,阴阳平补,其治在肾;加入桔梗、牛膝提上利下,贯通血脉,疏肝气之郁滞,化血脉之瘀结,而使肾气得以振奋。用于治阳痿不育、早泄、不射精、睾丸肿痛、阴囊萎缩等男科疾病多验,对久服补肾药,实其所实者的坏病尤宜。

方 4. 益肾活血汤《跟名师学临床系列丛书·颜德馨》

【组成】　紫石英 30g,蛇床子 9g,韭菜子 9g,柴胡 4.5g,枳壳 4.5g,牛膝 4.5g,桔梗 4.5g,当归 6g,生地黄 12g,红花 9g,桃仁 9g,生甘草 3g,川芎 2.4g,赤芍 9g。

【用法】　水煎服。

【功效】　益肾活血。

【主治】　肾虚血瘀所致的不育症等。

◉颜德馨医案

李某,男,38 岁。

病史:患者平素体健,患性功能缺陷,无性要求,亦不排精,结婚 11 年无生育,检查精子数值形态正常,遍用中西药物无效,已失去信心,经爱人多方说服而来就诊。

初诊:壮年体健,寡言,少笑,脉沉涩,舌紫苔薄腻。肝郁形之于神,气结血瘀,影响性功能,益肾活血汤主之。

方药:紫石英 30g,蛇床子 9g,韭菜子 9g,柴胡 4.5g,枳壳 4.5g,牛膝 4.5g,桔梗 4.5g,当归 6g,生地黄 12g,红花 9g,桃仁 9g,生甘草 3g,川芎 2.4g,赤芍 9g。7 剂。

二诊:药后性情较活跃,再续前方 7 剂。

第 2 次 7 剂后即排精,续服前方 30 剂而停药,第 2 年得一男孩。

肾藏精,生髓。脑为髓海,主管高级中枢神经功能活动。脑与肾关系密切。颜德馨临床体会,青壮年患不育,鲜有以温肾补阳而获效。治脑即治心,因心主血脉,脉者血之府,处方逐血府之瘀为主,复加蛇床子、韭菜子、紫石英以振阳道,初剂即效。前医重用参茸、睾酮(睾丸素)、促性腺激素等,实其所实,瘀滞胶结,气失流畅,病势内陷,已发展至性情变化。上方拨乱反正,一方不易,还其健康,并得一子。

●颜德馨学术思想

1. **疑难病证从瘀论治** 久病必有瘀,怪病必有瘀。疑难病证大多表现为寒热错杂,虚实并见,邪正混乱,而其病机则均涉及气血。颜老根据疑难病证的病程缠绵,病因复杂,症状怪异多变的特点,曾提出"久病必有瘀,怪病必有瘀"之论点。颜氏认为疑难病证中,瘀血为病尤为多见,无论外感六淫之邪,内伤七情之气,初病气结在经,久病血伤入络,导致气滞血瘀。故瘀血一证,久病多于新病,疑难病多于常见病。

2. **久发、频发之病从瘀** 病时轻时重,时发时止,年久不愈的沉疴、顽症、痼疾等疑难病当从瘀论治。初病在气,久病入络是病变发展的规律,疑难病缠延不去,反复发作,导致体内气血流行受阻,脉络中必有瘀凝。清代医家傅山指出:"久病不用活血化瘀,何除年深坚固之沉疾,破日久闭结之瘀滞?"信然!

3. **奇症怪病从瘀** 奇症怪病之证无定候,无病位,忽痛忽痒,时上时下,幻听幻视,或有不可明状之苦,其因不可究,既无色诊可查,又无脉症可辨,皆从瘀论治。多因六淫七情,引起气机逆乱,气血乖违;或因失治、误治、病久影响生化之源而致血瘀;或因胎孕产后、外伤等原因所致瘀血停滞,气机失宣,郁滞脉络,着而不去,最终形成难治之症。

4. **久虚羸瘦从瘀** 五劳七伤、消耗气血引起极度消瘦虚弱的慢性病,谓之久虚羸瘦。表现为肌肉消瘦,饮食减少,面色㿠白,心悸神疲,四肢乏力,或寒或热,或肌肤甲错,面色黧黑。久虚羸瘦,正气不足,推血无力,体内必有瘀血内潜,可从瘀论治。

5. **久积从瘀** 积久而不去,多由瘀血内结所致。不论寒积、水积、气积、痰积、湿积,积久则碍气阻血,气血不行,瘀从中生,久积为瘀,久瘀必结,久而为肿为瘤,故久积不愈当从瘀论治。

6. **常法论治不效者从瘀** 一些慢性病或反复发作的疑难病,如心脑血管病、慢性肝炎、慢性肾炎、脉管炎、硬皮病及增生性疾病等,视虚补之,视热寒之,视寒热之,或攻补兼施,或寒热并用,常法论治,百药不效者,当从瘀论治。这类病证多由气血乖违,机体功能紊乱,以致寒热夹杂,虚实互见,故而攻之无效,补之无益,惟有疏其血气,令气血条达,方能奏效。

疑难病证范围广泛,症状怪异多变,而在这些怪异多变的症状中,很多是瘀血证的表现。

● 颜德馨诊治疑难病证经验

1. 症状

（1）一般症状

发热:瘀血证的发热,可有全身发热和局部发热两类。全身发热表现为持续高热不退,或高热伴出血、狂躁,或高热伴局部疼痛,或低热绵绵,或往来寒热,或午后潮热,或周期性发热。局部发热表现为局部红肿疼痛,局部肌肤灼热,或自觉心胸、脘胁、少腹、阴器、咽喉等部位发热,但全身又无发热症状。

疼痛:疼痛部位固定不移,痛有定处,拒按,按之痛甚,其痛如绞,或似针刺,痛难立消,缠绵迁延。

出血:吐血、咯血、尿血、便血、崩漏、鼻衄、齿衄、肌衄等,或外伤跌仆致局部出血。其出血特点:量多且出血难止;或反复间断不已,血色暗红;或鲜红且多夹血块;或出血时伴发热、疼痛;或烦躁,或口渴不欲饮等。

胀满:头目、胸胁、脘腹、腰背及肢体局部胀满,其特点是胀满持久不减,且日益加重。

瘙痒:肌肤瘙痒,或皮里内外如虫蚁爬行,抓之不及,阵阵而作。

麻木:肢体麻木不仁,或麻如触电,甚则失于感觉,不知寒温。

板滞:肢体牵掣板滞,活动不利,或关节不得屈伸,或颈项不耐转侧,或俯仰不便,或举握受限。

口干:口干而漱水不欲饮。

多梦:少寐多梦,其梦多惊恐险恶,或梦从高处坠落,或梦窒息欲死,或梦腾云飘逸,或为恶梦惊醒。

健忘:心烦失寐,怔忡健忘,或焦虑不安,思绪紊乱,甚则妄言、妄听、妄见。

(2)各系统症状

心系:心悸怔忡,心痛,神志错乱,癫狂。

肝胆系:寡欢抑郁,多疑多虑,易烦易躁,黄疸日久不退,易怒易暴,喜怒无常。

脾胃系:脘腹疼痛、胀满、灼热,干呕频频,噎膈反胃,不得食,便秘与泄泻交替而作。

肺系:久咳,久喘,久哮,咽燥,梅核气日久不解,咳痰粉红,甚则咳血、咯血。

肾系:少腹胀满拘急,肢体浮肿不退,尿浊、尿血、尿时涩痛、尿时中断、少尿。

2.体征

毛发:毛发枯萎,干燥,或色泛黄,易折断,易脱发,或毛发中空,或发梢开叉。

面部:颜面部色黑或暗,印堂黧黑,或面部可见暗红色或褐色斑块,或紫色小痣,或面色青紫、暗红;眼圈色暗或黑,暗而少泽;颧部潮红或暗红;可见红丝赤缕,鼻红起疱,如酒渣鼻;唇色青紫或暗红;颏下色暗。

眼:巩膜瘀浊,或见瘀丝、瘀点、瘀斑或黄染。

舌:舌质紫黯、暗红,或舌有瘀点、瘀斑、血瘤;舌体强直,舌边有紫暗色齿痕,舌下筋脉紫暗,曲张充盈。

颈部:颈部青筋怒张、充盈,瘿瘤肿块,痰核瘰疬,红丝赤缕,蟹爪血丝。

胸部:皮色暗红,或见红丝,胸部膨满。

腹部:腹大如鼓,脐眼突出,青筋暴露,可扪及积块、痞块,按之疼痛;少腹压之疼痛拘急,或按之板硬。

腰背部:脊柱椎骨肥大、外突,压之疼痛。

四肢:指趾末端杵状增大,爪甲青紫,下肢浮肿,或局部指趾苍白,按之冰凉,或局部指趾端色黑剧痛。

皮肤:皮肤板滞而硬,触之无弹性,或肌肤甲错、干燥、瘙痒,或皮下瘀斑、瘀点,或皮下青紫怒暴,或见肿块、痰核,或见黑痣、紫斑。

3. 病史

久病史:久治不愈的慢性病或顽固疾病,多有瘀血。

手术史:术后血离经脉,久而成瘀,如肠粘连、瘢痕疙瘩等。

月经史:痛经,闭经,月经衍期,经行量少,经色暗而有块。

生育史:男子不育,女子不孕,产后恶露不净,产后崩漏,产后毛发脱落。

生活史:素嗜酒烟,或恣食甘肥,或善感易怒,或受惊吓,或接触疫水、戾气。

外伤史:外伤后多有瘀血作祟。

其他:有癫痫、精神病、更年期综合征等病史者均有瘀血。

4. 实验室检查

血液流变学检查:全血黏度、血浆黏度增高,红细胞电泳时间延长,血沉方程 K 值增大,血细胞比容增高,纤维蛋白原含量增加,均提示瘀血证。

甲皱微循环检查:异形管襻增加,襻顶瘀血,流速减量,游态异常及微血管周围渗出、出血。

心血管功能与血流动力学检查:血流量降低,心前区高频阻抗有 PEF 延长,LVE 缩短。

心电图及超声心动检查:心肌缺血劳损,心室肥大,心脏增大,瓣膜病变。

超声波、核素脏器扫描:肝脾大,肾盂积水,腔内肿块。

放射线检查:肺部炎症、肿块,内脏肿块、溃疡、息肉、憩室。

脑血流图、脑电图检查:脑动脉硬化、癫痫等。

CT 及血管造影:颅内、脏器等有栓塞、血肿、肿块。

血液生化检查:高血脂、乳糜血清、高胆红质等。

血常规检查:红细胞、白细胞、血小板增多。

其他:血液中找到狼疮细胞,类风湿因子阳性,血沉增快,抗"O"、黏蛋白升高。

以上从症状、体征、病史、实验室检查 4 个方面归纳疑难病证的瘀血表现,临床凡有 2 大方面 4 小项者,即可诊断为瘀血证。

第二节　阳痿方

方 1. 兴阳冲剂(李曰庆方　兴阳冲剂治疗肾虚肝郁型阳痿 50 例·北京中医药大学学报)

【组成】　柴狗肾,淫羊藿,巴戟天,山茱萸,柴胡,当归,白芍,鹿角胶,枸杞子。

【用法】　水煎浓缩烘干制成冲剂,12g/袋,1 袋/次,每日 3 次。或酌情改成汤剂水煎服。

【功效】　补肾助阳,疏肝养筋。

【主治】　肾虚肝郁型阳痿。

【按语】　阳痿病可以说是标本相兼,虚实夹杂、非常复杂的。临证中发现许多阳痿患者既有肾虚表现,又有肝气郁结症状,而出现肾虚肝郁之证候。中医学认为:肾、肝为母子之脏,母病可以及子,又肝、肾同源,精血互生,故肝肾症状常互见。李教授针对肾虚肝郁型阳痿肾虚为本、肝郁为标,本虚标实之病机,配制了兴阳冲剂。方中柴狗肾为血肉有情之品,补肾壮阳,益肾填精为君药;淫羊藿、巴戟天、鹿角胶入肝、肾二经,温肾助阳,生精养血;山茱萸、枸杞子补益肝肾,益精滋阴;柴胡、当归、白芍为逍遥散中之主药,柴胡疏肝解郁,当归、白芍养血柔肝,且当归可行气缓急,尤为肝郁血虚之要药。诸药合用,共奏补肾助阳、疏肝荣筋之功。另外,随着诊断水平的提高,西医学对阳痿的病因分类也越来越细。过去认为阳痿大多与精神因素有关,现在则认为器质性阳痿的发病率逐渐升高,包括血管性、神经性与内分泌性等不同原因引起的阳痿;某些疾病如糖尿病、高血压、甲状腺功能亢进或减退、慢性肝炎、高催乳激素血症等也可诱发阳痿。此外,生殖器局部病变、外伤、手术创伤或经常服用某些药物如降压片、甲氰咪胍、地西泮(安定)等均可引起阳痿。因此,临证时应仔细询问病史,认真检查,探明病因,方能提高疗效。

◉李曰庆医案

杨某,男,38 岁,婚龄 10 年,干部,1991 年 3 月 10 日初诊。患者自述近 3 年来性功能较差,阴茎勃起不坚,性交不成功率为50%~60%,偶尔勉强性交,时间只持续 1~2 分钟,夫妇感情受到影响。平时烦躁,脾气较急。既往体健,有吸烟嗜好,每日 20 支左右。查体:面色无华,精神不振,舌质淡苔薄白,脉弦尺脉稍弱。外生殖器无异常。

诊断:阳痿(肾虚肝郁型)。宜补肾助阳,疏肝养筋。予兴阳冲剂内服,1 袋/次,每日 3 次,并嘱尽量不吸烟,生活起居要有规律,保持心情舒畅,夫妻要互相理解,互相关心。半月后复诊,述性功能明显好转,精神振作。又服上药半月,性生活完全正常,随访半年未复发。

方 2. 蜘蜂丸(朱良春方 《朱良春精方治验实录》)

【组成】 花蜘蛛(微焙)30 只,炙蜂房 60g,熟地黄 90g,紫河车、淫羊藿、肉苁蓉各 60g,黄狗肾 2 具。目前花蜘蛛难觅,可以蛤蚧 1 只代之。

【用法】 共研细末,制成蜜丸,每服 6~9g,每日 2 次,早、晚饭前温开水送服。

【功效】 温肝,暖脾,补肾壮阳。

【主治】 肝血不足,肾阳虚衰之阳痿。宜于体虚甚者。

【按语】 《金匮要略》中载蜘蛛散治阴狐疝气,实取其破结通利,温肝散寒。蜘蛛性阴而历,其功在壳,专散沉阴结气,温肝之功颇著,温肾壮阳之力借蜂房为助相得益彰。且蜂房不特温肾,对全身功能有强壮调整作用。早在《新修本草》中载蜂房"主治阴痿"并"遗尿失禁"。《峋嵝神书》中载用蜂房二钱烧研吞服治阳痿不兴,日本人矢数道明亦用单味蜂房治阳痿,朱氏对蜂房的研究使用更有创新。方中用熟地黄滋阴养血,取义"阴中求阳";紫河车、淫羊藿、肉苁蓉意在补养肝肾且大补气血以复虚损。此方配伍之妙在于温肝、暖脾、补肾三法合力,药简效宏,灵活变通寓于其中。

方 3. 逍遥阳春丹(庞保珍方 《不孕不育中医治疗学》)

【组成】 当归,白芍,柴胡,茯苓,白术,甘草,蜈蚣,水蛭。

【用法】 水煎服。

【功效】 疏肝解郁,通络振痿。

【主治】 肝气郁结所致的阳痿等病证。

【按语】 本方对肝气郁结所导致的阳痿、性欲低下、不射精、早泄等酌情加减应用均有较好的疗效。命门火衰者加淫羊藿、巴戟天、鹿茸;肾阴不足者加熟地黄,山茱萸。

方 4. 疏肝益阳方(王琦方 《王琦临床方药应用十讲》)

【组成】 柴胡,枳壳,白芍,白芷,蜈蚣,蜂房,白蒺藜,炙甘草。

【用法】 水煎服。

【功效】 疏肝通络,起痿兴阳。

【主治】 用于肝郁气滞所致的阳痿、早泄等病证。

【按语】 王琦教授认为,宗筋为肝经循行所过部位,若肝脉运行正常则气血条达,宗筋充润。肝之于筋,有着主与生的关系,诸筋为肝所主,而肝之经筋亦结于阴器。《灵枢·经筋》指出,足厥阴之筋"上循阴股,结于阴器,络诸筋。其病……阴器不用,伤于内则不起,伤于寒则阴缩入,伤于热则纵挺不收。"明确指出肝之经筋结聚于阴器,并于该部位与诸筋相连,若房事不节,精血亏耗,经筋失于濡养,或伤于寒热之邪,可导致阴器不用,阳事不举。因而阳痿者因于肝郁气滞,是当前患者中常见因素,或因郁致痿,或因痿致郁,互为因果,疏肝可以益阳起痿,故拟方名为疏肝益阳方。

疏肝益阳方中柴胡、枳壳、白芷疏肝行滞,白芍、白蒺藜、甘草收敛柔肝,蜈蚣、蜂房通络兴阳。且白芷入阳明,阳明为水谷之海,主润宗筋,故白芷有通宗筋之用;蜈蚣入厥阴,而有兴阳之功,引药直达病所。诸药相配,散收结合,疏柔并用,通络与搜风并用,而起疏肝益阳之效。

临症加减:若有下焦湿热,伴小便不畅,阴囊潮湿者,加防风、蛇床子、马鞭草以祛风燥湿清热;若瘀血阻滞,睾丸刺痛者,加水蛭、丹参活血化瘀。

◉ 王琦医案

张某,男,32 岁,2004 年 3 月 14 日初诊。婚后 8 年,近 6 年来阴茎勃起功能减退,勃起硬度差且维持时间短,无法进行性交,伴头晕、乏力、失眠、性欲下降,晨起时阴茎有勃起,曾服用多种补肾中药均未获效。舌淡红,苔薄,脉弦细。病属阳痿,肝气郁结,气机不畅证。治拟疏肝通络,益阳起痿,用疏肝益阳方加减。处方:柴胡 10g,枳壳 10g,赤芍、白芍各 10g,炙甘草 3g,白芷 10g,蜈蚣 1条,蜂房 10g,香附 10g,白蒺藜 30g。10 剂,水煎服。

2004 年 3 月 24 日二诊:诉服上药 5 剂后,即觉晨勃明显,但仍无信心行房。目前,仍觉疲乏,性欲差。属气机已转,但心神未振,上方加石菖蒲 10g、茯苓 15g 以鼓舞心神,继服 14 剂。

2004 年 4 月 20 日三诊:服上方后,情绪明显好转,精力恢复。曾过 2 次性生活,均获成功,每次插入阴道 6～8 分钟射精,有射精快感。继服上方 14 剂,以巩固疗效。

患者年方而立,6 年前突发勃起不坚,但仍有晨勃。虽有头晕、乏力、失眠,并非虚弱,故虽服补肾药却并不见效。辨属肝气郁结,气机不能畅达。而阳气不达,因郁致痿,久痿又生郁,循环不止,至而出现清阳不升之象,即头晕、失眠诸症,治疗关键在于疏肝,故用疏肝益阳方,使肝气畅,阳气舒,6 年之痿自愈。

方 5. 海龙胶口服液(《新编国家中成药》第 2 版)

【组成】 海龙 0.2g,黄明胶 0.15g,当归 3mg,肉桂 3mg,川

芎 2mg,肉苁蓉 2mg,黄芪 2mg,白芍 1mg,枸杞子 1mg,陈皮 1mg,甘草 10mg(每毫升含药量)。

【用法】 口服。每次 6～9g,每日 1～2 次,烊化兑服。

【功效】 温肾壮阳,添精补髓。

【主治】 用于腰酸足软,精神萎靡,面色白,男子阳痿遗精,女子宫冷不孕。

【按语】 海龙胶口服液可用于肾阳虚所致的男子阳痿、遗精、少精、弱精及女子宫冷不孕等病证。

第12章 其他因素导致不育方剂

第一节　前列腺炎、精囊炎方

方 1. 萆薢清导汤（庞保珍方　《不孕不育中医治疗学》）

【组成】　萆薢，黄柏，茯苓，车前子，薏苡仁，苍术，厚朴，白术，滑石，甘草，石菖蒲。

【用法】　水煎服。

【功效】　清热导浊。

【主治】　湿热蕴结所致的慢性前列腺炎等病证。

【按语】　前列腺炎可分为急性前列腺炎和慢性前列腺炎两类，其中以慢性前列腺炎最为多见。慢性前列腺炎的主要表现以会阴、小腹胀痛，排尿不适，尿道灼热为主。其特点是发病缓慢、病情顽固、反复发作、缠绵难愈。本病属中医学"白浊""劳淋"或"肾虚腰痛"等范畴，因病位在精室，故又称"精浊"。

方 2. 清源还精汤（宋国宏方　新疆医科大学第五附属医院中医科）

【组成】　白芷，薏苡仁，红藤，枸杞子，菟丝子，柴胡，香附，郁金，赤芍。

【用法】　水煎服，每日 1 剂。

【功效】　清热利湿，理气化瘀。

【主治】　湿热血瘀所致的前列腺炎等病症。

【按语】　感染性不育是造成男性精液质量下降的重要因素，因此积极治疗前列腺炎，对于恢复男性精液质量，提高不育症的治疗效果有重要意义。方中白芷散风除湿，通窍止痛，消肿排脓;薏苡仁利水渗湿,清热排脓,健脾;红藤味苦性平,归大肠经,具有清热解毒,活血散瘀之功效,三者相配共同达到利湿排脓,促进前列腺中炎症消除的目的。菟丝子温补命门之火,枸杞子滋阴益肾补肝,二药配合使前列腺液生成有源,配合白芷、薏苡仁共同达到溯本清源之作用。足厥阴肝经环阴器,足少阳经走少腹,根据经络所过,主治所及的原则,选用柴胡透解郁热,配香附、郁金疏肝理气,使肝胆之经气调达。诸药配伍共奏清热利湿、理气化瘀之效。

第二节　睾丸炎方

方 1. 蜈蝎白椒散(朱良春方　《朱良春精方治验实录》)

【组成】　蜈蚣、全蝎各 10g,白胡椒 2g。

【用法】　共研细末,每服 2.4 克,黄酒送下。

【功效】　化瘀理疝,温经散寒。

【主治】　治附睾炎。

【按语】　附睾炎相似于"子痈"之疾,症见附睾硬结,阴囊下坠,胀痛,小腹有拘急感,多由瘀凝寒结所致,治当化瘀理疝,温经散寒。验方"蜈蝎白椒散",轻者 1 次见效,重者每隔 2 日服 1 次,多在 3～5 次治愈。

方 2. 治睾丸炎方(邓铁涛方　《邓铁涛临床经验辑要》)

【组成】　生大黄 10g,熟附子 10g,黄皮核 10g,荔枝核 10g,柑核 10g,芒果核 10g,橘核 10g,王不留行 15g。

【用法】　水煎服。

【功效】　寒温并用,行气止痛。

【主治】　慢性睾丸炎,附睾炎,睾丸痛。

【按语】　腰膝酸痛者加狗脊 30g。气虚者加五爪龙 30g,黄芪 30g。血瘀者加炒穿山甲 15g,牡丹皮 15g。热象明显者加生地黄 24g,玄参 15g,龙胆草 10g,车前子 20g。

第三节 精索静脉曲张方

理精煎(戚广崇方 理精煎治疗精索静脉曲张并不育症 70 例. 中国医药学报)

【组成】 紫丹参,莪术,川牛膝,土鳖虫,当归尾,熟地黄,续断,狗脊,淫羊藿,肉苁蓉,鹿角霜,大枣。

【用法】 上药每日 1 剂,水煎分 2 次空腹时服。若遇发热,或急性腹泻时暂停服药。3 个月为 1 个疗程。一般治疗需 1～2 个疗程。

【功效】 活血化瘀,补肾强精。

【主治】 精索静脉曲张并不育症。

【按语】 加味:肝经郁滞,睾丸坠胀,疼痛不舒,脉弦者,加橘叶、橘核、荔枝核、小茴香;气虚,症见阴囊睾丸下坠不收,神疲肢倦;脉细者,加黄芪、党参、白术;阳虚,症见形寒畏冷,睾丸处阴冷;脉沉迟者,加熟附子、桂枝;阴虚火旺,症见口干舌红,五心烦热,脉细数者,加生地黄、白芍、炙鳖甲;湿热内蕴,症见阴囊湿疹瘙痒,小溲黄赤,舌苔黄腻,脉濡数者,加黄柏、车前子。在治疗时需适当节制房事(每周宜 1 次),戒绝烟酒,注意营养和锻炼。每个月检查 1 次精液常规,以观察疗效。

精索静脉曲张是男子不育症最常见的原因之一。精索静脉曲张患者局部有青筋暴露,有些人尚伴有局部胀痛、下坠等感觉。王清任认为:"青筋暴露,非筋也,现于皮肤者血管也,血管青者,内有瘀血也。"故治疗当以活血化瘀为主。理精煎由活血化瘀,补肾强精药物组成。方中丹参、莪术、川牛膝、土鳖虫、当归尾均属活血化瘀药物,据药理研究证明,绝大多数活血化瘀药物对缺血、缺氧有保护作用。用活血化瘀药治疗精索静脉曲张合并不育症能取得效果,推测也与此有关,需进一步深入研究。根据中医学"肾主生殖"的观点,理精煎中还加用了熟地黄、续断、狗脊、淫羊藿、肉苁蓉、鹿角霜等补肾强精药。

第四节　免疫性男性不育方

转阴生精 1 号方（曾庆琪方　辨治男子免疫性不育四法．江苏中医）

【组成】　生地黄、熟地黄、泽泻、牡丹皮、山茱萸、枸杞子、黄精、山药、知母、茯苓各 10g，生鳖甲（先煎）、生牡蛎（先煎）各 30g，癞桃干、碧玉散（包）各 15g。

【用法】　水煎服，每日 1 剂。

【功效】　滋阴降火。

【主治】　阴虚火旺所致的男子免疫性不育等病症。

【按语】　滋肝肾，生精血，资虚助育。男子以精为根，以气为用，精血阴液充足，则脏腑功能旺盛，免于诸邪之侵袭。今肝肾之精血亏损，气血失和，精室虚空，复受邪之扰乱，以致抗体产生。本证型患者多有房劳过度、性欲亢进或生殖器损伤或感染史。症见午后潮热，五心烦热，口渴喜饮，腰酸膝软，尿黄便秘，夜寐盗汗，舌红少苔，脉细弦。治当滋补肝肾。

下　篇

按中医治法分类选方

第13章 内治方

本书对于不孕不育方剂的分类方法有两种,前面是按病证分类,以下是按治法分类。两种分类方法各有特色。关于各个方剂的组成、用法、功效、主治、应用、按语等均已在前面各章节病证分类中详细介绍,所以本章不再重复,只按治法、功效的不同将方剂进行归纳分类。对于补法、理气法、理血法、祛湿法、祛痰法、温里法的概念将在第14章"外治法"中有详细的介绍,本章只简要阐述清热法及和法的概念。

第一节 补 法

一、补气类方剂

健脾止血汤

归芍异功散加味

升带汤

加味补中益气汤

肾癸续嗣丹

二、补血类方剂

养血调经汤

促孕丸

养血补肾助阳饮

四二五合方

三、气血双补类方剂

参芪菟鹿饮

宽带汤

麒麟方

安胎防漏汤

补肾固胎散

芪归螽斯丹

复方阿胶浆

四、补阴类方剂

安冲调经汤

瓜石汤

加味养精种玉汤

养精种玉汤

归芍左归五子汤加减

调经育麟丹

左归螽斯丹

滋水疏木丹

地淫毓麟丹

补肾固摄汤

滋养冲任汤

滋肾调肝汤

滋肾排卵汤

培育排卵汤

种子助孕汤

六味紫河汤

温润填精汤

百灵育阴汤

补肾固冲丸

肖龙友安胎方

补肾健脾安胎饮

黄精赞育方

活精汤

液化汤

乌梅甘草汤

金氏液化升精汤

济阴衍宗丹

转阴生精 1 号方

固胎汤

益精蠲浊汤

育阴种子汤

五、补阳类方剂

育麟珠

种子方

菟戟归芎薏苡汤

育肾通络方（孕Ⅰ方）

育肾培元方（孕Ⅱ方）

坤和毓麟丹

化水种子汤

温胞饮

毓麟珠

温土毓麟汤

渗湿汤

加减苁蓉菟丝丸

通脉大生丸

海马温肾散

桂仙汤

麟珠丸

并提汤

菟蓉合剂

助黄汤

护卵汤

右归广嗣丹

调经种子汤

温肾调周方

温肾排卵汤

石英毓麟汤

排卵助孕汤

种子转阴汤

强精煎

淫羊赞育丹

育嗣丸

兴阳冲剂

蜘蜂丸

龟龄集

海龙胶口服液

定坤丹

三仙种子汤

麒麟丸

董氏增精丸

温肾养血除湿汤

补肾助孕汤

第二节　理气法

舒肝化育汤

不孕乳胀汤

蕨麦散

百灵调肝汤

开郁种玉汤

逍遥降乳丹

开郁毓麟丹

疏肝益阳方

朱良春治不射精症验方

逍遥毓麟丹

逍遥阳春丹

第三节　理血法

一、活血化瘀类方剂

活血止痛汤

通经散

邓铁涛治闭经方

香蛭赞孕丹

归桃理冲汤

血竭化癥汤

化瘀理冲汤

加味没竭汤

蔡小荪内异Ⅰ方

蔡小荪内异Ⅱ方

蔡小荪内异Ⅲ方

橘核昆藻汤

疏气定痛汤

少腹逐瘀汤

血府逐瘀汤

桂枝茯苓丸

通任种子汤

活血通脉汤

通管汤

理气祛瘀峻竣煎

清热祛瘀峻竣煎

邓铁涛治子宫肌瘤方

子宫肌瘤经期方

子宫肌瘤非经期方

养血化瘀消癥汤

化瘀赞育汤

益肾活血汤

蜈蝎白椒散

理精煎

二、止血类方剂

宫血饮

将军斩关汤

清经止血汤

固冲温补汤

安冲清补汤

双补止崩汤

补肾调经汤

参芪胶艾汤

壮水固血汤

第四节　祛湿法

五子苍附归芎二陈汤
清肝利湿汤
慢性盆腔炎方
清热利湿汤
萆薢祈嗣丹
薢柏清导汤
清源还精汤

第五节　祛痰法

涤痰祈嗣丹
天龙散
清宫解毒饮

第六节　温里法

温经止痛汤
《金匮》温经汤
《妇人良方》温经汤
《妇科玉尺》温经汤
阳和汤
暖宫定痛汤
温经祛瘀峻竣煎

第七节　清热法

凡以清热药为主组成,具有清热、泻火、凉血、解毒、滋阴透热等作用的方剂,统称清热剂。属于"八法"中的"清法"。

温、热、火三者,一般有温盛为热、热极似火的区别,实际是程度不同,其属性则一,故此三者统属里热证。《素问·至真要大论》中有"热者寒之""温者清之"的治疗原则,对由温、热、火所致的里热证皆可适用。其中由于里热证有在气分、血分、脏腑等不同,故而治疗里热证的清热剂,又相应分为清气分热、清营凉血、清热解毒、气血两清、清脏腑热、清虚热等六类。

清热剂的应用原则,一般在表证已解,里热正盛,或里热虽盛尚未结实的情况下使用。如邪热在表,当先解表;里热成实,则宜攻下;表未解,里已热,又宜表里双解;热在气而治血,则将引邪深入;热在血而治气,血热难平。总之,应用清热剂,必须分清主次,区别对待,方能准确中病。

运用清热剂还应注意:一是辨别热证的虚实,分清在脏、在腑;二是辨别热证真假,以及屡用清热之剂而热不退的真阴不足之证;三是注意苦寒、滋阴药久服每易败胃或内伤中阳,必要时,必须酌情配用醒胃、和胃之品,以使祛病而不伤阳、碍胃;四是清热剂在遣方选药方面,有些配伍属于"反佐"法,这种配伍的药量,它和用作君药或一般常规用量的比例,应有严格区别,因为用清热寒凉药为主治疗热证,加用热药,只是为了消除寒热格拒的现象,不是以热治热,故用量宜轻、宜少;若是用量主次不分,便有失"反佐"原意。

本书介绍的清热类方剂如下。

清骨滋肾汤

清热解毒汤

解毒内消汤

二丹败酱红藤汤

盆炎汤

银甲丸

鳖甲劫痨汤

加味三青饮

第八节　和法

和法是通过和解或调和的作用以祛除病邪为目的的一种治法。它不同于汗、吐、下三法的专事攻邪，又不同于补法的专事扶正。《伤寒明理论》说："伤寒邪在表者，必渍形以为汗；邪气在里者，必荡涤以为利。其于不内不外，半表半里，既非发汗之所宜，又非吐下之所对，是当和解则可以矣。"故和解是专治邪在半表半里的一种方法。调和之意正如戴北山所言："寒热并用之谓和，补泻合剂之谓和，表里双解之谓和，平其亢厉之谓和。"适用于脏腑气血不和，或寒热混杂，或虚实互见的病证。凡邪在少阴、募原，以及肝脾不和，肠寒胃热，气血失调，营卫不和等致病时，均可用和法，祛除寒热，调其偏盛，扶其不足，使病去人安。此外，如《伤寒论》中对某些经过发汗、涌吐、攻下，或自行吐利而余邪未解的病证，宜用缓剂或峻剂小量分服，使余邪尽除而不重伤其正的，亦称为和法。故和法的范围较广，分类也多。其中主要有和解少阳，透达募原，调和肝脾，疏肝和胃，分消上下，调和肠胃等。

本书介绍的"邓铁涛治睾丸炎方"即是和法类方剂代表。

第14章　　外治方

第一节　　补益法

补法是通过滋养、补益人体气血阴阳,适用于某一脏腑或几个脏腑,或气、血、阴、阳之一,或全部虚弱的一种治疗方法。《素问·三部九候论》曰:"虚则补之。"《素问·至真要大论》云:"损者益之。"《素问·阴阳应象大论》谓:"形不足者,温之以气,精不足者,补之以味。"补法的目的在于通过药物的补益,使人体脏腑或气血阴阳之间的失调重归于平衡,同时,在正气虚弱不能祛邪时,也可用补法扶助正气,或配合其他治法,达到扶正祛邪的目的。故补法虽也可以间接收到祛邪的效果,但一般是在无外邪时使用,以避免"闭门留寇"之弊。补法的具体内容甚多,既有补阴、补阳、补气、补血、补心、补肝、补脾、补肺、补肾之分,又有峻补、平补之异,更有兼补、双补、补母生子之法。但常用的治法分类仍以补气、补血、补阴、补阳,以及阴阳并补、气血双补为主。在这些补法中,已包括了分补五脏之法。

一、补肾益气方

石英续嗣丹(庞保珍方　《不孕不育中医外治法》)

【组成】　熟地黄,山药,山茱萸,鹿角胶,紫石英,杜仲,菟丝子,巴戟天,生香附,麝香。

【用法】　将所选用的药物共同研成细末,瓶装备用。治疗时,取药末10g,以温开水调成糊状,纱布包裹,敷于脐部,胶布固定,3

天换药 1 次。

【功效】 补肾益气,温养冲任。

【主治】 肾气虚所致的各种不孕症等病症。

【按语】 本方对肾气虚所致的子宫发育不全、多囊卵巢综合征、宫颈黏液异常、无精子症、精子过多症、死精症、精液量过多、精液量过少酌情加减应用有较好的疗效。

二、补肾固涩方

济肾长城散(庞保珍方 《不孕不育中医外治法》)

【组成】 芡实 12g,莲须 10g,金樱子 10g,沙苑子 15g,莲子 15g,菟丝子 15g,山茱萸 20g,刺猬皮 20g。

【用法】 上药共研细末,瓶装封闭备用。临用时取药末 10g 以蜂蜜调成糊状,涂以两脚心、脐部,胶布固定,1 天换药一次。

【功效】 补益肾精,固涩止遗。

【主治】 肾虚不固所致的遗精等病症。

【按语】 本方对肾虚不固所致的遗精、早泄等酌情加减应用有较好的疗效。

三、温补肾阳方

巴戟广嗣丹(庞保珍方 《不孕不育中医外治法》)

【组成】 熟地黄,附子,龟甲,鹿茸,巴戟天,菟丝子,肉桂,山药,人参,花椒,吴茱萸,麝香。

【用法】 上药共研细末,瓶装封闭备用。临用时取药末 10g 以蜂蜜调成糊状,涂以两足心(即涌泉穴)、脐部,胶布固定,1～3 天换药 1 次。

【功效】 温补肾阳。

【主治】 肾阳不足所致的各种不孕不育症等病症。

【按语】 本方对肾阳不足所致的子宫发育不全、黄体功能不足、席汉综合征、宫颈炎、免疫性不孕、少精子症、弱精子症、死精症、畸形精子症、精液不凝固、精液量过多、免疫性不育等酌情加减应用有较好的疗效。

四、滋补肾阴方

熟地螽斯丹(庞保珍方 《不孕不育中医外治法》)

【组成】 当归,白芍,熟地黄,山茱萸,龟甲,鳖甲,紫河车,肉苁蓉,蓖麻仁,木鳖子,麝香。

【用法】 上药共研细末,瓶装封闭备用。临用时取药末 10g 以蜂蜜调成糊状,涂以两足心和(或)脐部,胶布固定,1～3 天换药 1 次。

【功效】 滋肾填精。

【主治】 肾阴虚所致的各种不孕不育症等病证。

【按语】 本方对肾阴虚所致的子宫发育不全、黄体功能不全、席汉综合征、宫颈炎、宫颈黏液异常、免疫性不孕、少精子症、弱精子症、免疫性不育等酌情加减应用有较好的疗效。

五、补气养血方

八珍毓麟丹(庞保珍方 《不孕不育中医外治法》)

【组成】 人参,白术,茯苓,当归,白芍,熟地黄,川芎,紫河车,紫石英,巴戟天,木香,麝香。

【用法】 将上述药物共同研成细末,瓶装备用。治疗时取药末 10g 以温开水调成糊状,纱布包裹,敷于脐部,胶布固定,3 天换药 1 次。

【功效】 补气养血,调补冲任。

【主治】 气血亏虚所致的各种不孕不育等病症。

【按语】 本方对气血亏虚所致的子宫发育不良、席汉综合征、少精子症、弱精子症、精液量过少等酌情加减应用有较好的疗效。

第二节　理气法

凡以理气药为主组成,具有行气或降气的作用,以治气滞、气逆病证的方剂,统称理气剂。

气是一身之主,升降出入,周行全身,以温养内外,使四肢百骸均得以正常活动。但当劳倦过度,或情志失调,或饮食失节,或寒温不适等,均可使气之升降失常,导致气机郁结或气逆不降等病证。气机郁结致病者,须行气以解郁散结为治;气逆上冲者,则须降气以降逆平冲为治。由于气机郁结与气逆上冲常相兼为病,故行气与降气也常互相配合使用。此外,病有虚实,行气与降气之品又每易伤气耗气,所以每又酌情配伍适量补气药。但病有主次,方有专攻,故本剂根据所选方剂的主要功用分别归纳为行气和降气两类。

使用理气剂时,应注意辨清病情的寒热虚实与有无兼夹,分别予以不同的配伍,使方药与病证相合。再者,理气药多属芳香辛燥之品,容易伤津耗气,应适可而止,勿使过剂。

香附毓麟丹(庞保珍方　《不孕不育中医外治法》)

【组成】　当归,白芍,白术,茯苓,牡丹皮,香附,川楝子,王不留行,苏合香,川芎。

【用法】　上药共研细末,瓶装封闭备用。临用时取药末 10g以蜂蜜调成糊状,涂以两足心和(或)脐部,胶布固定,1～3 天换药1 次。

【功效】　疏肝理气,解郁毓麟。

【主治】　肝郁所致的各种不孕不育症等病症。

【按语】　本方对肝郁所致的黄体功能不足、宫颈黏液异常等酌情加减应用有较好的疗效。

第三节　祛痰法

凡以祛痰药为主组成,具有消除痰饮作用,治疗各种痰病的方剂,统称为祛痰剂。

痰之为病,无处不到,胸膈肠胃,经络四肢,皆可有之,其发病常见咳嗽喘促、眩晕呕吐、癫狂惊痫及痰核瘰疬等。

痰的成因很多,治法各不相同。如脾失健运,湿聚成痰者,治宜燥湿健脾化痰;火热内郁,炼液为痰者,治宜清热化痰;肺燥阴虚,虚火灼津为痰者,治宜润肺化痰;脾肾阳虚,寒饮内停,或肺寒留饮者,治宜温阳化痰;肝风内动,夹痰上扰者,治宜息风化痰;若外邪袭肺,肺失宣降,聚液为痰者,治宜宣肺化痰等。据此,祛痰剂分为燥湿化痰、清热化痰、润燥化痰、温化寒痰、治风化痰 5 类。

痰之与饮,异名同类,稠浊者为痰,清稀者为饮,均由湿聚而成。而湿又源之于脾,故李中梓曰:"脾为生痰之源,治痰不理脾胃,非其治也。"(《医宗必读》)然痰与肾亦有密切关系,如肾虚不能制水,则水泛为痰。故张景岳又指出:"五脏之病,虽具能生痰,然无不由乎脾肾。"(《景岳全书》)故治疗痰病时,不但要化痰,而且还要治其生痰之本,即所谓"善治痰者,惟能使之不生,方是补天之手。"(《景岳全书》)

此外,痰随气而升降,气壅则痰聚,气顺则痰消。故祛痰剂中每配伍理气药物。王肯堂曾曰:"善治痰者,不治痰而治气,气顺则一身之津液亦随气而顺矣。"(《证治准绳》)

至于痰流经络、肌腠而为瘰疬、痰核者,又需结合疏通经络、软坚散结等法治之。总之,要察其病本,知其所变,分清寒热虚实,辨明标本缓急,随证治之。

半夏祈嗣丹(庞保珍方　《不孕不育中医外治法》)

【组成】　半夏,茯苓,陈皮,苍术,胆南星,枳壳,柴胡,人参,黄芪,淫羊藿,威灵仙,苏合香。

【用法】 上药共研细末,瓶装封闭备用。临用时取药末 10g 以蜂蜜调成糊状,涂以两足心和(或)脐部,胶布固定,1～3 天换药 1 次。

【功效】 健脾温肾,豁痰毓麟。

【主治】 痰湿阻滞所致的不孕不育症等病症。

【按语】 本方对痰湿阻滞所致的子宫发育不良、黄体功能不全、阴道假丝酵母菌病等酌情加减应用有较好的疗效。

第四节 祛湿法

凡以祛湿药物为主组成,具有化湿利水、通淋泄浊作用,治疗水湿病证的一类方剂,统称为祛湿剂。

湿为阴邪,其性重滞,其中人缓,病势缠绵。湿邪为病,有从外袭,有自内生。从外袭者,每由居处潮湿,天雨湿蒸,冒雾涉水,汗出沾衣,人久处之,正不胜邪所致。此则多伤人体肌表经络,其发病则见恶寒发热,头胀身重,肢节烦疼,或面目浮肿等。自内生者,每因恣啖生冷,过饮酒酪,湿浊内盛,困伤脾气,健运失司所致。其病则见胸脘痞闷,呕恶泄利,黄疸淋浊,足跗浮肿等。然肌表与脏腑,表里相关,表湿可以内传脏腑,里湿亦可外溢肌肤,故外湿内湿,亦可相兼并见。

湿邪为病,常有风、寒、暑、热相间,人体又有虚实强弱之别,所犯部位又有上下表里之分,病情亦有寒化、热化之异。故祛湿之法亦较为复杂。大抵湿邪在上在外者,可表散微汗以解之;在内在下者,可芳香苦燥以化之,或甘淡渗利以除之;从寒化者,宜温阳化湿;从热化者,宜清热祛湿;体虚湿盛者,又当祛湿扶正兼顾。祛湿剂分为燥湿和胃、清热祛湿、利水渗湿、温化水湿、祛风胜湿五类。

湿与水异名同类。湿为水之渐,水为湿之积。人身之中,主水在肾,制水在脾,调水在肺,故水湿为病,与肺脾肾三脏有密切关系,脾虚则生湿,肾虚则水泛,肺失宣降则水津不布,故在治疗上又须密切联系脏腑,辨证施治。其他如三焦、膀胱亦与水湿相关,三焦气阻则决渎无权,膀胱不利则小便不通,是以畅三焦之机,化膀胱之气,均可使水湿有其去路。另外,湿邪其性重着黏腻,易于阻碍气机,故祛湿剂中,常配伍理气药,以求"气化则湿亦化"。

祛湿剂多由辛香温燥或甘淡渗利之药组成,易于耗伤阴津,故对素体阴虚津亏,病后体弱及孕妇水肿者慎用。

萆薢广嗣丹(庞保珍方 《不孕不育中医外治法》)

【组成】 萆薢,茯苓,石菖蒲,乌药,甘草,薏苡仁,黄柏,滑石,车前子,菟丝子,蓖麻仁,冰片。

【用法】 将上述药物共同研成细末,瓶装备用。治疗时取药末 10g 以温开水调成糊状,纱布包裹,敷于脐部,胶布固定,3 天换药 1 次。

【功效】 清热利湿,康精种子。

【主治】 湿热下注所致的不孕不育症等病症。

【按语】 本方对湿热下注所致的少精子症、弱精子症、死精症、畸形精子症、精液不凝固等酌情加减应用有较好的疗效。

第五节 温里法

凡以温热药为主组成,具有温里助阳、散寒通脉的作用,能除脏腑经络间寒邪,用于治疗阴寒在里的方剂,统称温里剂,属于"八法"中"温法"的范畴。

寒邪致病,有在表在里之分。表寒证当用辛温解表剂治疗,本剂专论里寒证的治法与方剂。

里寒证的成因,有因素体阳虚,寒从中生者;有因外寒直中三阴,深入脏腑者;有因表寒证治疗不当,寒邪乘虚入里者;有因服药太过,损伤阳气者。总之,不论外来之寒,还是内生之寒,治法皆以"寒者热之"为原则。但是,里寒证有轻重之别,所伤之处又各不尽相同,故本剂又分温中祛寒、回阳救逆、温经散寒三大类。

《素问·生气通天论》谓:"阳气者,若天与日,失其所,则折寿而不彰。"寒邪为病,最易伤人阳气,故本类方剂又多配伍温阳补气之品,使寒去病除而阳气得复。

本类方剂多由辛温燥热之品组成,在临证运用时,首先应注意辨清寒热真假。若误施于真热假寒证,祸不旋踵。其次应注意病人素体如有阴虚、失血之证,不可过剂,以免重伤其阴,寒去热生,或辛热之品劫阴动血。至于四时之寒热,地土方隅之高下,亦须作为药量大小之参考。总之,用温里剂治里寒证,须中病即止。若素体阳气虚弱,经温里剂治疗,里寒去而阳气仍虚者,可另谋温补之剂。

紫艾毓麟丹(庞保珍方 《不孕不育中医外治法》)

【组成】 紫石英,艾叶,吴茱萸,肉桂,麻黄,胡椒,熟地黄,当归,白芍,川芎,香附,白芷。

【用法】 将上述药物共同研成细末,瓶装备用。治疗时取药末 10g 以温开水调成糊状,纱布包裹,敷于脐部,胶布固定,3 天换药 1 次。

【功效】 温经散寒,暖宫毓麟。

【主治】 寒凝胞宫所致的不孕等病症。

【按语】 本方对寒凝胞宫所致的子宫发育不全等有较好的疗效。

第六节 理血法

凡以理血药为主组成,具有活血调血或止血作用,以治血瘀或出血证的方剂,统称理血剂。

血是营养人体的重要物质,在正常情况下,周流不息地循行于脉中,灌溉五脏六腑,濡养四肢百骸,一旦由某种原因,造成血行不畅,瘀蓄内停,或离经妄行,均可导致血瘀为患或出血之证。

血病辨证,有寒热虚实之分,故血病治法上较广泛。本剂据血瘀、血溢两证而分为活血祛瘀和止血的两种治法。

血证病情复杂,除有寒热虚实之分外,还有轻重缓急之别。使用理血剂时,必须辨清血证致病原因,分清标本缓急,做到急则治其标,缓则治其本,或标本兼顾。同时逐瘀过猛,易于伤血,久用逐瘀亦易伤正,必要时可酌情配以补血益气之品,使消瘀而不伤正。止血过急,易致留瘀,单纯固涩止血,每因固涩而致留瘀,必要时可酌情配伍活血祛瘀之品,或选用兼有活血祮瘀作用的止血药,使止血而不留瘀。此外,活血祮瘀剂能促进血行,性多破泄,易于动血、坠胎,故凡月经过多及孕妇均当慎用。

一、理气活血方

香蛭胤嗣丹(庞保珍方 《不孕不育中医外治法》)

【组成】 香附,水蛭,当归,川芎,枳壳,延胡索,三棱,莪术,苏合香,薄荷。

【用法】 将所选用的药物共同研成细末,瓶装备用。治疗时取药末 10g 以温开水调成糊状,纱布包裹,敷于脐部,胶布固定,3 天换药 1 次。

【功效】 疏肝理气,活血毓麟。

【主治】 气滞血瘀所致的不孕不育等病症。

【按语】 本方对气滞血瘀所致的多囊卵巢综合征、免疫性不孕、无精子症、少精子症、死精症、免疫性不育等酌情加减有较好的疗效。

二、温经活血方

暖宫逐瘀汤(庞保珍方 《不孕不育中医外治法》)

【组成】 小茴香,艾叶,紫石英,肉桂,淫羊藿,巴戟天,当归,川芎,玄胡,三棱,莪术。

【用法】 浓煎 200ml。灌入已消毒的液体瓶中,连接一次性输液器,须将输液器之头皮针去掉,连接一个 14 号导尿管插入直肠,缓慢滴注,药液温度以 39℃左右为宜,每日 1 次。

【功效】 温经祛寒,活血毓麟。

【主治】 寒凝血瘀所致的不孕等病症。

【按语】 本方对寒凝血瘀所致的慢性盆腔炎、子宫肌瘤等酌情加减应用有较好的疗效。

三、清热利湿方

萆桃蠡斯丹(庞保珍方 《不孕不育中医外治法》)

【组成】 萆薢,桃仁,牡丹皮,赤芍,猪苓,车前子,薏苡仁,黄柏,栀子,蓖麻仁,牵牛子,麝香。

【用法】 将上述药物共同研成细末,瓶装备用。治疗时取药末 10g 以温开水调成糊状,纱布包裹,敷于脐部,胶布固定,3 天换药 1 次。

【功效】 清热利湿,活血毓麟。

【主治】 湿热血瘀所致的不孕不育等病症。

【按语】 本方对湿热血瘀所致的无精子症、精液量过少、精索静脉曲张等酌情加减应用有较好的疗效。

四、补肾活血方

菟棱毓麟散(庞保珍方 《不孕不育中医外治法》)

【组成】 熟地黄,山茱萸,巴戟天,菟丝子,肉苁蓉,三棱,莪术,生香附,威灵仙,乳香,麝香。

【用法】 将所选用的药物共同研成细末,瓶装备用。治疗时取药末 10g 以温开水调成糊状,纱布包裹,敷于脐部,胶布固定,3 天换药 1 次。

【功效】 补肾祛瘀。

【主治】 肾虚血瘀所致的不孕不育等病症。

【按语】 本方肾虚血瘀所致的多囊卵巢综合征、精索静脉曲张等酌情加减应用有较好的疗效。

五、活血化瘀方

桃红衍嗣丹（庞保珍方 《不孕不育中医外治法》）

【组成】 桃仁,红花,牡丹皮,赤芍,当归,延胡索,枳壳,三棱,莪术,香附,乳香,麝香。

【用法】 上药共研细末,瓶装封闭备用。临用时取药末 10g 以蜂蜜调成糊状,涂以两足心和(或)脐部,胶布固定,1～3 天换药 1 次。

【功效】 活血毓麟。

【主治】 瘀血内阻所致的不孕不育等病症。

【按语】 本方对瘀血内阻所致的黄体功能不足、席汉综合征、精子过多症、精液量过少、精索静脉曲张等酌情加减应用有较好的疗效。

方名索引

十二画

十三画

十四画